# Good Sleep Book

365日 ぐっすり快適な
眠りのむかえ方

監修 芦澤裕子（日本睡眠学会認定医）
イラスト 土屋未久

SE
SHOEISHA

# はじめに

家事に仕事、育児、人間関係。
オンもオフも、毎日がんばっているあなたへ。
帰宅して、のんびり過ごしているつもりでも
良く眠れない、夜中目が覚める、翌朝体が重い、
寝た気がしないなんてことはありませんか？
休みたくても時間がない、という忙しい人だからこそ、
ちょっとしたコツを知ることで、

簡単に体と心をいたわり、ぐっすり眠ることができます。

この本では、気持ちをほぐすイラストとともに、
日々の暮らしのなかで
すぐに実践できる上手な眠り方や
睡眠の質を良くするアイデアを紹介しています。
きっと、あなたにぴったりのコツが見つかるはず。

ちょっとスマホを置いて、
この本と一緒に心と体を休めてみてください。

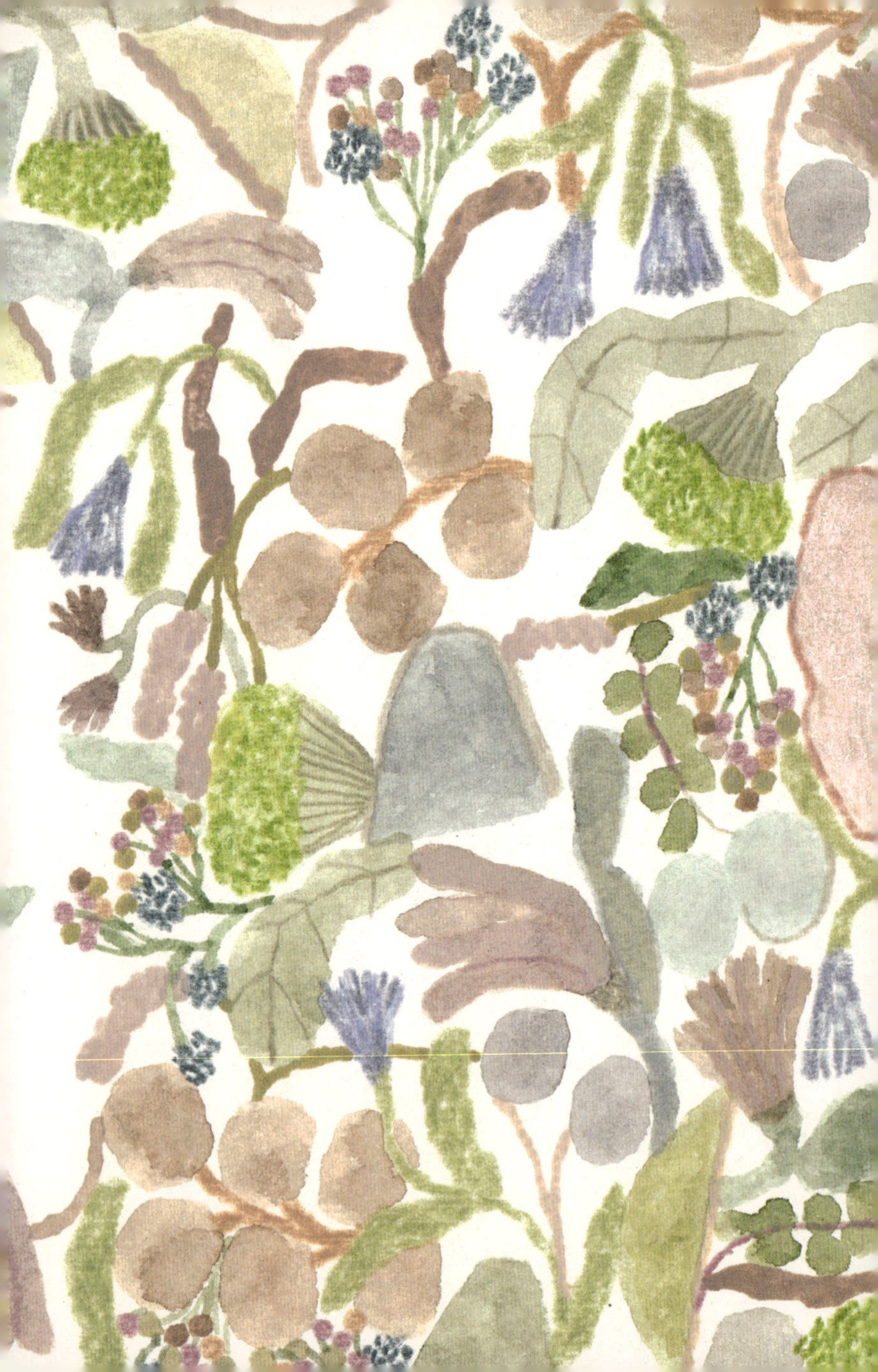

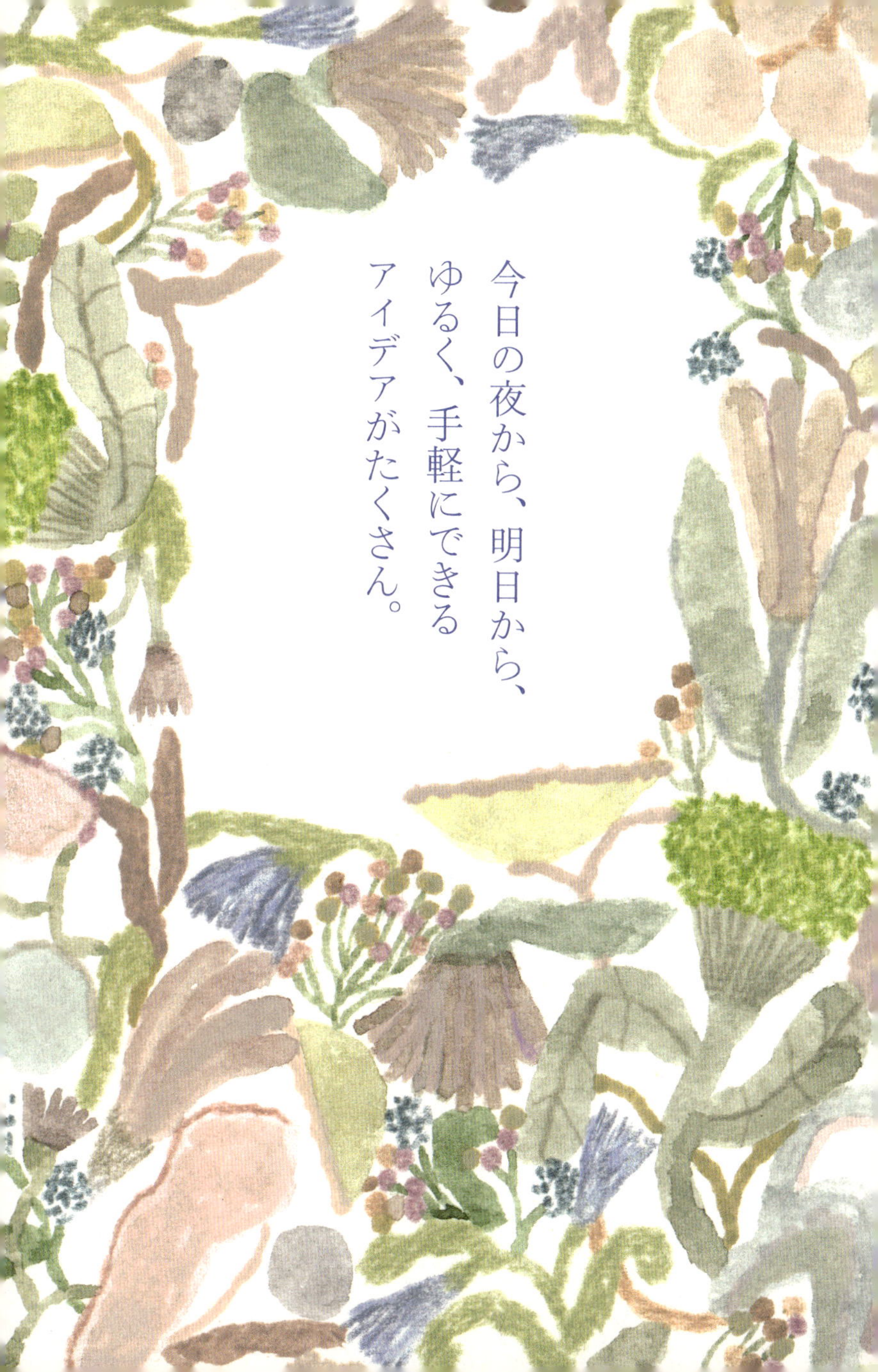

今日の夜から、明日から、
ゆるく、手軽にできる
アイデアがたくさん。

もくじ

はじめに 2
アイコンについて 11

# Part 1 日中

1 朝早めに出かけて、日の光を浴びる 14
2 起きたときに枕が合っているかチェックする 16
3 ベッドや布団の位置を変えてみる 18
4 自分にあった硬さのマットレスを見つける 20
5 寝具の「素材」をチェックする 22
6 寝室に「やさしい色」を取り入れる 24
7 冬は「あたたかさ」夏は「さわやかさ」で寝具を選ぶ 26
8 寝起きに「耳ヨガ」をしてみる 28
9 カーテンは少し光を通すものに 30
10 朝起きたら水を1杯飲む 32
11 起きたら寝室をサッと片付ける 33
12 朝食のバナナで「腸活」する 34

13 安眠に関わる3つの栄養素「GABA」「グリシン」「トリプトファン」 36
14 エビやイカなどの魚介類を食べる 38
15 発芽玄米や発酵食品を食べる 40
16 朝食に乳製品や大豆製品をプラスする 42
17 食事を良く噛む 44
18 食材は「新鮮なもの」「旬のもの」を選ぶ 46
19 朝、生姜はちみつ紅茶を飲む 48
20 インスタント食品やスナック菓子をやめてみる 50
21 カタカナ食をひらがなメニューに変える 52
22 プチ断食を試してみる 53
23 セロリや三つ葉、パセリを常備菜に 56
24 嫌なことは先に片付ける 57
25 自分の不眠タイプを知る 58
26 入眠困難・中途覚醒タイプは気分転換を 60
27 睡眠不足はランチ後に昼寝をする 62
28 自分のことを丸ごと認める 64
29 早朝覚醒タイプと熟睡障害タイプは昼間の充実を 66
30 「マイクロスリープ」は危険信号すぐに休息を 68
31 多めに寝るのは土曜日にする 70
32 自分にあった睡眠時間を知る 72
33 自分の「体内時計のタイプ」を知る 74

## Part 2 夕暮れ


34 寝室は真っ暗ではなく薄暗い光で 78
35 眠りの質を上げるアロマを選ぶ 80
36 寝るときはパジャマに着替える 82
37 「布団の温度」を意識する 84
38 「ゆらぐ光」を眺める 86
39 深部体温を意識する 88
40 パジャマは肌触りの良い天然素材にする 90
41 耳を引っ張って自律神経を整える 92
42 騒音も無音もNG。図書室の静けさで 94
43 3行日記を習慣にする 96
44 熱帯夜はエアコンの除湿で環境を整える 98
45 ストレッチで首と肩甲骨をほぐす 100
46 入浴は「ぬるめのお湯に20分」 102
47 笑顔になれる方法を見つける 104
48 時間がないときは洗面所で「手湯」を 106
49 理想は「寝る3時間前までに夕食」 108
50 自律神経と安眠の関係って？ 110
51 空腹で眠れないならミルクやキウイを 112
52 不安におそわれたときは、腹式呼吸 114
53 ゆったりとした音楽や自然音を聞く 116
54 「セルフお灸」を試してみる 118
55 「1/fゆらぎ」を暮らしに取り入れる 120
56 安眠のツボをあたためる 122
57 ストーリーが気になる本や映画は避ける 124
58 「良いことノート」をつける 126
59 安眠サポートサプリを試してみる 128
60 ゆっくり時間をかけて
ハーブティや白湯を飲む 130
61 お酒はリラックスできるくらいの量で 131
62 眠る前のカフェインに注意する 134

63 ビールの代わりに炭酸水を飲む 135
64 眠る前は激しい運動をしない 138
65 体のかゆみや痛みを無視しない 139
66 安眠グッズは手軽なハンドメイドで試す 140
67 嫌なことをすべて紙に書き出す 142

## Part 3 ベッドの中

68 意識してゆっくり呼吸してみる 146
69 手をこすり合わせて目をあたためる 148
70 大の字で寝る 150
71 1つのベッドに1人で寝る 151
72 全身に力を入れ一気に脱力してみる 152
73 頭皮をマッサージする 154
74 ゆりかごのように体をゆらす 156
75 頭部にある「安眠のツボ」を押す 158
76 タオルを使って肩甲骨をゆるめる 160
77 手と足を上げてぶらぶらさせる 162
78 手と足でグーとパーをする 163
79 ストレッチでアゴの力を抜く 166
80 眠りの儀式を決める 167
81 スムーズな寝返りのために股関節をゆるめる 168
82 鎖骨の下を押してほぐす 170
83 目を閉じて指先で数字を書く 172
84 いびき対策に「舌の筋トレ」をしてみる 174
85 歯ぎしりにはマウスピースを試してみる 175
86 耳に指を入れてハミングする 176

87 頭の中で「あ・い・う・え・お」を叫ぶ 178
88 100から数をカウントダウンする 182
89 息を8秒はき3秒とめ5秒吸う 186
90 頭の中で連想ゲームをする 188
91 難解な本を読む 190
92 単調な音楽を流す 191
93 夜空を見上げる 192
94 ベッドではスマホを触らない 194


## Part 4 真夜中

103 ノンレム睡眠とレム睡眠について知っておく 212
104 入眠して90分間を大切にする 214
105 夜中に目がさめてしまったら寝室を出る 216
106 眠れないことを気にしすぎない 218
95 1人でできるリラックス法を試してみる 196
96 著名人の眠り方をチェック 198
97 アプリで睡眠日記をつける 200
98 寝つけないときは1回ベッドを出る 202
99 裸で寝てみる 204
100 どうしても夜間作業は90分仮眠してからやる 206
101 子どもの寝かしつけ① 赤ちゃんは背中を丸める 208
102 子どもの寝かしつけ② 眠りの儀式を決める 209
107 真夜中には考えごとをしない 220
108 病院に行く目安を知る 222
109 加齢による睡眠力低下を受け入れる 224
110 不眠につながる病気を知っておく 226
111 薬について知っておく 228

112 市販薬、漢方薬、サプリメントを使い分ける 230
113 夢見が悪いときは自分の状況を見直してみる 232
114 夢をノートに書き出してみる 234
115 夢の意味を連想してみる① 追われる・逃げる・落ちる 236
116 夢の意味を連想してみる② 空を飛ぶ・裸になる 237
117 夢の意味を連想してみる③ 動物 240
118 夢の意味を連想してみる④ 自然 241
119 夢の意味を連想してみる⑤ 人物 244
120 夢の意味を連想してみる⑥ 乗り物 245
さくいん 250
参考文献 254
お問い合わせについて 255

**アイコンについて**

眠るための方法を内容によって以下の5つのジャンルに分け、アイコンをつけています。巻末にはジャンル別の索引を掲載しています。

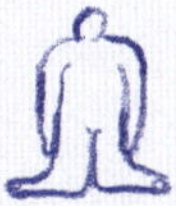

**体**　体をほぐすストレッチやボディケアについての内容です。

**心**　気持ちの整理や考え方など心理面についての内容です。

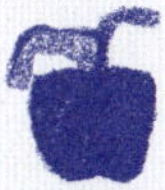

**食**　ぐっすり眠るための食品や食べ方についての内容です。

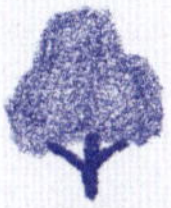

**環境**　光りや音、寝具など眠るための環境作りについての内容です。

**知識**　眠りに関する、知っておきたい知識を簡単にまとめています。

# Part 1

## 日中

夜ぐっすり眠るためには
昼間の過ごし方も大切。
食事や朝の習慣、
寝室の環境作りなど、
明るい時間帯にできる
アイデアをまとめました。

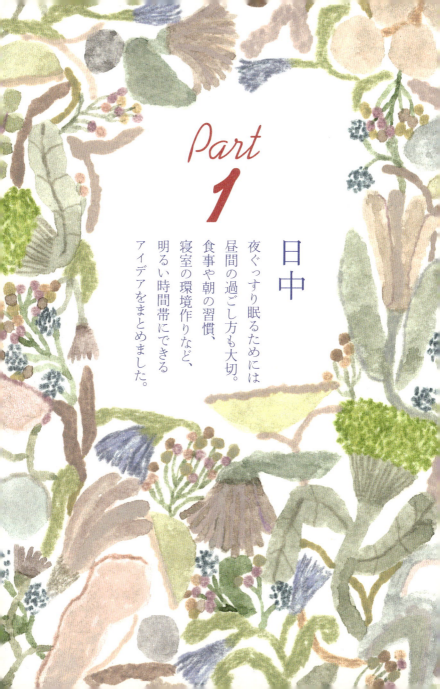

no.1

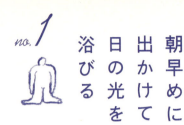

# 朝早めに出かけて日の光を浴びる

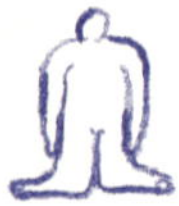

起きてから眠るまでのリズムを
少しだけ見直してみましょう。
「疲れが取れずにギリギリまで寝てしまう」
「食事の時間が不規則になりがち」
毎日いろいろなことが起きる中で
スケジュールが狂うことってありますよね。

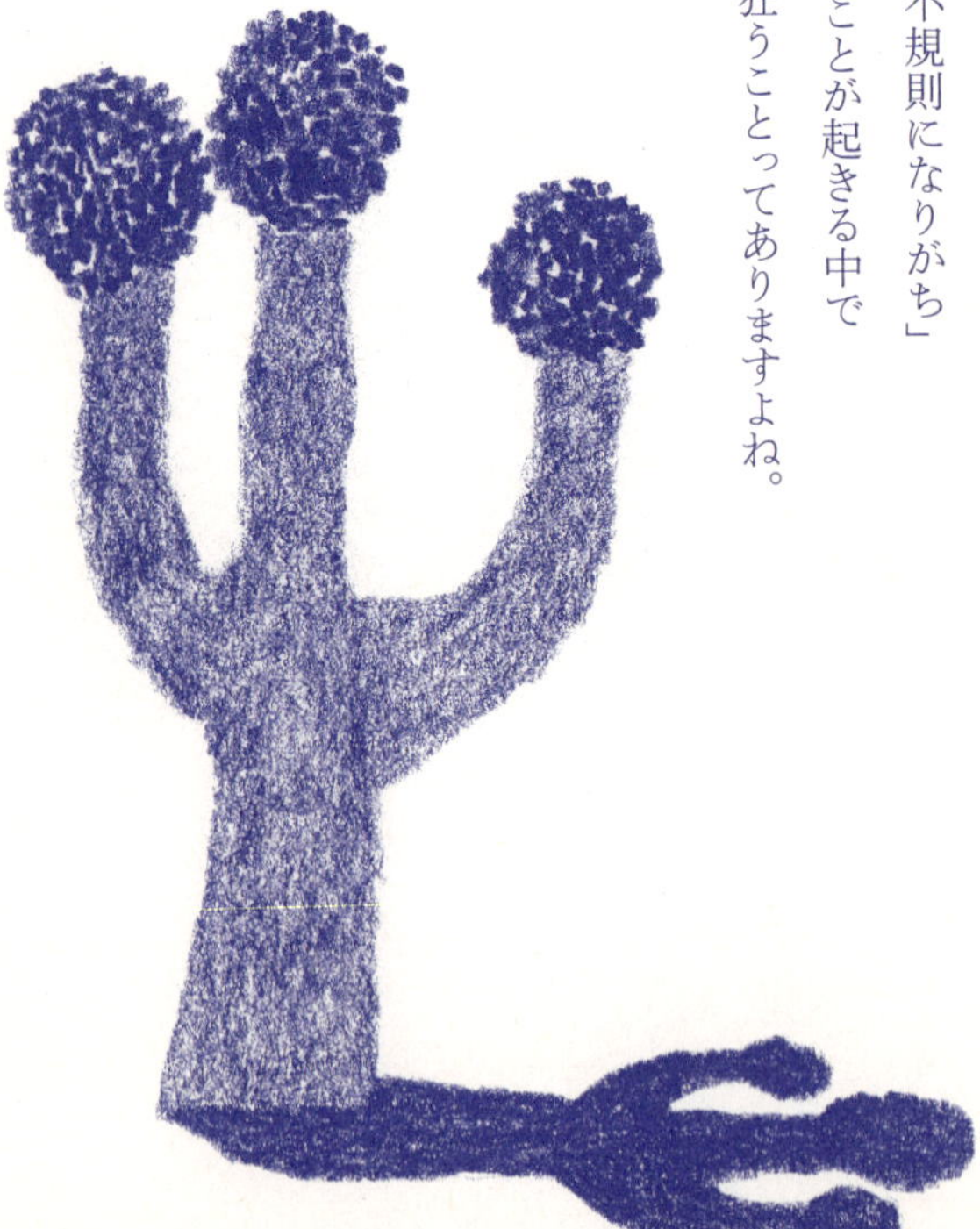

＊メラトニン
眠りをつかさどるホルモン。強い光を浴びることで分泌が減り、14時間から16時間後、メラトニンが大量に分泌されることで眠くなってきます。

睡眠のリズムを整えるには
まずは起きる時間と朝の過ごし方が大切。
朝は同じ時間に起きるようにしましょう。
少し早く家を出て、通勤や散歩がてら、
朝の日の光を浴びると
心と体が活動的になります。

日中

残業続きで夕方のスケジュールを決めにくいという人は
まずは朝の日の光を浴びることから意識してみて。
無理のない範囲でリズムを見直しましょう。

## no.2

# 起きたときに枕が合っているかチェックする

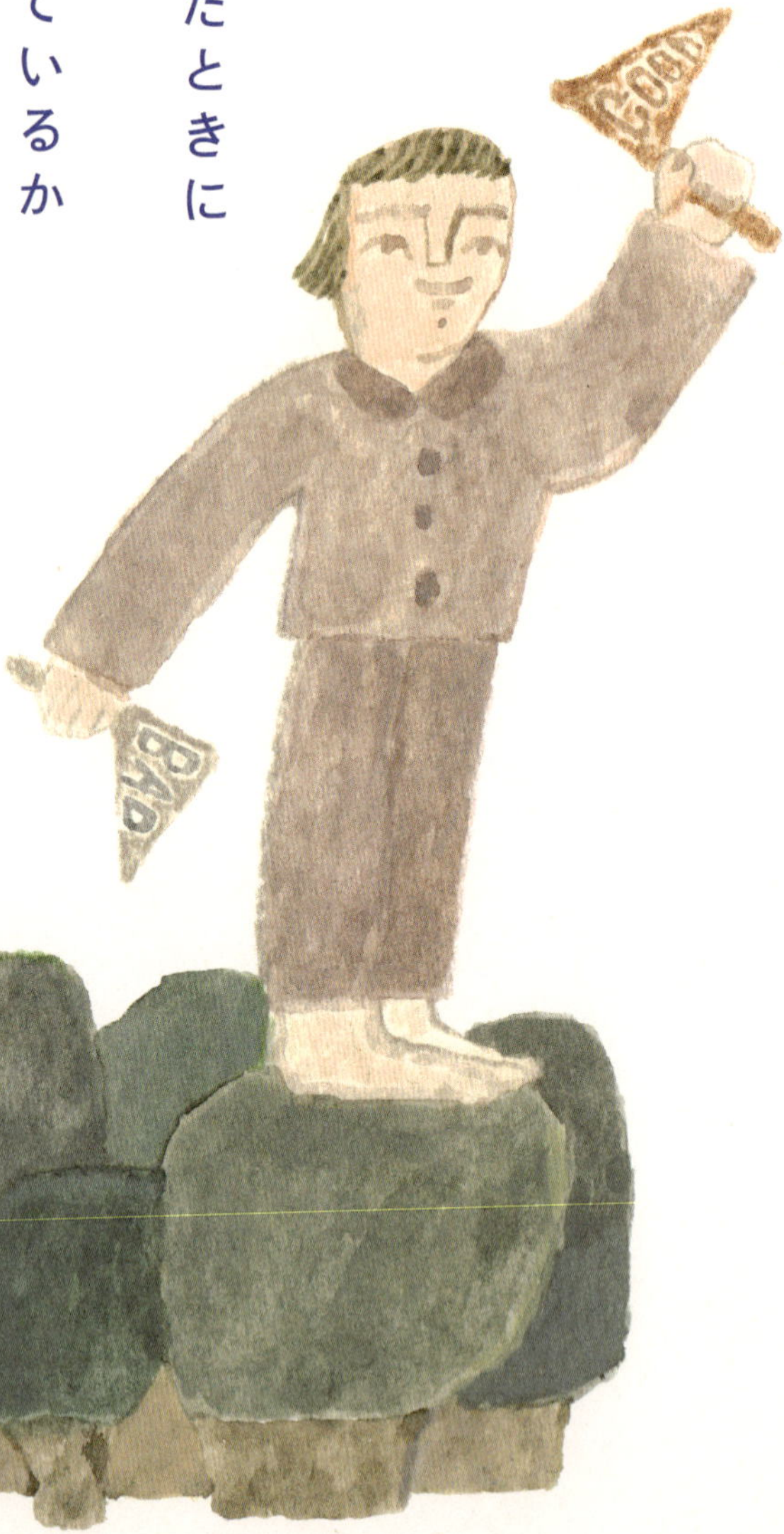

**＊バスタオル枕**
大きなバスタオルを4つに折りたたみ、くるくると巻き、直径10cmほどになるように丸めて首に敷いて枕にします。高さや形など自分に合わせて調整できるのでオススメです。

体に合う枕を使いましょう。
朝起きたタイミングがチェックに最適。
朝、首が痛かったり肩こりが酷いのは
枕の高さが合っていないのが原因かもしれません。
また硬すぎたりやわらかすぎないか見直しましょう。
枕を使ってあおむけで寝たときに、
自然に呼吸ができるか、寝返りがしやすいか、
全身の力が抜けているかをチェックします。
横向きに寝たときに、おでこ、鼻、鎖骨のくぼみが
直線になっているのがベストな枕です。
高さが合わなければ、枕にタオルを重ねて調整してみましょう。

no.3

# ベッドや布団の位置を変えてみる

寝室はあなたにとって落ち着ける空間ですか？

そうでないなら、環境を整えてみましょう。

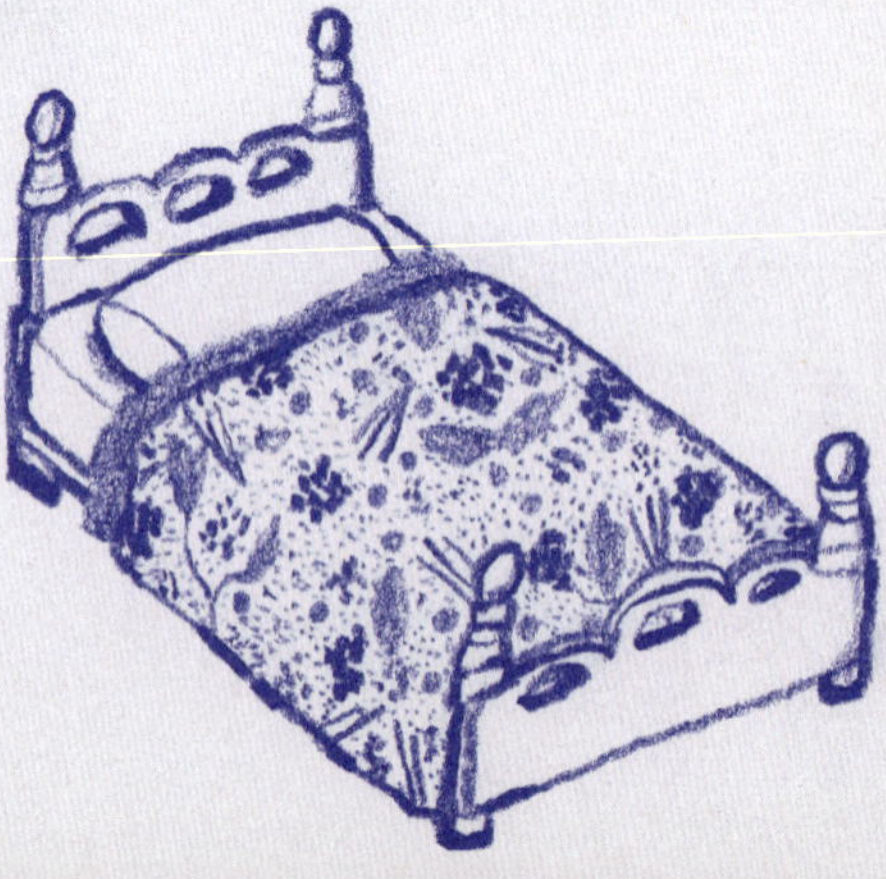

手軽なのはベッドや布団の位置変更。
寝具は、長い辺を壁から10センチ以上離します。
壁にぴったりつけてしまうと
湿気がこもって通気性が悪くなってしまいます。

またベッドはできるだけドアから離して。
頭の位置はドアの反対側にして、ドアに足を向けます。
出入り口が見えないほうが心理的に安心できます。
大きな家具の近くも「倒れてくるのでは?」
と不安感を生むので避けましょう。

no.4

# 自分にあった硬さのマットレスを見つける

マットレスや敷布団を変えたら、腰や背中が痛くなった…という経験はありませんか？

1日の3分の1近くをその上で過ごす寝具。体への影響が大きいので一度しっかり見直してみましょう。

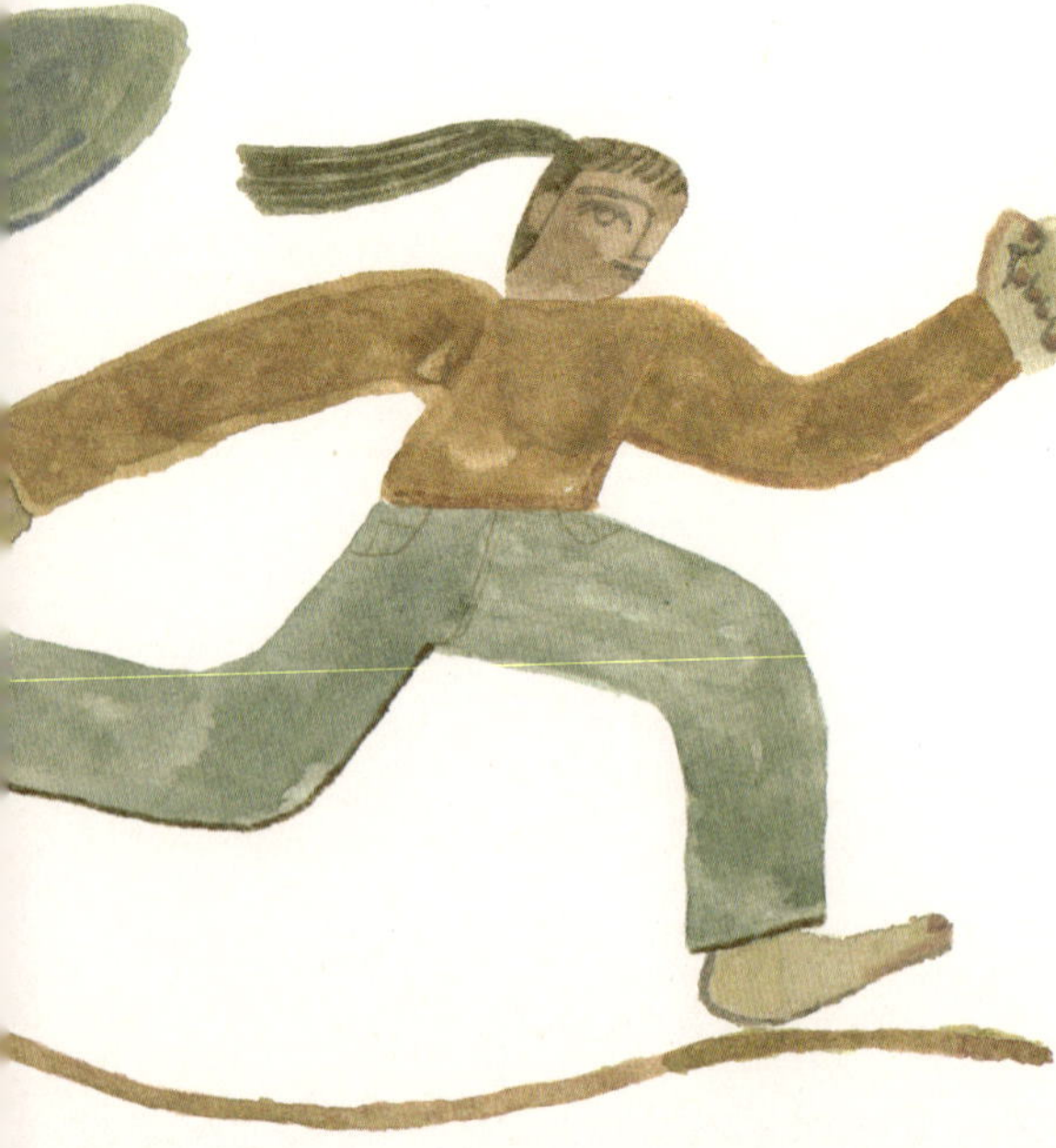

**＊低反発と高反発**
高反発は沈み込まず跳ね返す力があり、寝返りが打ちやすいのが特徴。低反発はやわらかく、体にフィットするので横向き寝に向いているといわれています。

マットレスは自分にあった硬さを。

## スレンダーな方はやわらかめ、筋肉質な方は硬めがフィットするといわれていますが

実際のところは人それぞれ。
しっかりフィッティングできるお店で選びましょう。
枕を使って試すのをお忘れなく。

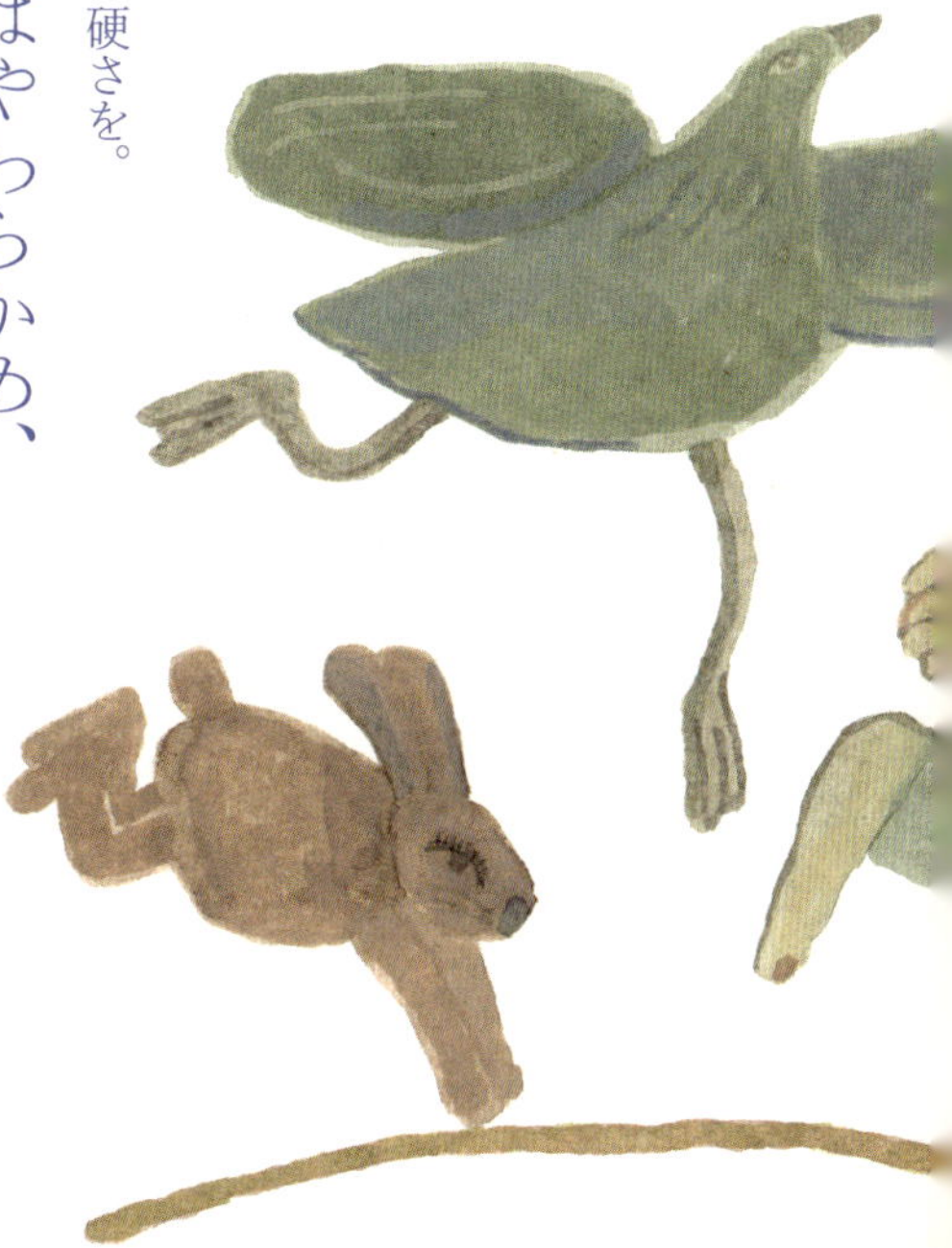

## no.5 寝具の「素材」をチェックする

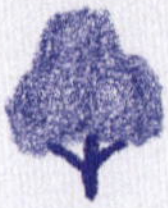

洋服を素材で選ぶのと同様、寝具も素材を確認しましょう。

たとえば「羽毛布団」とひとくちにいっても
実はいろいろなグレードのものがあります。
羽毛布団の素材であるダウンとフェザー。
ダウンはふわふわとしたやわらかな「羽毛」、
フェザーは硬い軸のある「羽根」です。

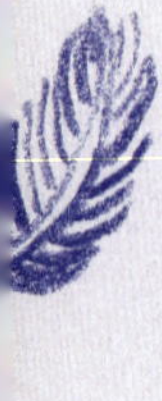

＊ダウンパワー
羽毛布団のふくらみ具合はダウンパワー（かさ高性）として表示されます。大きいほど高品質。４００ダウンパワー以上が良品です。

掛け布団なら、
ダウンが90%以上のものが
やわらかでオススメです。
敷き布団は羊毛のものが
保湿性、放湿性に優れています。

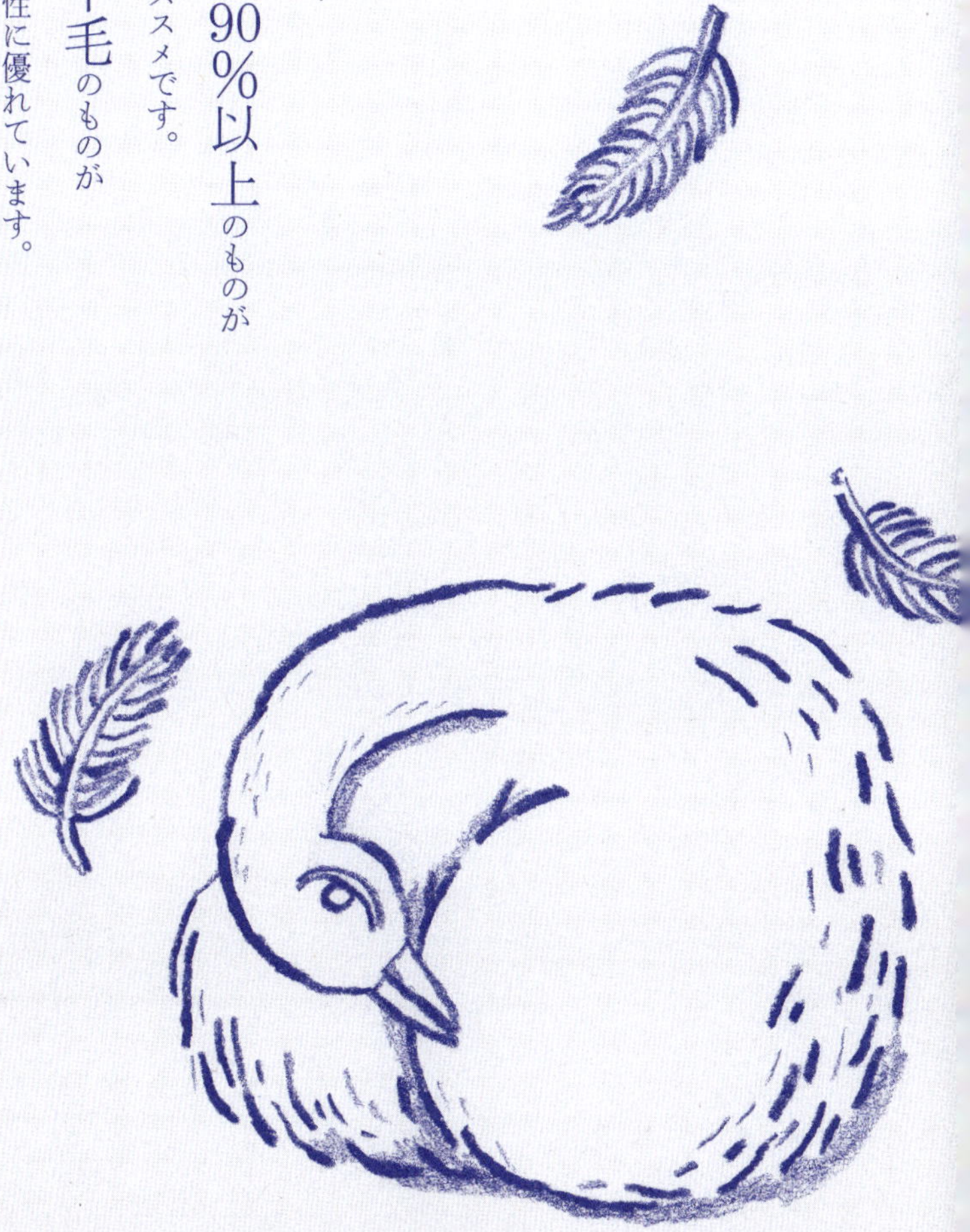

no.6

# 寝室に「やさしい色」を取り入れる

カーテンやベッドファブリック、パジャマなど、
寝室にたくさんある布製品。
これらの「色」を見直してみませんか?

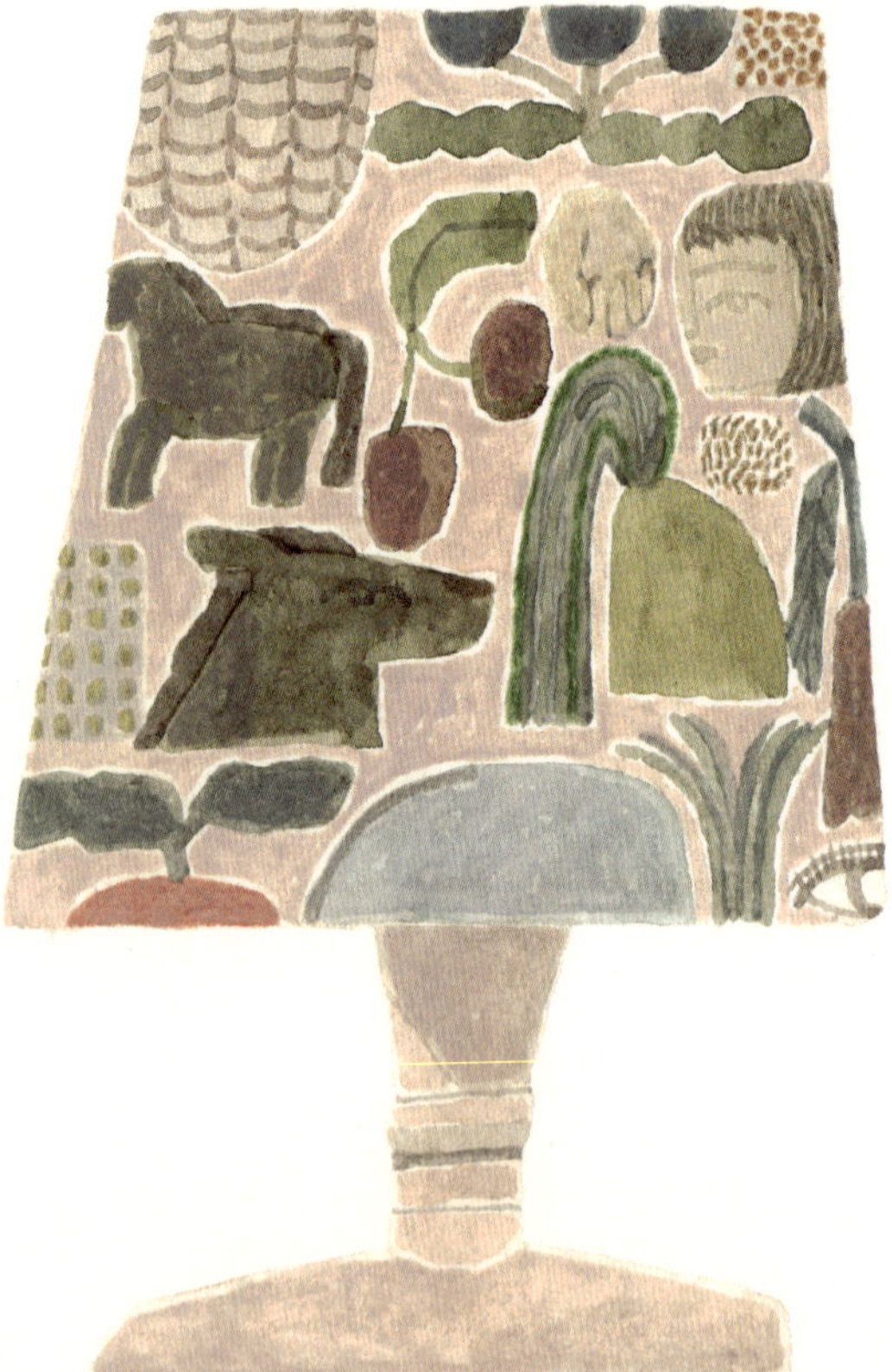

**＊アースカラー**
大地や植物、海、空など自然をイメージさせる色です。青、茶、緑系にカーキ、ベージュなども含みます。

緊張や興奮をうながす赤やオレンジ、
集中力が増すイエローは寝室向きとはいえません。
色調は空や森を連想させる
ブルーやグリーン系を取り入れて。
パステル調の淡い色もリラックス効果があります。

女性らしさを意識したいなら淡いピンクを。
間接照明に取り入れると女性ホルモンアップにもつながるのだとか。
またアースカラーであるベージュもリラックス空間にぴったりです。
冬はあたたかい印象の淡い茶など暖色系、
夏はクールな水色など寒色系と季節に合わせてみても。

no.7

# 冬は「あたたかさ」夏は「さわやかさ」で寝具を選ぶ

蒸し暑く寝苦しい夏の夜に
底冷えする冬の夜。
寝具にひと工夫して
乗り切りましょう。

夏はさわやかな肌触りの寝具を。

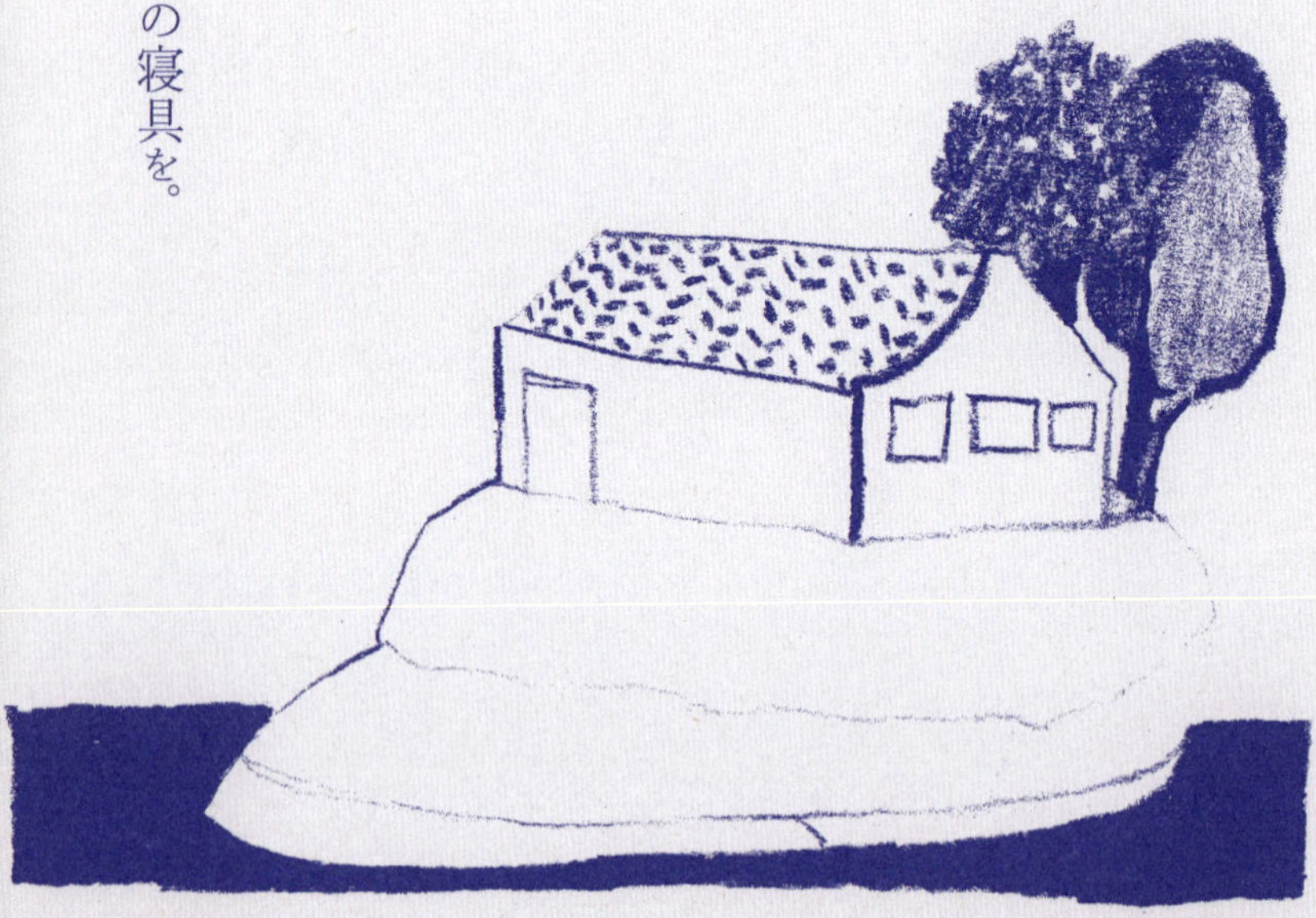

い草のマットをシーツの上に敷きましょう。
上掛けはガーゼ素材のケットを。
軽くて通気性に優れています。

冬はあたたかさを求めて布団をたくさん重ねがちですが
重さは体に負担がかかります。羽毛布団にプラスして、
布団を覆うように上から毛布をかけ熱を守ります。

手足が冷たくて眠れない人は、寝る前に布団乾燥機を使ってみて。
あたたかく、湿気もなくなるので快適です。

フローリングに布団を敷いているなら
アルミシートで床からの冷たい空気をシャットアウトしましょう。

# no.8 寝起きに「耳ヨガ」をしてみる

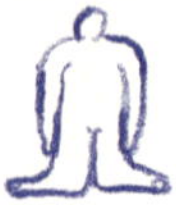

＊スヌーズ機能
一定間隔で何度もアラームを鳴らしてくれる機能。便利ですが、二度寝してしまうと睡眠のリズムが崩れ、スッキリ起きられない原因に。一度で起きるのが理想です。

朝起きてもぼんやりしてしまうときには「耳ヨガ」が効果的。
ゆっくり呼吸をしながら
耳全体をもんだり、ゆらすだけ。
耳にはたくさんのツボがあるので
触るだけで血行が良くなり目覚めにつながります。
美容やダイエット効果もあるのだとか。
道具要らずで手軽なのでぜひ取り入れてみて。

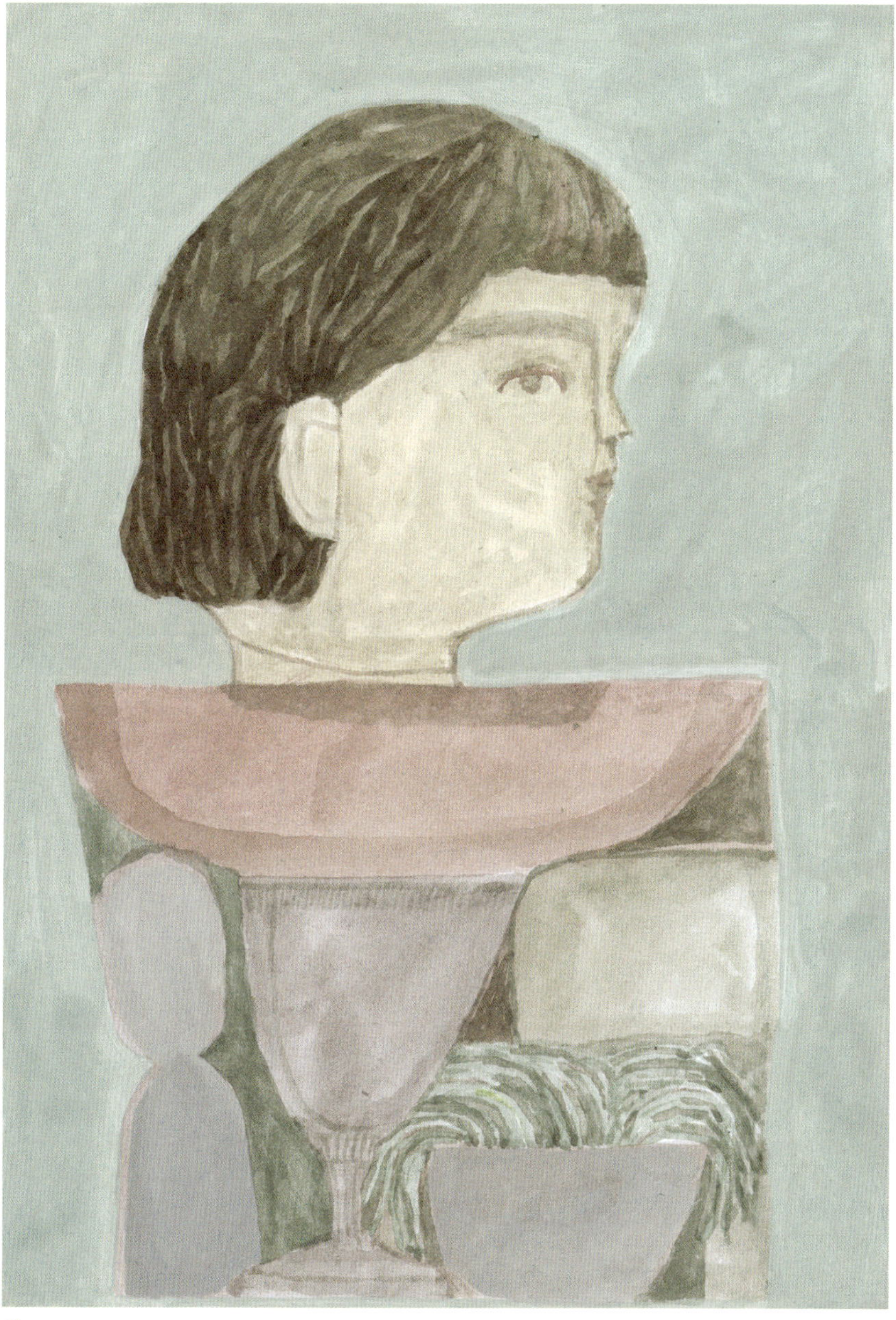

no.9

# カーテンは少し光を通すものに

寝室の窓に遮光カーテンを
かけているという人も
多いかもしれません。
住まいの環境によっては
街からの光を遮ったり、
プライベートを守るため
遮光性が重要になりますね。

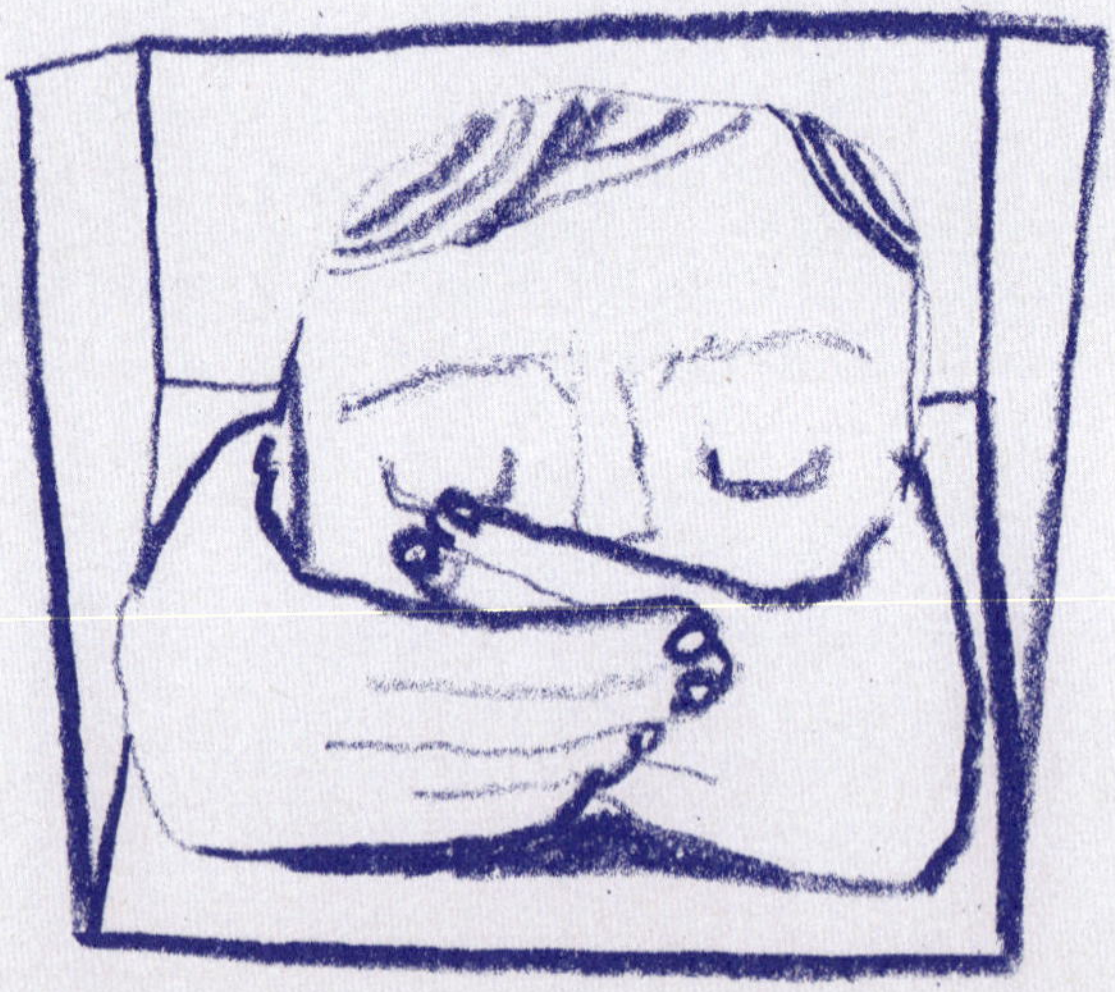

**＊遮光の等級**
遮光カーテンにはランクがあり、１級はほぼ真っ暗で顔は見えません。２級は顔や周囲のものがわかり、３級は薄暗く感じるレベルです。

でも目覚めという面でいうと
日の光を完全に遮るカーテンよりも
少し光を感じられるもののほうが○。
朝の光とともに自然な目覚めを
むかえやすくなります。

布の色によっても遮光性は変わります。
濃い色ではなく
薄めの色を選ぶと太陽の光を感じやすくなります。

no.10

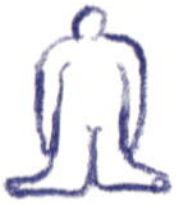

# 朝起きたら水を1杯飲む

「コップ1杯の水」を
朝の習慣にしましょう。

睡眠中は自分で思うよりも
たくさん汗をかいているもの。
水分不足をしっかり解消しましょう。
そして朝食にはフレッシュジュースや味噌汁など、
乾いた体を潤す1品を。

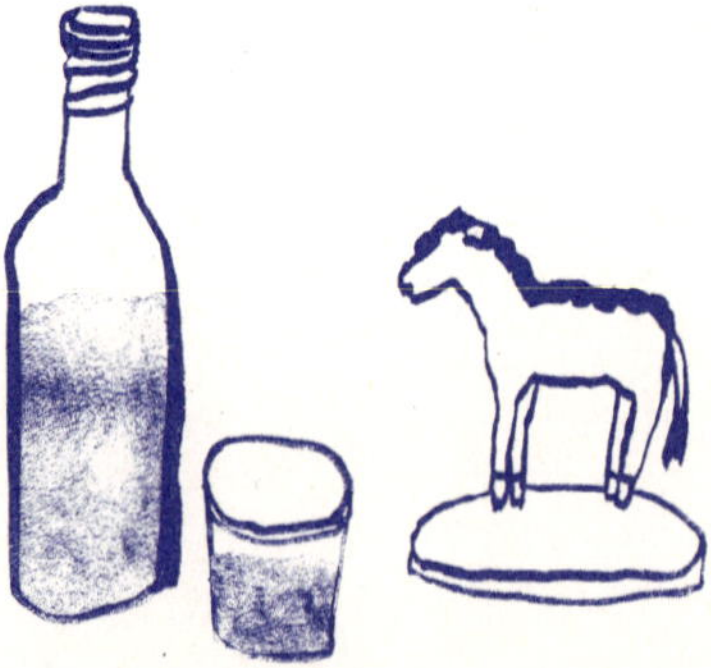

no.11

# 起きたら寝室をサッと片付ける

寝室はこまめに片付けましょう。
がんばって大掃除をしなくても構いません。

朝起きたときに乱れたシーツや
タオルケットをサッと整える習慣を。

靴下や洋服など脱いだものはカゴへ。
カーテンと窓を開け、空気を入れ換えましょう。
読みかけの本は手元に置いて寝てしまいがちですが
決まった場所に置くようにすると気持ちの切り替えにつながります。

no.12

# 朝食のバナナで「腸活」する

朝ごはんはきちんと食べて腸の活動をうながしましょう。
時間がなくて朝はパスしがちな人は
**牛乳**やグラノーラ、ナッツを。
朝はあまり食欲がないという人は
**野菜**ジュースなど軽いもので良いので
何か口に入れ**腸に刺激**を与えましょう。

しっかり食べている人は
さらに腸内環境を整えるための
食物繊維を意識して。

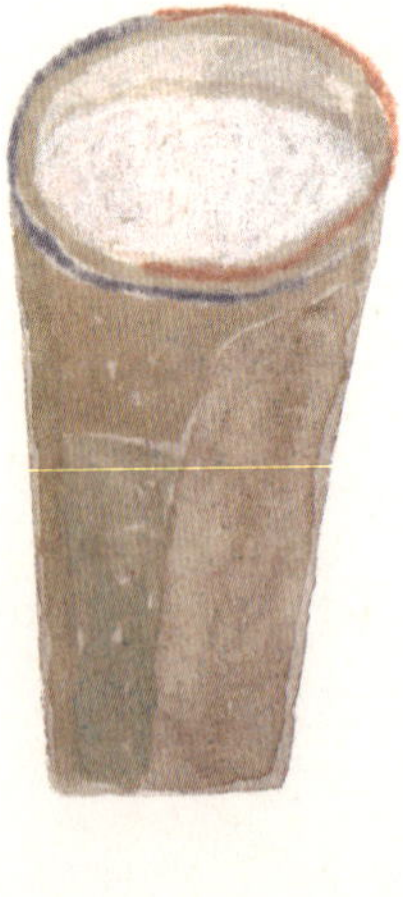

**＊食物繊維**
消化されずに大腸まで届く食品の中の成分。腸内を整えます。穀物、いも、豆、野菜、果物、きのこ、海藻などに多く含まれています。

バナナは果物の中でも
**食物繊維が**
**豊富**に含まれているので
オススメです。

腸内環境が整うと眠りの質が良くなるといわれています。

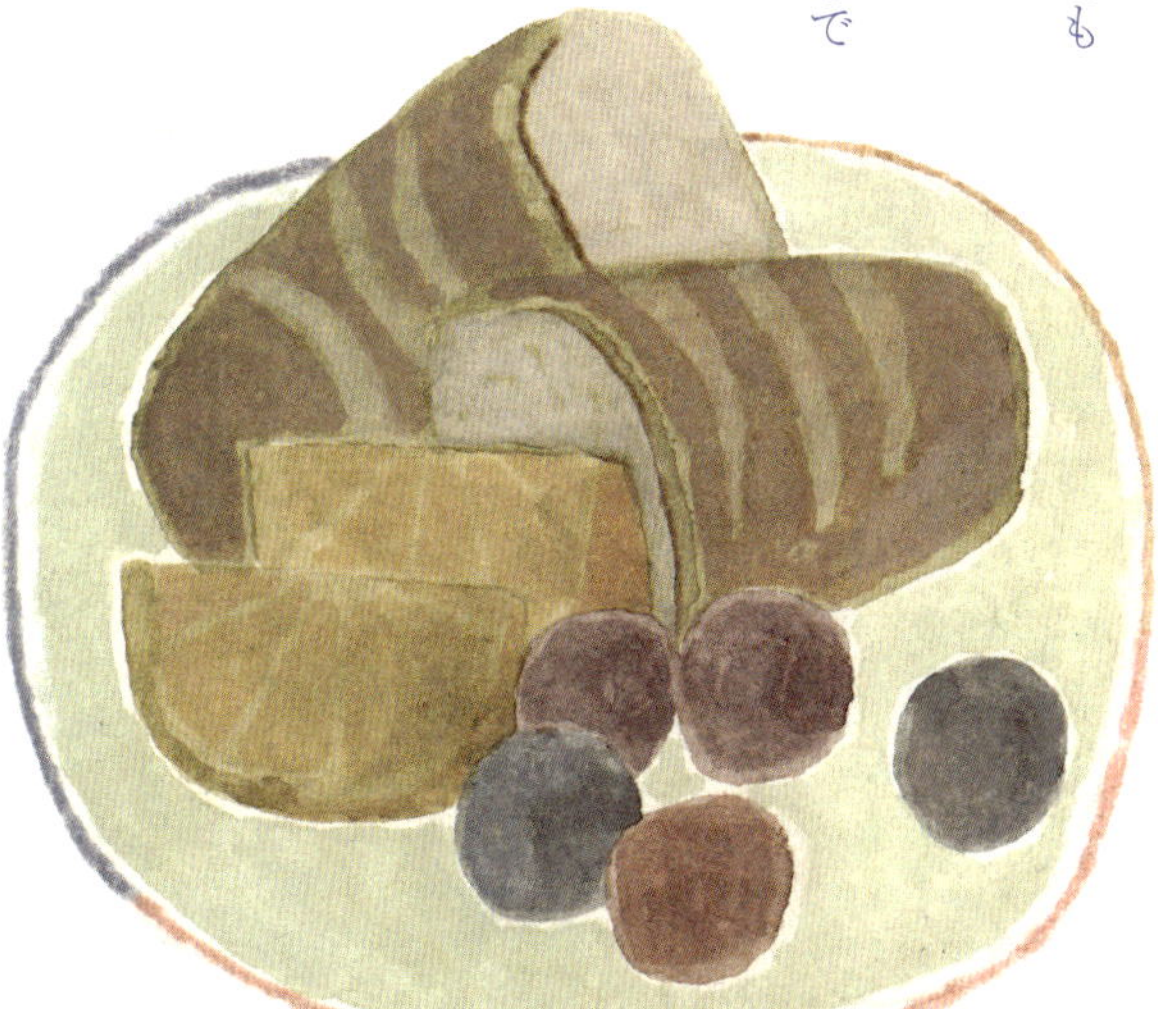

no.13

# 安眠に関わる3つの栄養素「GABA」「グリシン」「トリプトファン」

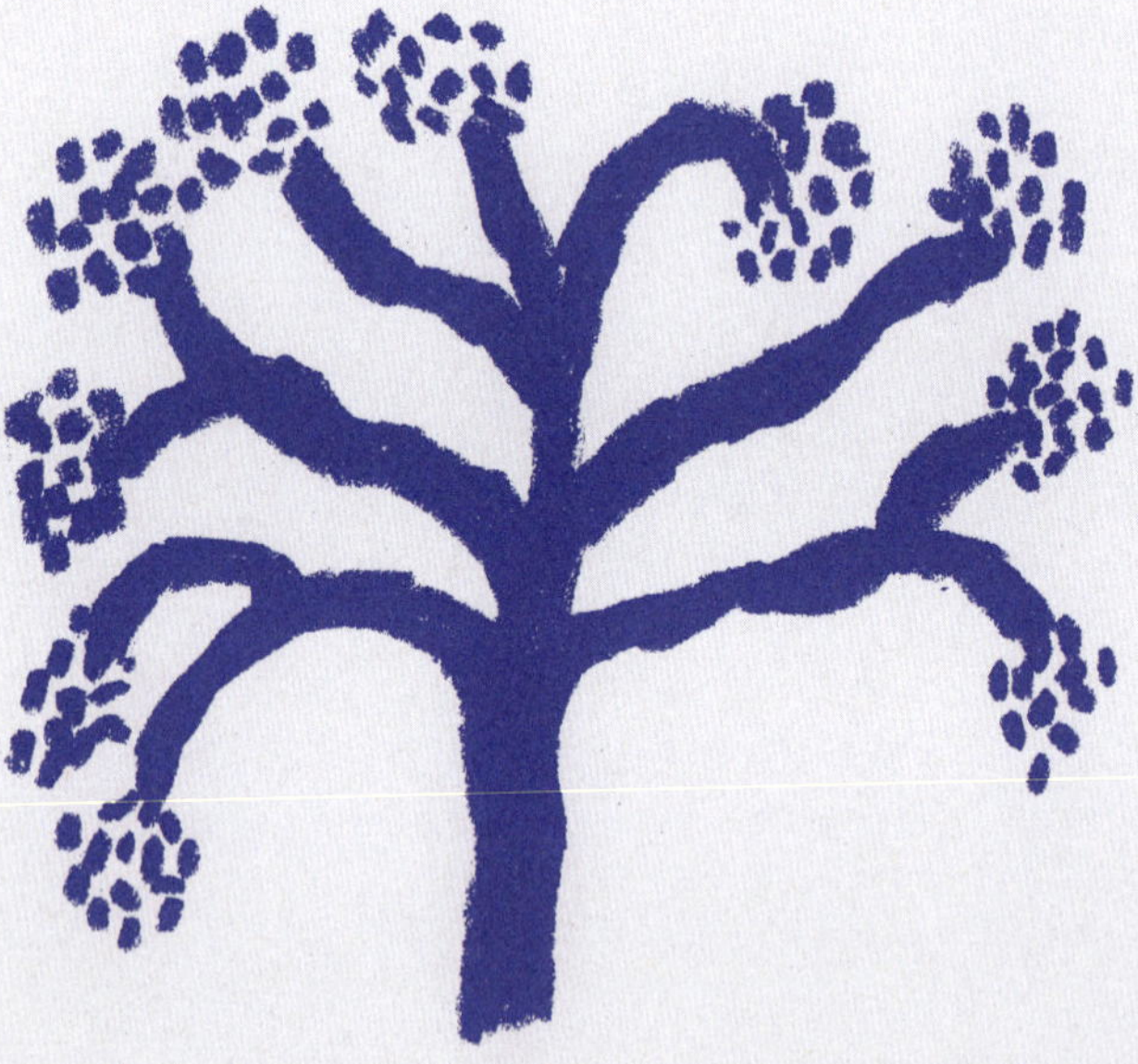

安眠と大きく関わる栄養素として
最近特に注目されているのが
GABA（ギャバ）、グリシン、トリプトファンです。
GABAは興奮や不安を静めてくれ、
グリシンは睡眠の質を良くするといわれています。
トリプトファンは、睡眠に大切なメラトニンの
原料となるセロトニンの分泌を助けます。

栄養素の名前をがんばって覚える必要はありませんが、
食事を選ぶときに少しだけ意識してみると
体や心に変化を感じられるかもしれません。

no.14

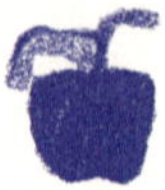

# エビやイカなどの魚介類を食べる

最近薬局やコンビニで見かけるようになった「睡眠サプリ」。
実はこれらのサプリ、先ほどのページに出てきた
グリシンを含むものも少なくありません。

グリシンはアミノ酸なのでお肉や魚からとることができます。
特にエビやホタテ、イカにはたくさん含まれているので
美味しく効果を得られます。

グリシンは手足の血流を良くすることで
深部体温を下げてくれるので
寝つきが悪い人、眠りが浅い人は積極的に食べてみて。

**＊深部体温**

体の内側にある脳や内臓の温度。朝から夕方にかけて高く、夜から朝にかけて低くなります。入眠前に深部体温が下がると、深い睡眠を得ることができます。

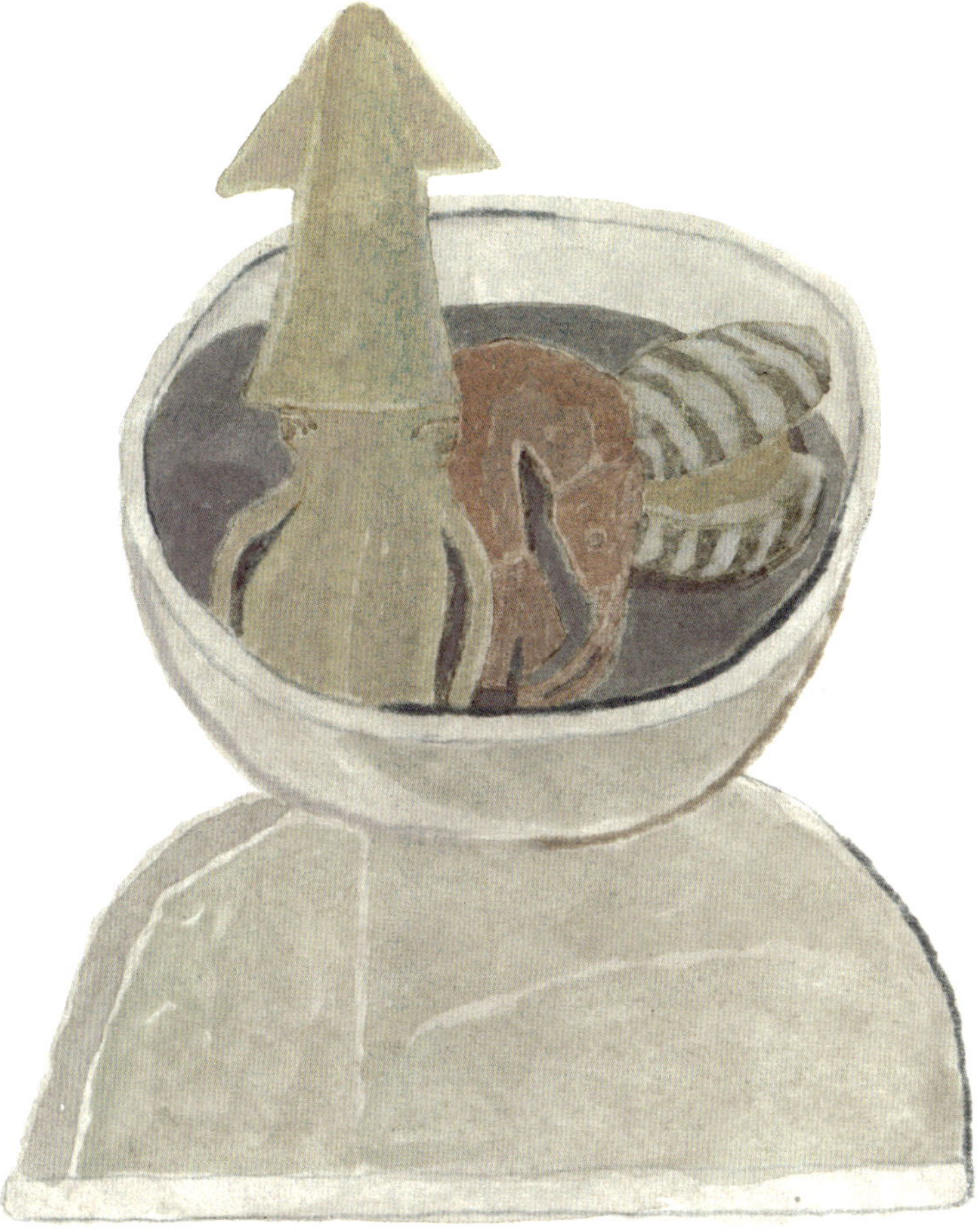

no.15

# 発芽玄米や発酵食品を食べる

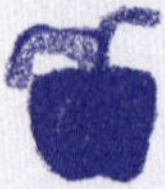

Ｐ36で紹介したＧＡＢＡ（ギャバ）。
最近ではこのＧＡＢＡを含んだ
チョコレートやお茶が売られています。
ストレスや不安を軽減するといわれており
試したことのある人も多いのでは。

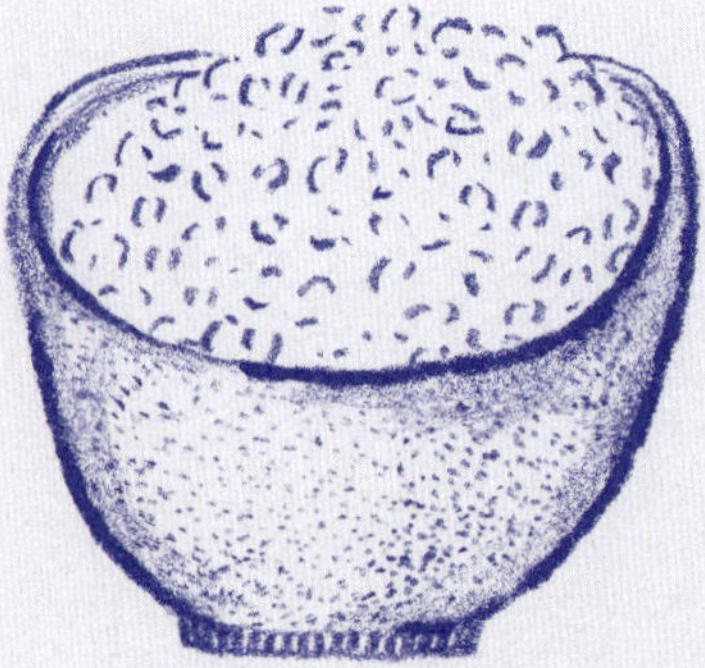

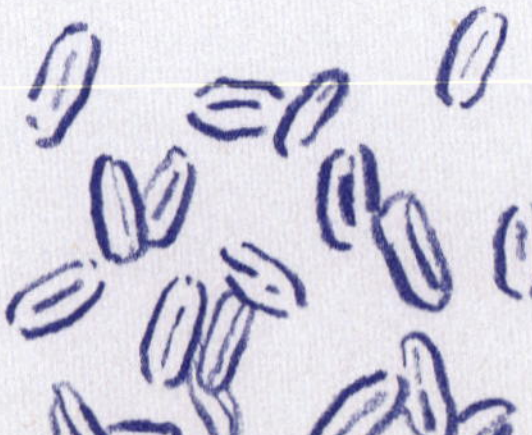

**＊腸内環境とメラトニン**

眠気を生み出すホルモン、メラトニン。作られる場所は脳内ですが、実は腸内環境が整うことで生成が多くなることがわかっています。

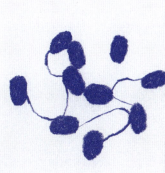

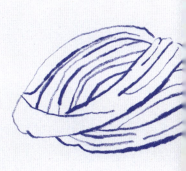

GABAが多く含まれている食品には
発芽玄米、キムチ、納豆など一部の発酵食品、
トマト、キュウリなどの夏野菜があります。
中でも発芽玄米は白米の10倍ものGABAが含まれています。
1日1食、主食を発芽玄米に置き換えてみると
継続して取り入れることができますね。

# GABA

no.16

# 朝食に乳製品や大豆製品をプラスする

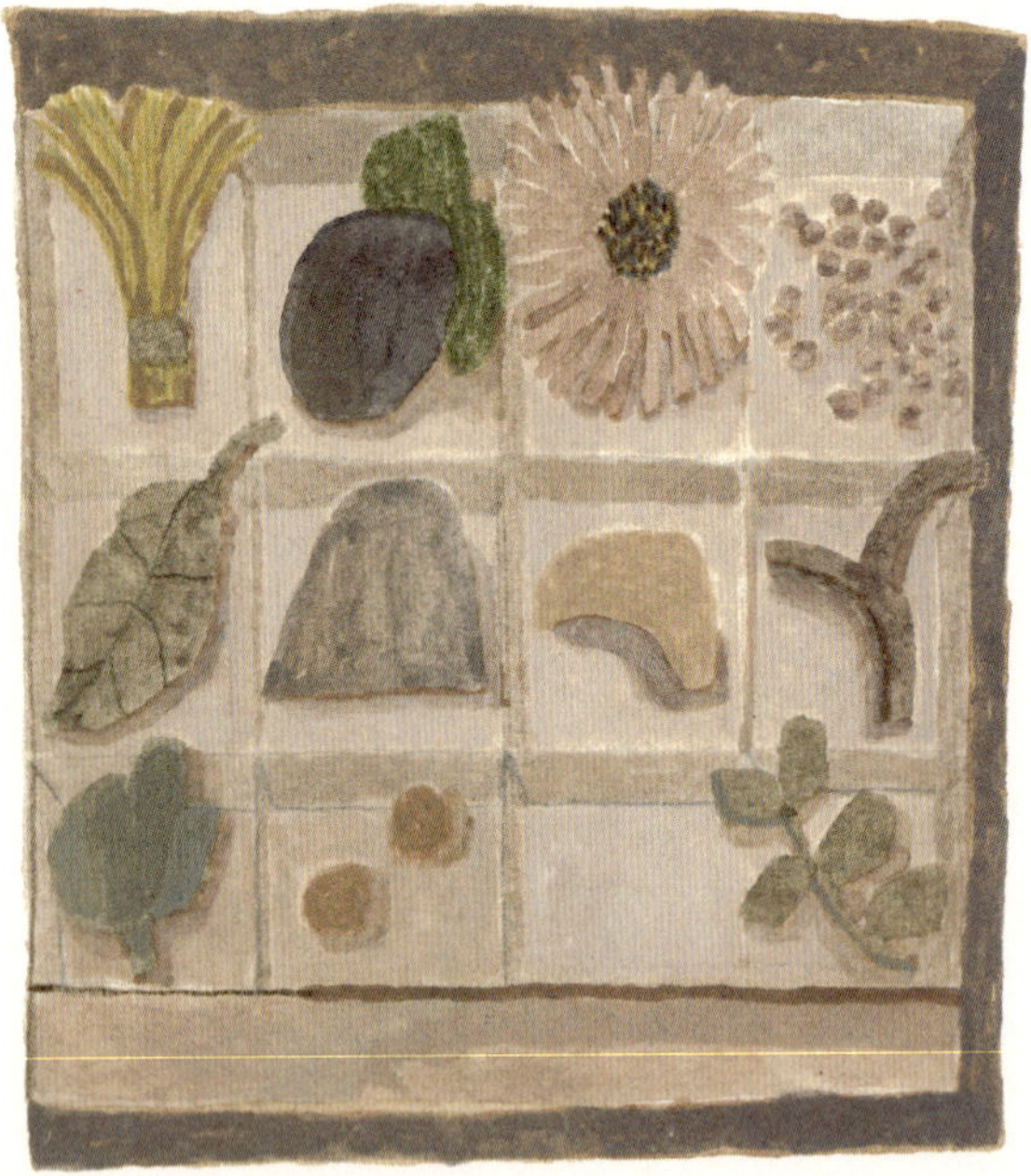

眠りのホルモン「メラトニン」の
原材料となるのがトリプトファン。
必須アミノ酸といって体内で生成することができないので
食事で取り入れましょう。

肉や魚はもちろん、チーズやヨーグルトなどの乳製品、
味噌や納豆といった大豆製品など、
日頃食べるものに含まれているので
バランス良く食事をすればＯＫ。
アーモンドやクルミといったナッツ類にも。
朝食にぴったりな食材が多いので意識して1品添えてみて。

## no.17 食事を良く噛む

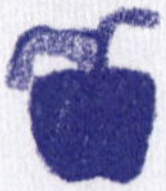

昔から食事は良く噛むべきだといわれていますが
忙しいとおろそかになりがちですよね。

でも、良く噛むことは消化を助けるだけでなく、
しあわせホルモン
「セロトニン」の分泌にも
効果があるといわれています。
セロトニンは、眠りホルモン「メラトニン」の
原料なので、睡眠にとっても大切です。

Serotonin
Melatonin

眠りが浅く、うつっぽかったり
落ち込むことが続いて食欲もない…。
そんなときこそ1口1口に集中して
良く噛むことを心がけて。
食事から安眠を手に入れれば
不安も解消して良い循環が生まれますよ。

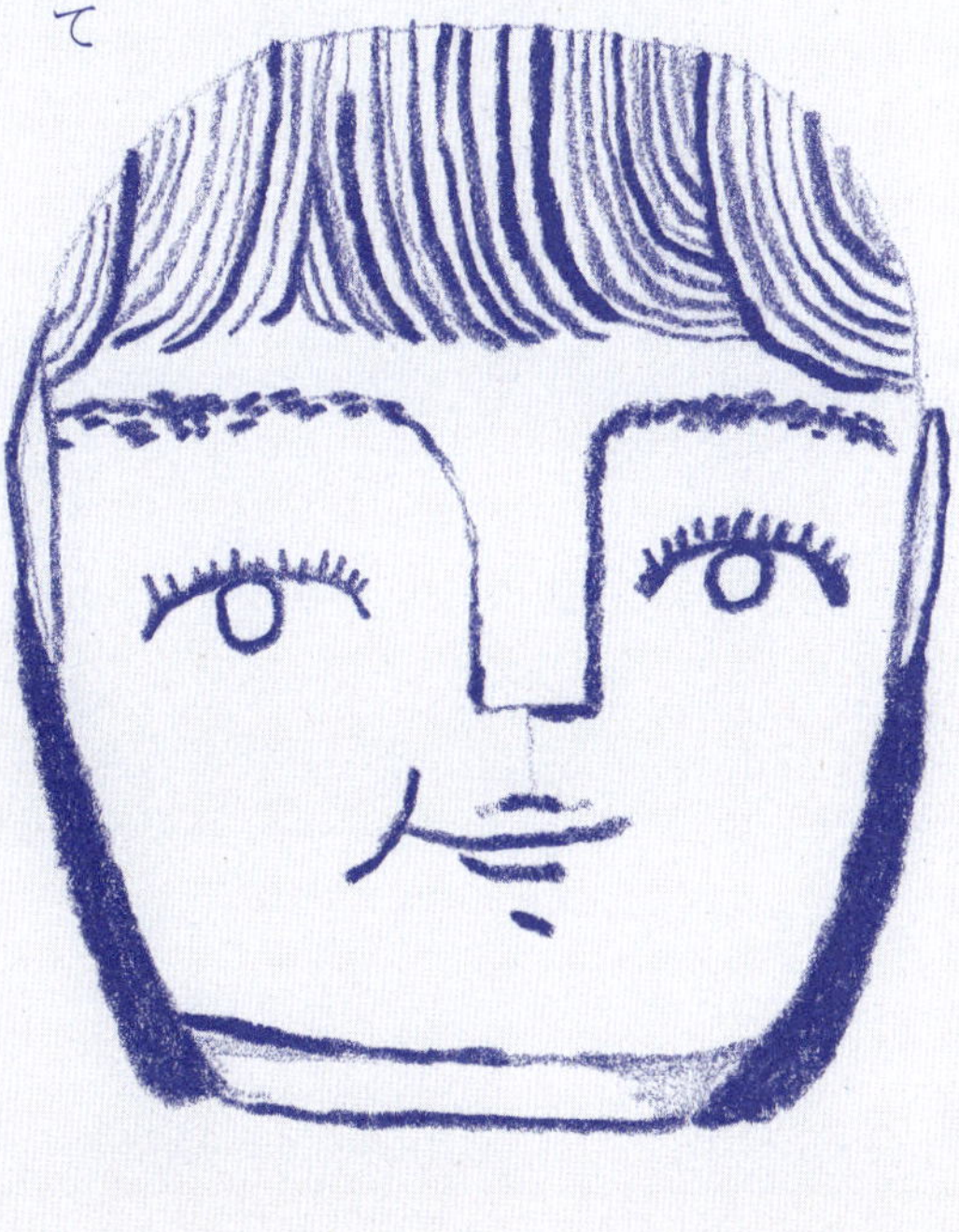

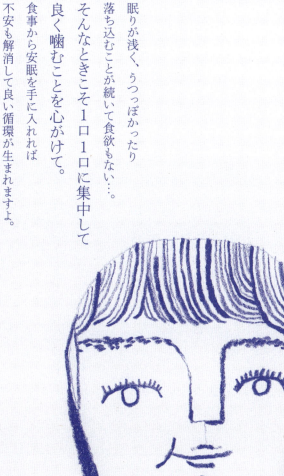

# no.18 食材は「新鮮なもの」「旬のもの」を選ぶ

体に良いとされる食材を積極的に選ぶのはすてきなこと。
でも何より栄養価が高いのは「旬の食材」。

ビニールハウス栽培や養殖、輸入や保存技術の進歩で
一年中楽しめる食材が増えました。
「○○が効くらしい」と聞けばいつでも手に入ります。
でも暮らす土地で採れた新鮮な食材は、
栄養満点！　そして何より美味しいのです。

古く酸化してしまった食材は、
いくら効能があるといわれていても
栄養素が失われているだけでなく
体に悪影響を与えかねません。
できる限り新鮮なものを選んで、
鮮度が保たれているうちに
いただきましょう。

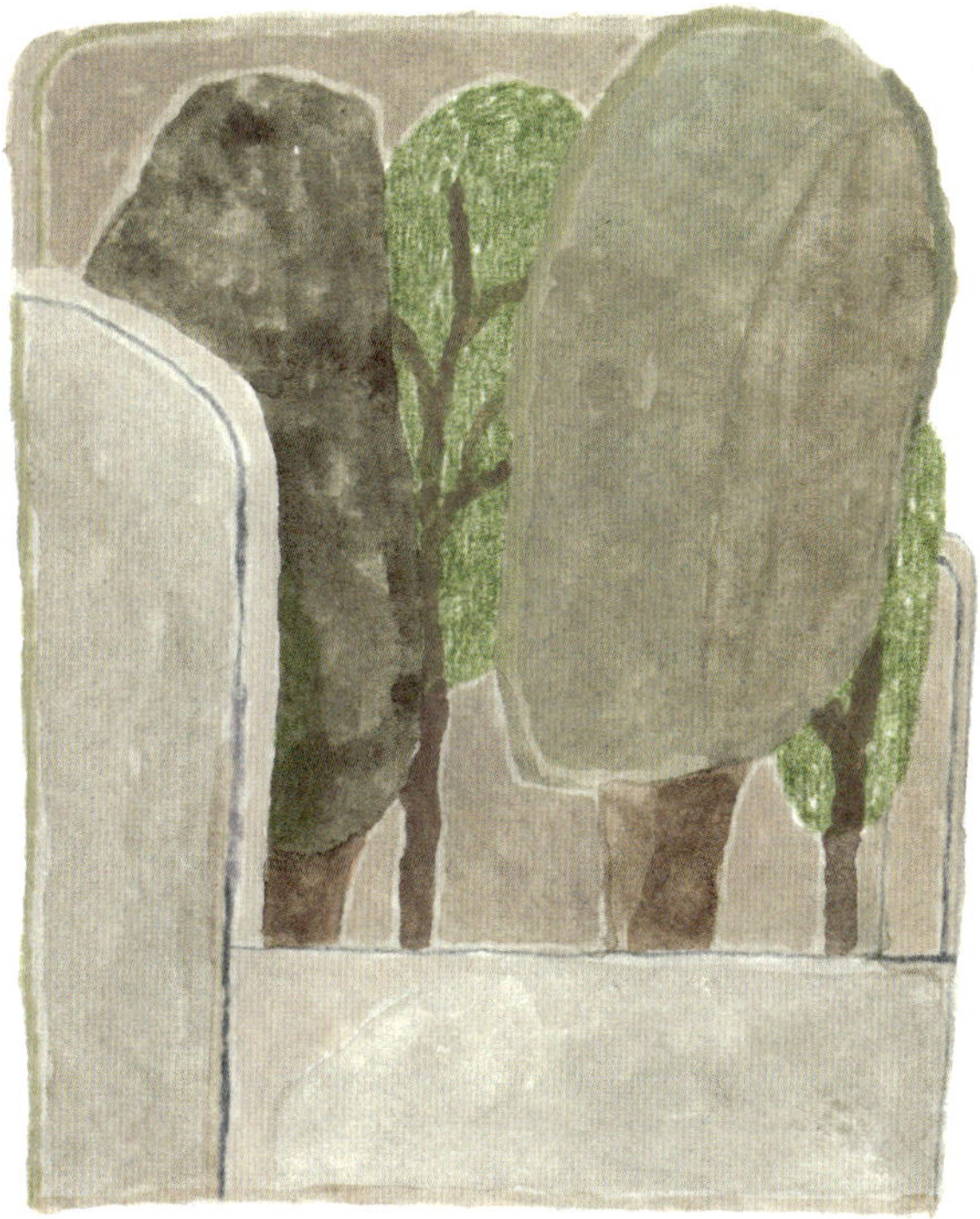

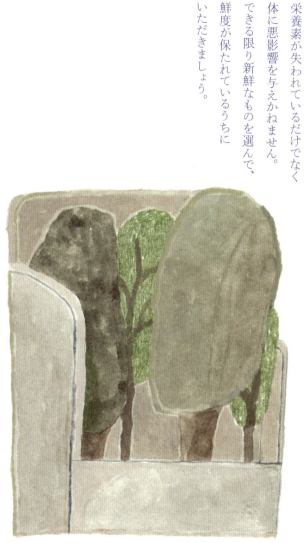

no.19

# 朝 生姜はちみつ紅茶を飲む

眠りのためには日中の活動が欠かせません。

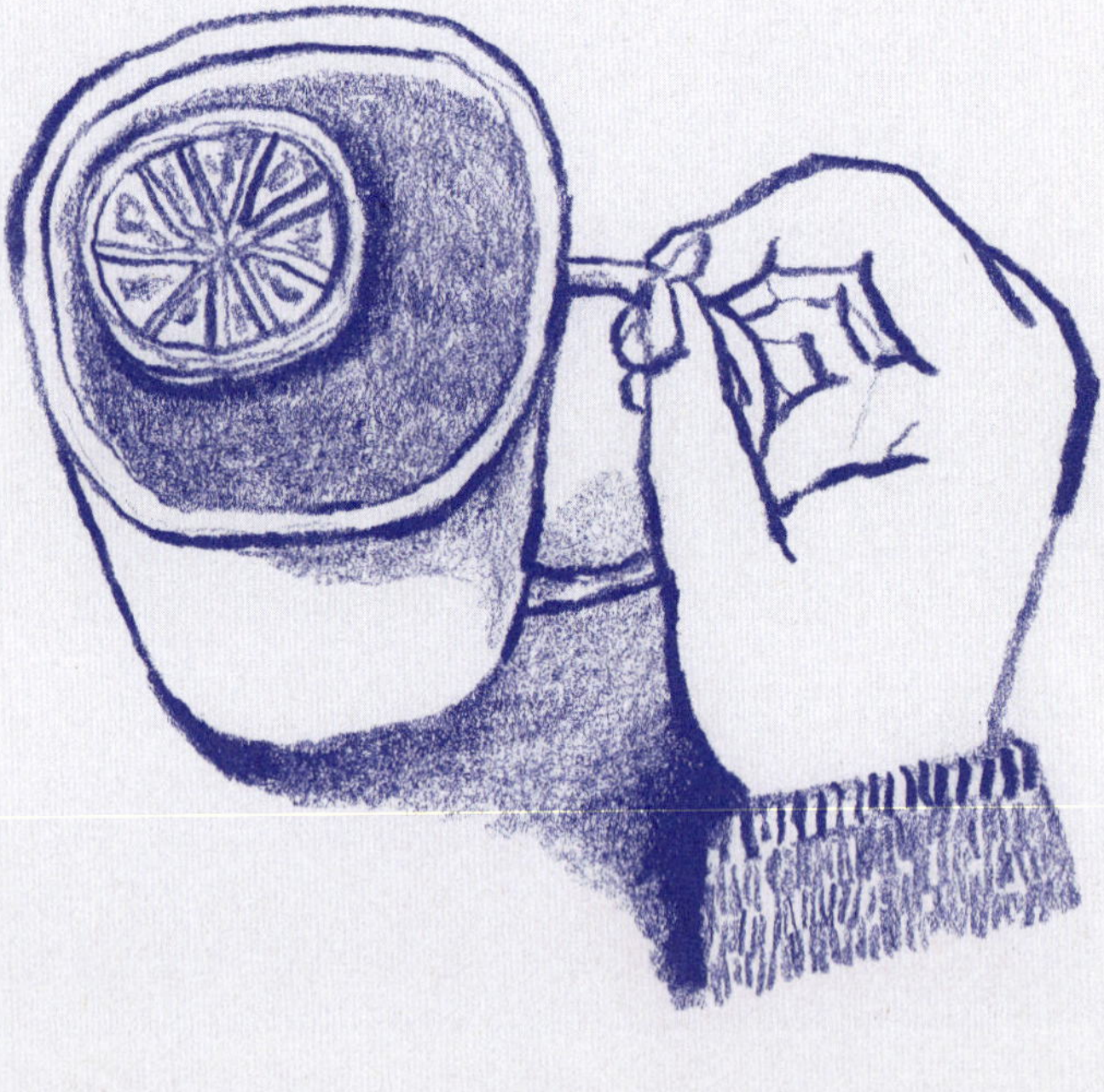

心地良い疲れが深い眠りを誘い、
眠ることで活動エネルギーが生まれる。
陰と陽のバランスが大切です。

朝の紅茶で陽のパワーを取り入れましょう。

紅茶に含まれるテアニンがスッキリとした目覚めをうながします。
そのままでも良いのですが
「生姜はちみつ紅茶」をお試しあれ。

作り方はシンプル。紅茶におろし生姜とはちみつを混ぜて
レンジであたためるだけ。生姜はチューブでもＯＫです。
体をあたためてくれるので寒い時期の風邪予防にも。

no.20

# インスタント食品やスナック菓子をやめてみる

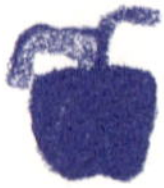

忙しい現代人の助けとなってくれるインスタント食品やレトルト食品。災害の多い日本では欠かせないものですね。

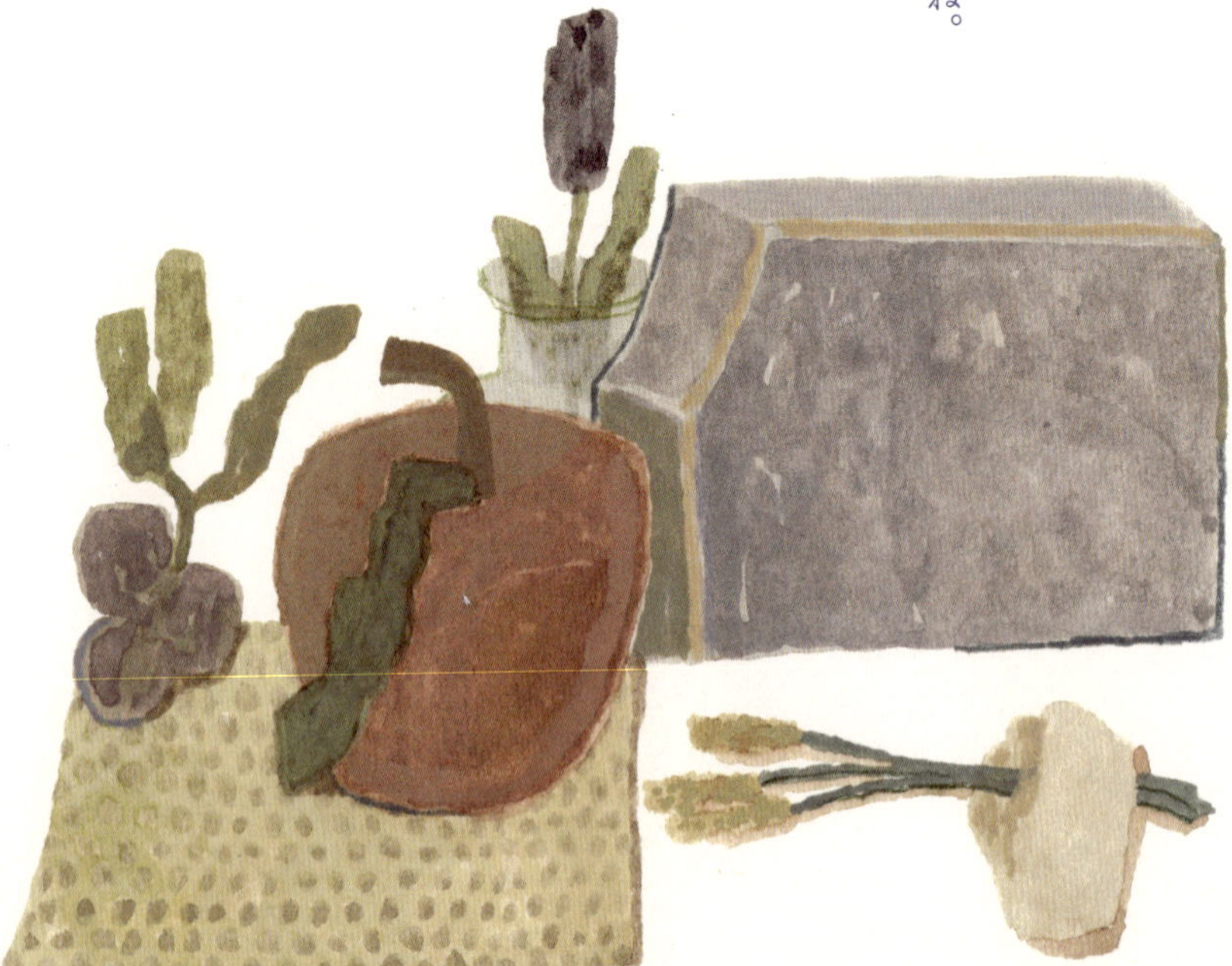

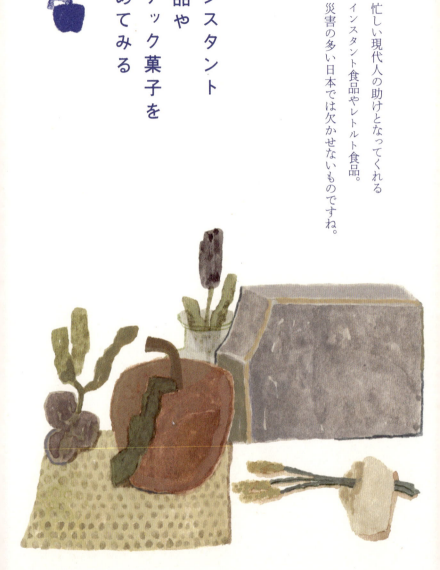

でも日常的に多く食べていてなかなか寝つけないタイプの人は

## 少しの間お休みしてみては。

これらの食品は長持ちさせるため多くの「リン酸塩」が添加されています。
過剰摂取するとカルシウムや亜鉛の吸収がさまたげられ、
イライラの原因や興奮状態につながるともいわれています。
スナック菓子や加工肉にも使われていることが多いのでほどほどに。
加工された肉は避けて、できるだけ元の形に近いものを選びましょう。

no.21

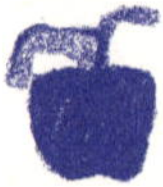

# カタカナ食をひらがなメニューに変える

なんとなく体調が良くない、体が重い、イライラする…。
そんな悩みをお持ちの人は
**和食中心の生活**を試してみて。

朝はパン、昼はパスタといったように
現代の食事はカタカナ中心になりがち。
パンよりもごはん、パスタよりもうどん。
カタカナメニューをひらがなのものに置き換えて考えてみましょう。

## no.22 プチ断食を試してみる

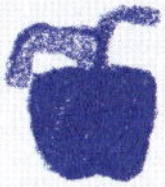

1週間に1回、しっかりと空腹を感じる
時間を作ってみましょう。
胃腸が休まり血行も良くなります。
ただし本格的に断食を行うには専門家の指導が必要。
まずは、夕飯と朝食の時間がなるべく空くように
**早めの夕食を心がけ、**空腹時間を作りましょう。

***ファスティング**
断食のこと。一定期間食べずに胃腸を休ませます。ダイエット法としても話題です。空腹時はしあわせホルモン・βエンドルフィンが分泌しリラックス状態に。

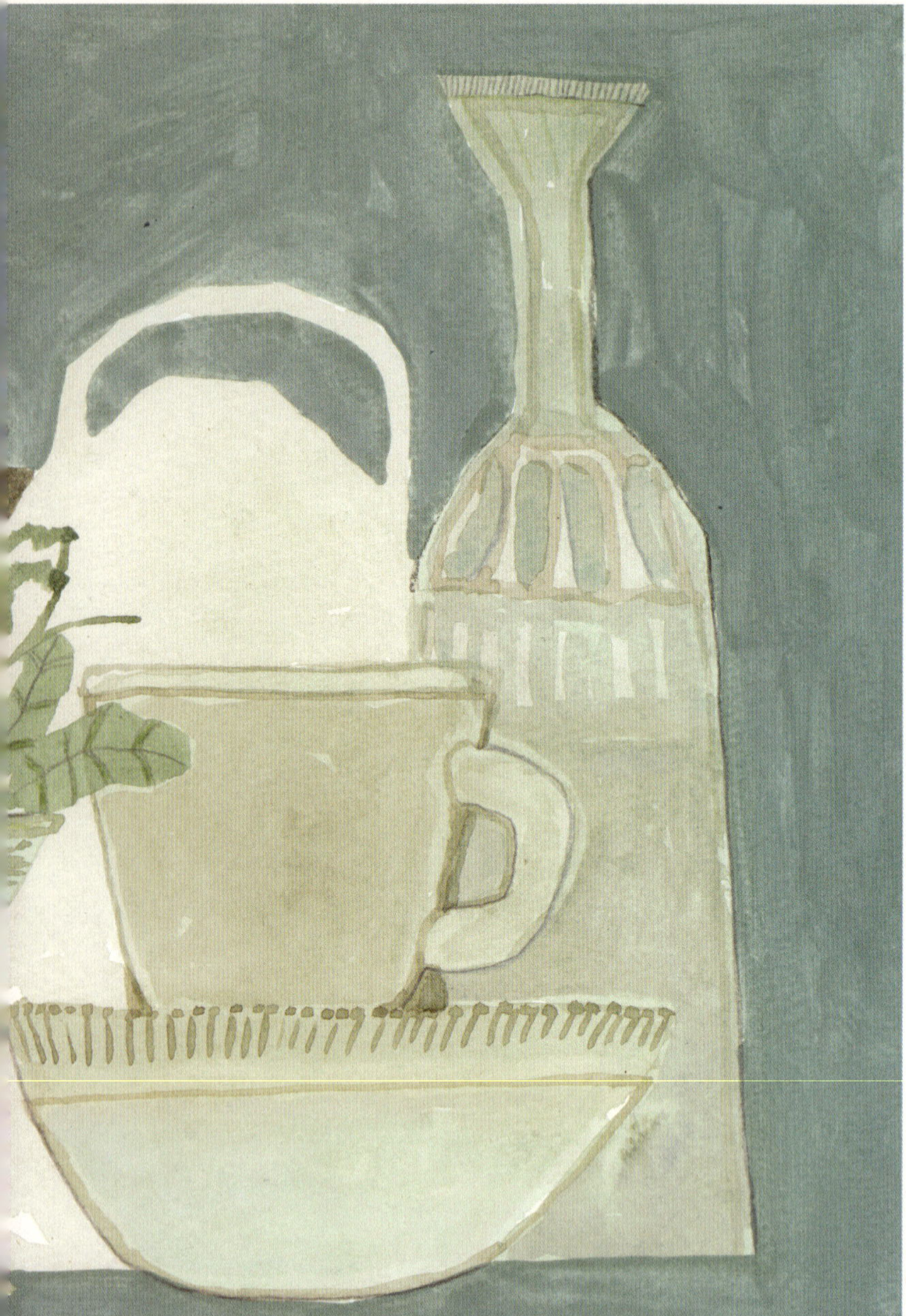

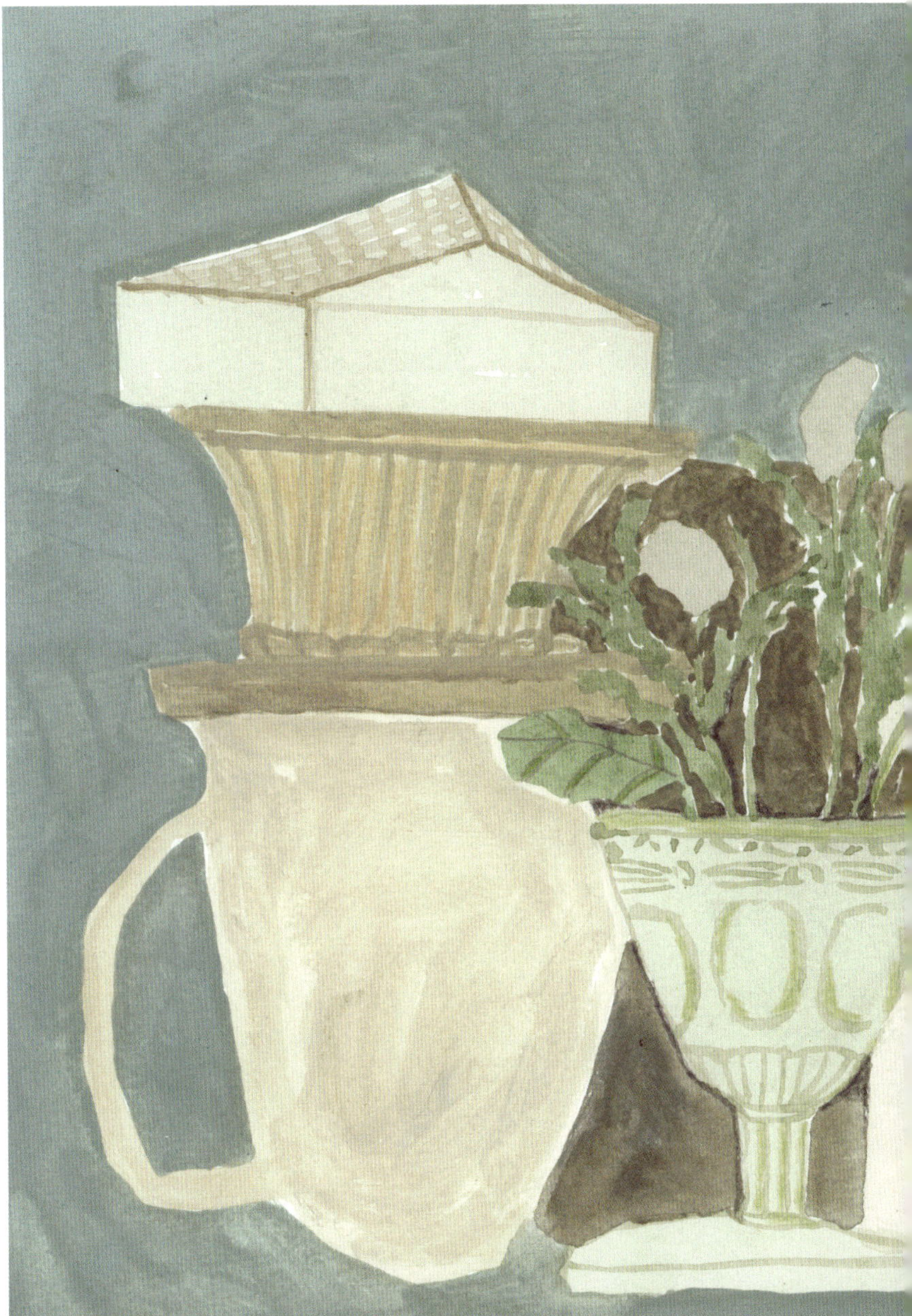

no.23

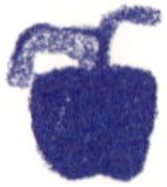

# セロリや三つ葉パセリを常備菜に

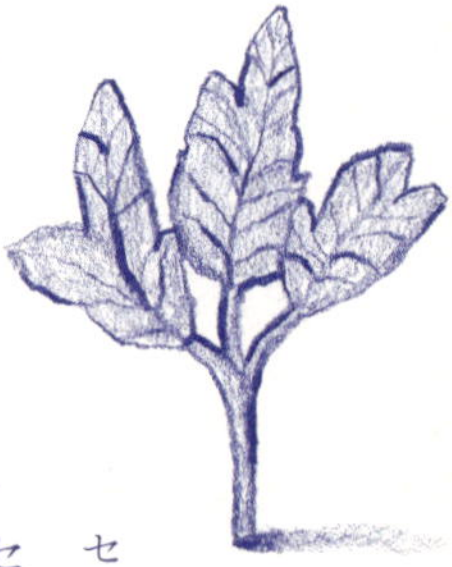

セロリ、三つ葉、パセリなど
セリ科の野菜は
ストレス解消に役立ち、
気持ちを静めてくれるそう。

セロリ、三つ葉は刻んでマリネに
パセリは軽く茹でて塩昆布とごま油で和えて。

新鮮なものがたくさん手に入ったら
常備菜にしておくと
忙しい日々でも取り入れやすくオススメです。

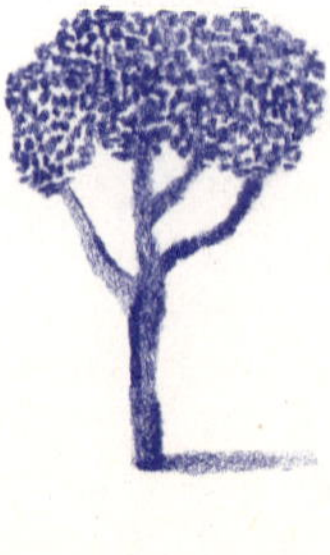

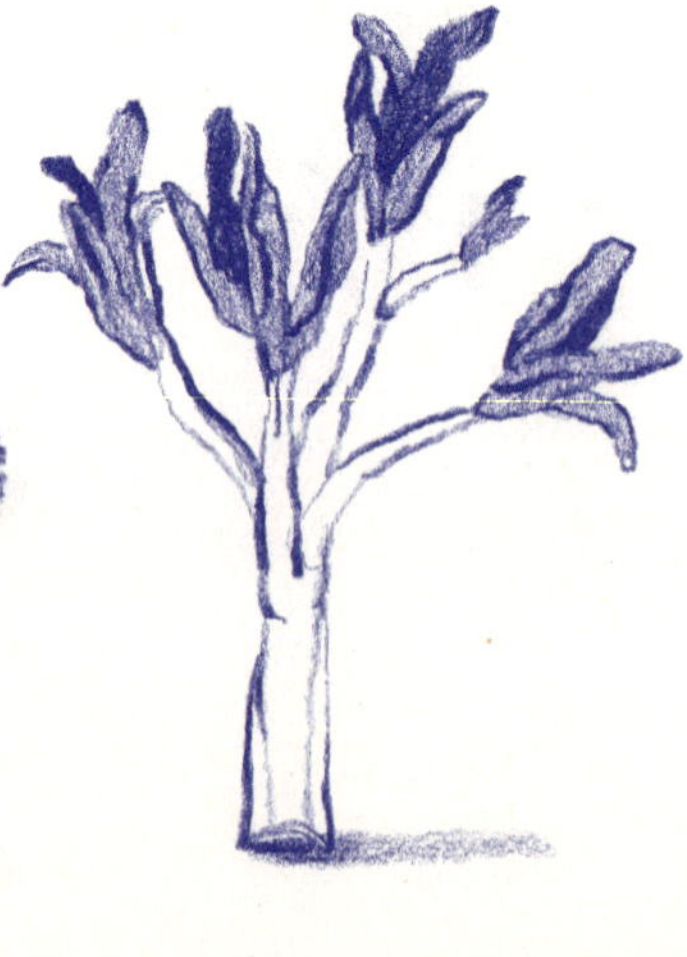

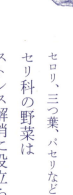

# no.24 嫌なことは先に片付ける

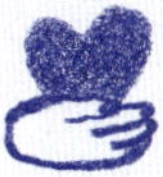

焦ったり時間に追われるのは自律神経の乱れの元。
苦手なこと、嫌なことは、ついつい先延ばしにしがちですが、
結局最後になって焦るのなら
先に済ませてしまうのが吉です。

ぐっすり眠るためにも、
嫌なことを最初に片付ける習慣を作りましょう。
「これが終われば
あとは好きなことだけ！」と
モチベーションアップにもつながりますよ。

## no.25 自分の不眠タイプを知る

現代の日本では５人に１人が眠りについて悩んでいるのだとか。
その理由はさまざまですが、タイプは大きく４つに分かれます。

ベッドに入っても30分以上眠れない「入眠困難タイプ」。
眠りが浅く、夜中に何度も起きてしまう「中途覚醒タイプ」。
起きる時間より早く目覚めて眠れない「早期覚醒タイプ」。
ぐっすり眠れず、
起きてもスッキリしない「熟睡障害タイプ」。

どの症状も誰しも一度は経験があるのでは。
いずれかの状態が１か月以上続いていて、
日中支障がある場合、不眠症とするのが一般的です。

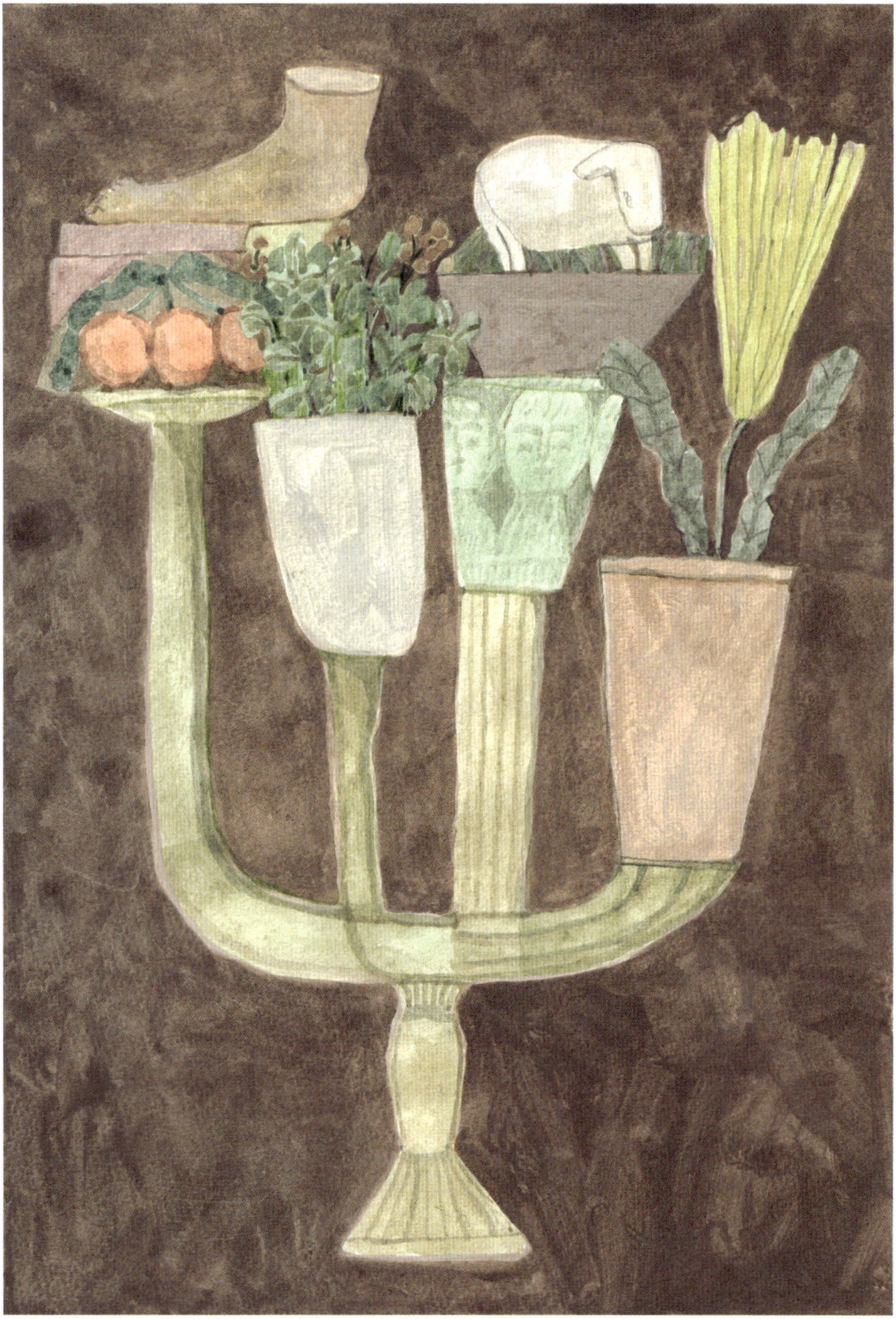

no.26

# 入眠困難と中途覚醒タイプは気分転換を

なかなか眠れない「入眠困難タイプ」と
眠りの浅い「中途覚醒タイプ」は、
先のことをついつい考えてしまう
「心配性」な人も多いのでは。

当てはまるな〜と思う人は
気持ちの切り替えをスムーズにする練習を。
大好きな本や音楽に触れる、
友だちと長電話する、
お気に入りのカフェに行く、
好物を食べる、熱唱するなど
気分転換の方法を
あらかじめ決めておきましょう。
ワンワンと大泣きするのも
スッキリできてオススメです。

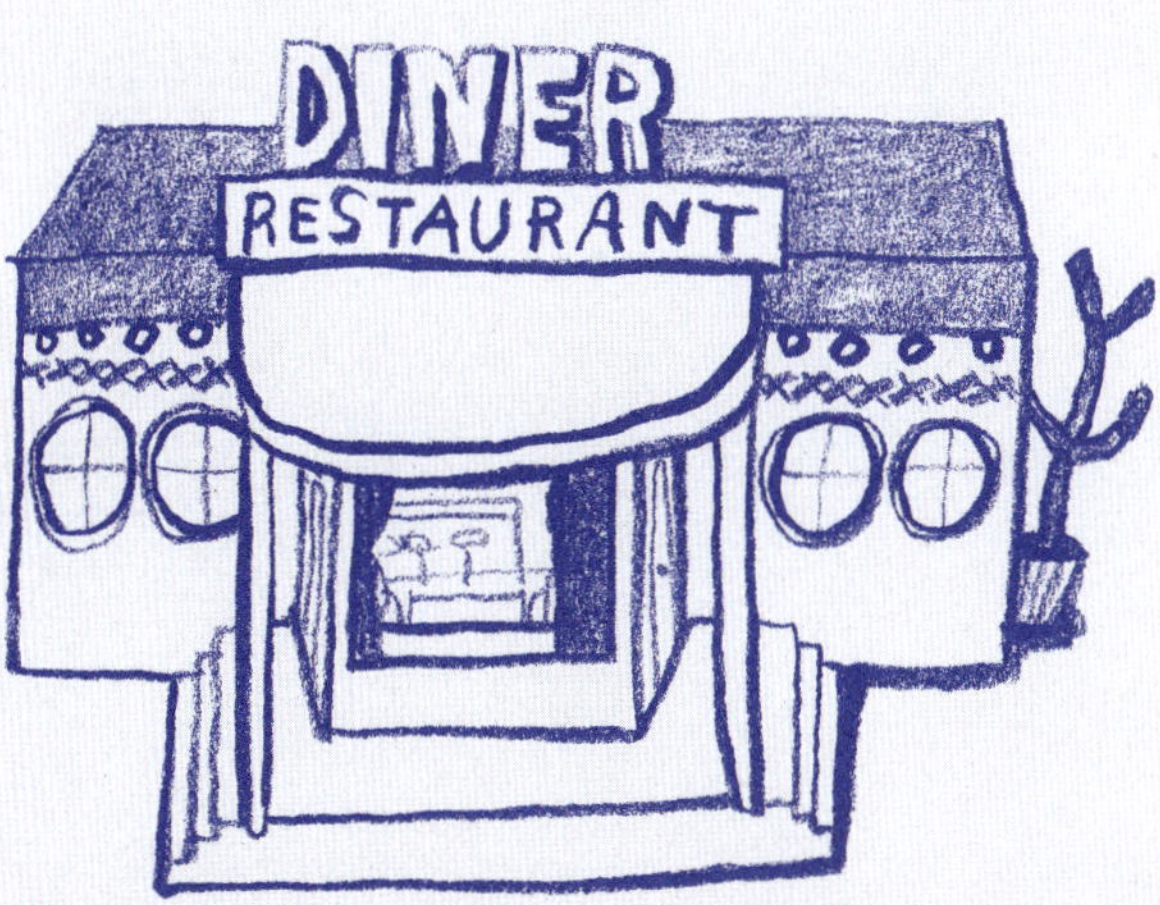

no.27

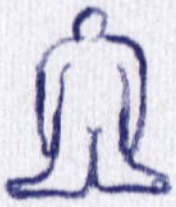

# 睡眠不足は
# ランチ後に
# 昼寝をする

共働き家庭も増えている日本。
不眠ではないけれど仕事や家事で寝るのが遅くなる、
忙しいから寝る時間がない…
という人も多いかもしれません。

残業はしません！　家事は休みます！
といえれば良いですが、もちろんそうもいきません。

眠くてつらいときには、昼休み、食事のあとに仮眠を。
リフレッシュできるので、午後からの効率もアップします。
時間は15分から20分にとどめると夜の睡眠に影響しません。
椅子にもたれたり机に突っ伏す姿勢で目を閉じます。

**＊睡眠《すいみん》負債《ふさい》**
寝不足が重なることで、病気のリスクが高まり、日常生活への影響が出やすくなる状態。毎日の睡眠が7時間を切ると、睡眠負債がたまりやすいといわれます。

時間がなくてどうにもならないときは
1分間目をつぶっているだけでも
体が休まり多少の回復にはなるそうです。

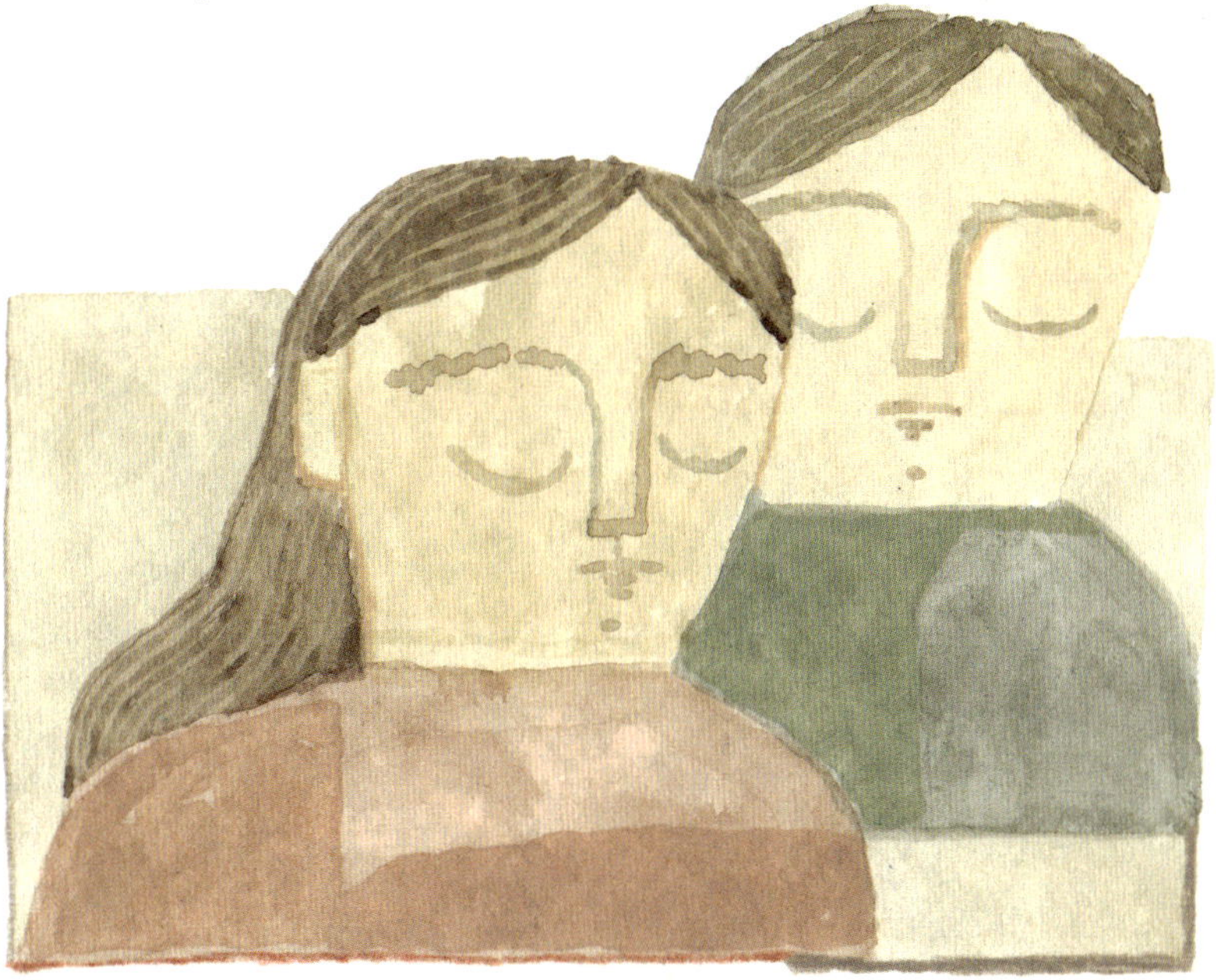

# no.28 自分のことを丸ごと認める

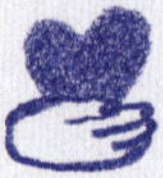

日本人は自己肯定感が低い人が多いといわれています。
つまり自分のことを「ダメだ」と責めがちだということ。
反省して次に活かせたら良いのですが
クヨクヨ負のループは不眠の元です。

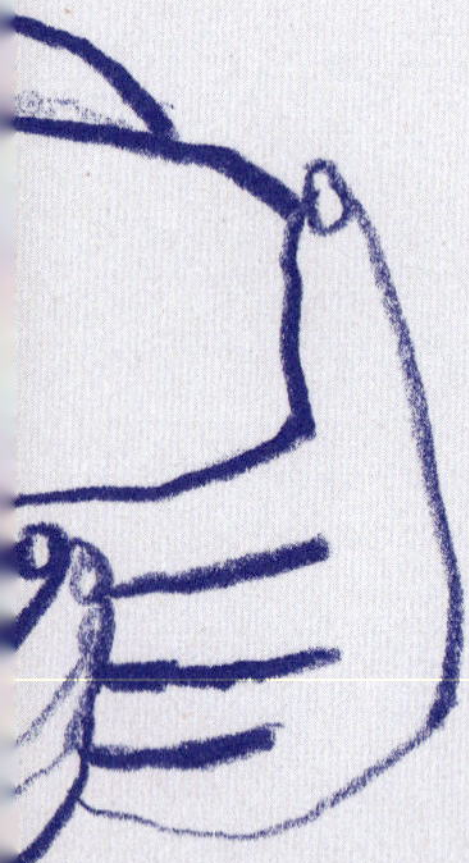

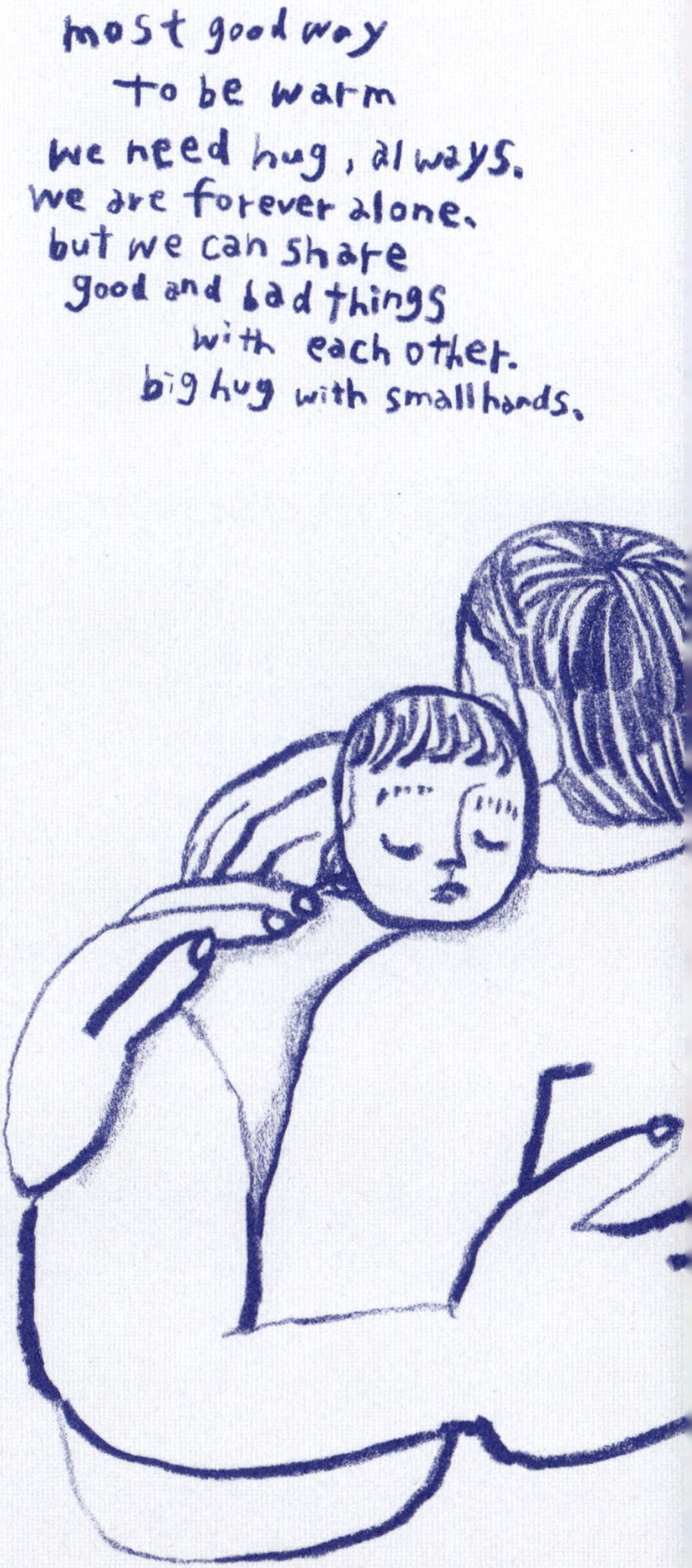
most good way
to be warm
we need hug, always.
we are forever alone.
but we can share
good and bad things
with each other.
big hug with small hands.

ダメな面も含めて
「私はこれで良い」と認めてあげて。

なかなか難しいかもしれませんが大事なことです。

no.29

# 早朝覚醒タイプと熟睡障害タイプは昼間の充実を

朝方起きてしまう「早期覚醒タイプ」と寝てもスッキリしない「熟睡障害タイプ」は、夜型の生活をしている人、日中の活動が少ない人が当てはまりやすいよう。

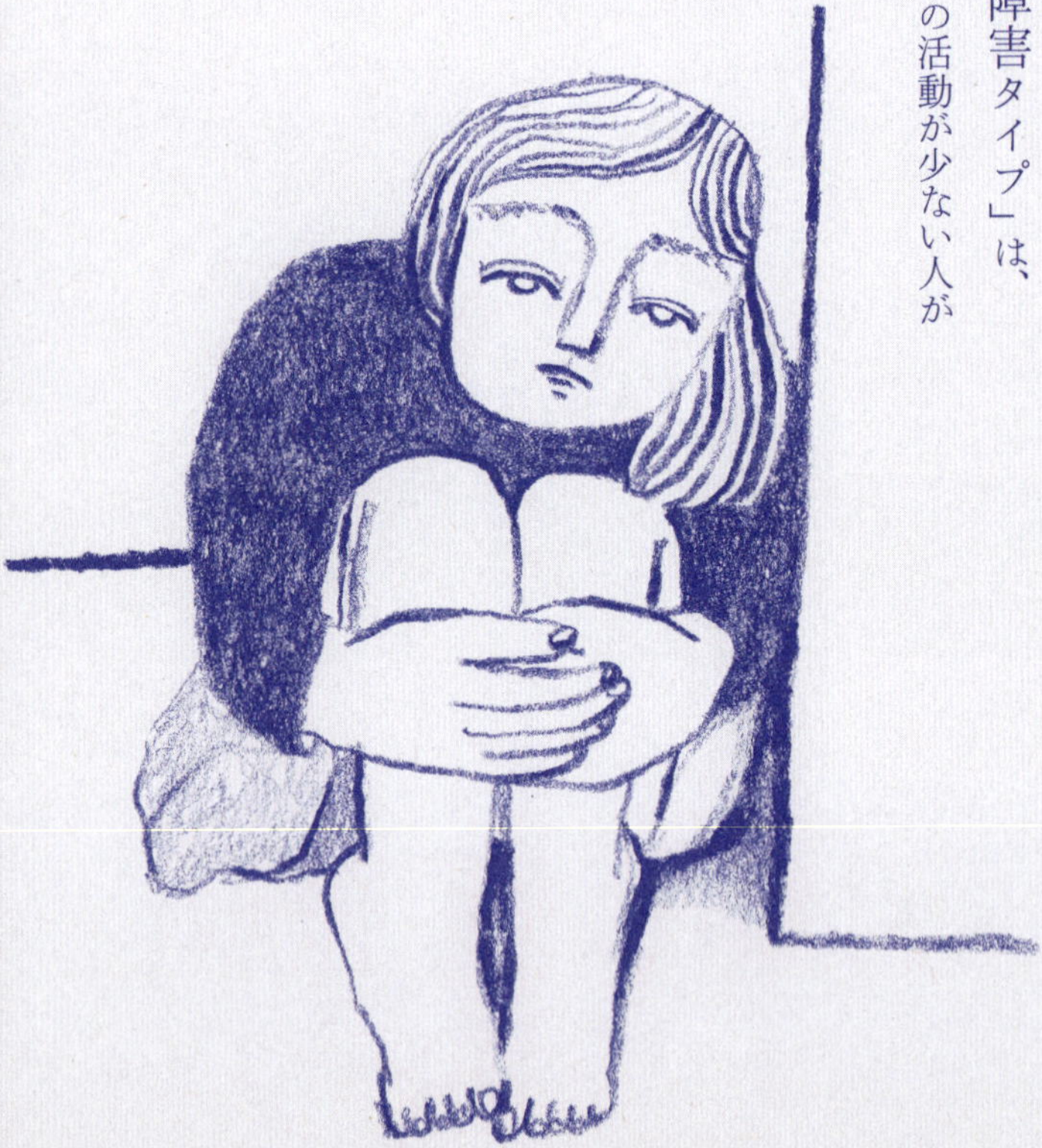

生活リズムで思い当たることがある人は見直してみましょう。
仕事がそれほど忙しくないなら
趣味で活動的に過ごすなど起きている時間の充実を。
頭よりも体を疲れさせてみて。

また、加齢にともなって早起きになるのは自然なこと。
日常生活に問題がないならあまり気にしないというのも
ひとつの考え方です。

ただし、早朝覚醒はうつの典型的な症状でもあります。
日中も意欲がわかないなどの問題があるようなら、
症状と向き合うことも必要かもしれません。

no.30

# 「マイクロスリープ」は危険信号すぐに休息を

＊**海洋生物の眠り**
イルカやクジラは日常的にマイクロスリープを行っているそう。

一瞬にして眠ってしまったことはありませんか？
いわゆる**「寝落ち」**や**「瞬間的居眠り」**のことで、
「マイクロスリープ」と呼ばれています。

時間はわずか1秒から10秒。本人が気づかないこともあり、
ドライブ中や階段にいるときなど場所によっては危険をともないます。

これは極限まで睡眠が足りていない証拠で、
**脳が疲れている状態**です。
危険信号なので、なんとか**時間を確保して横に**なりましょう。

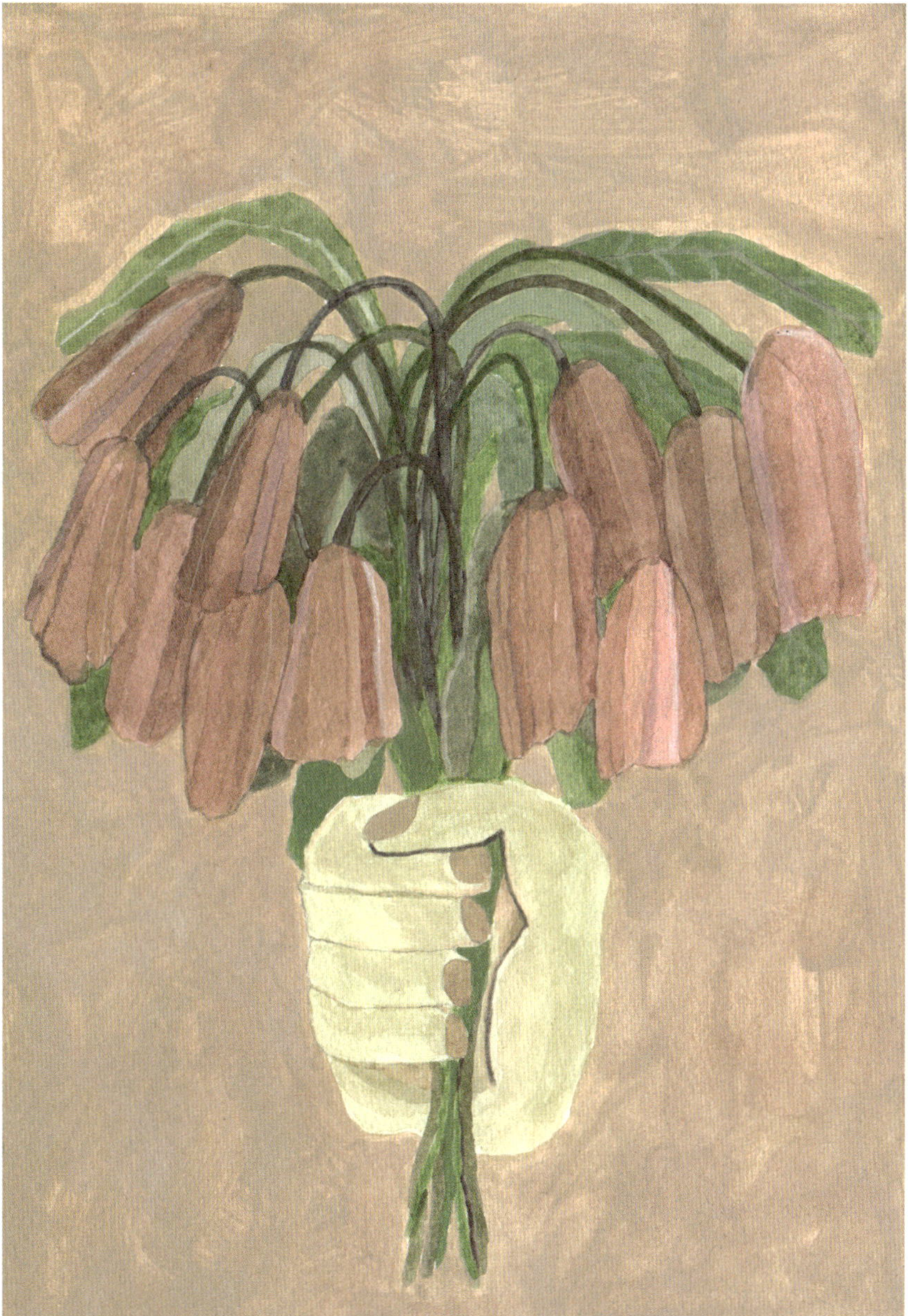

no.31

# 土曜日にする 寝るのは 多めに

金曜日まで一生懸命働いて週末は疲れてぐったり寝て過ごすという人も多いのでは。いわゆる「寝だめ」ですが、医学的には寝だめをすることはできず、やり方を間違うと睡眠リズムが乱れるだけではなく、余計に疲れることにも。

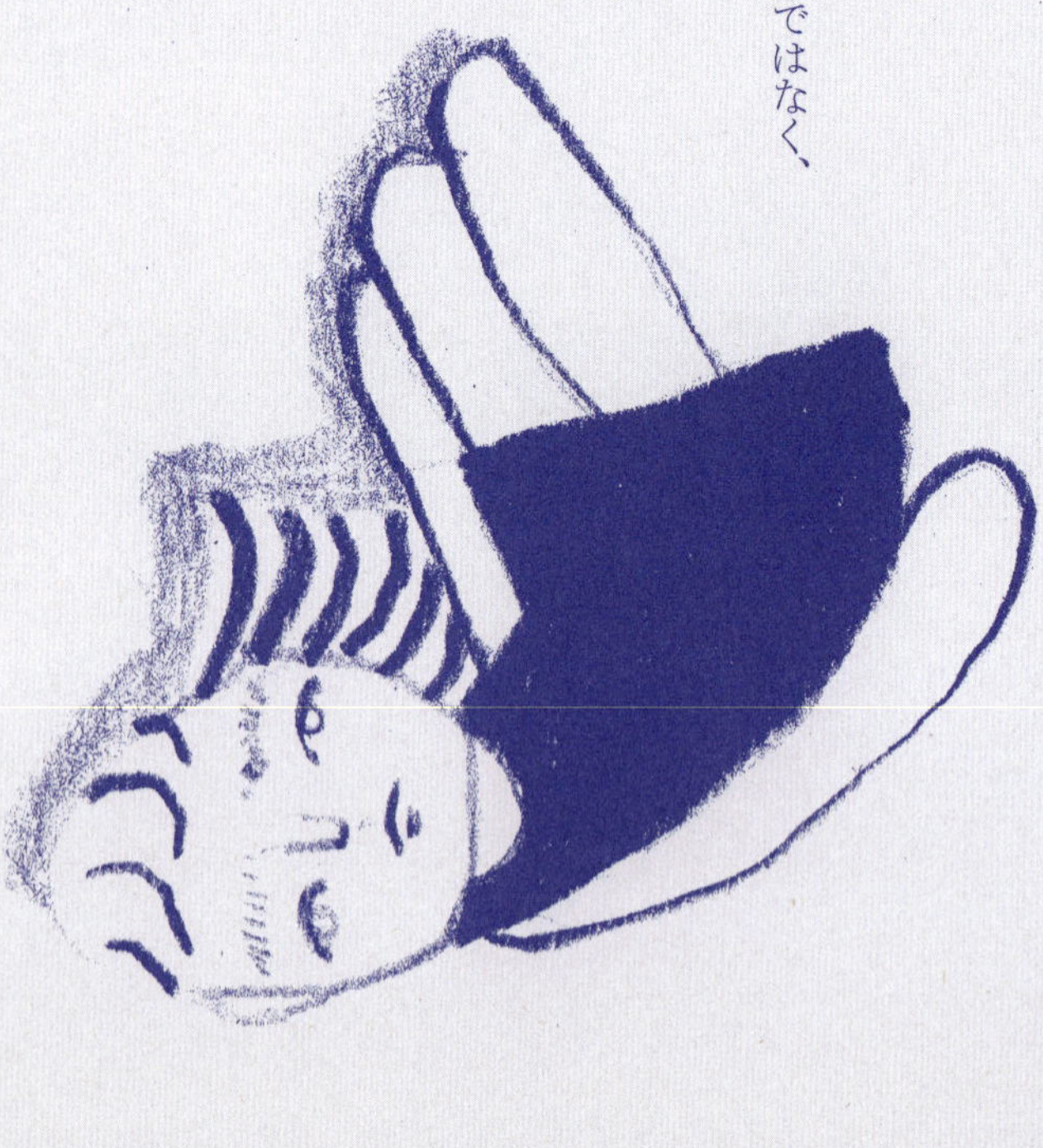

**＊体内時計**
朝日覚め、空腹を感じ、夜眠くなるという24時間のリズムを作っているのが体内時計。またこのリズムを概日リズム（サーカディアンリズム）といいます。

コツは、土日がお休みなら
土曜日に多く眠ること。
起床時間を遅らせるなら、いつもの時刻から2時間以内にして
起きたら太陽の光で体内時計をリセット。
日曜日はいつもと同じ時間に起床を。

睡眠で大切なのは、
長さではなくリズムです。
体を休めることを第一に
ゆったりとした休日を過ごしてください。

no.32

# 自分にあった睡眠時間を知る

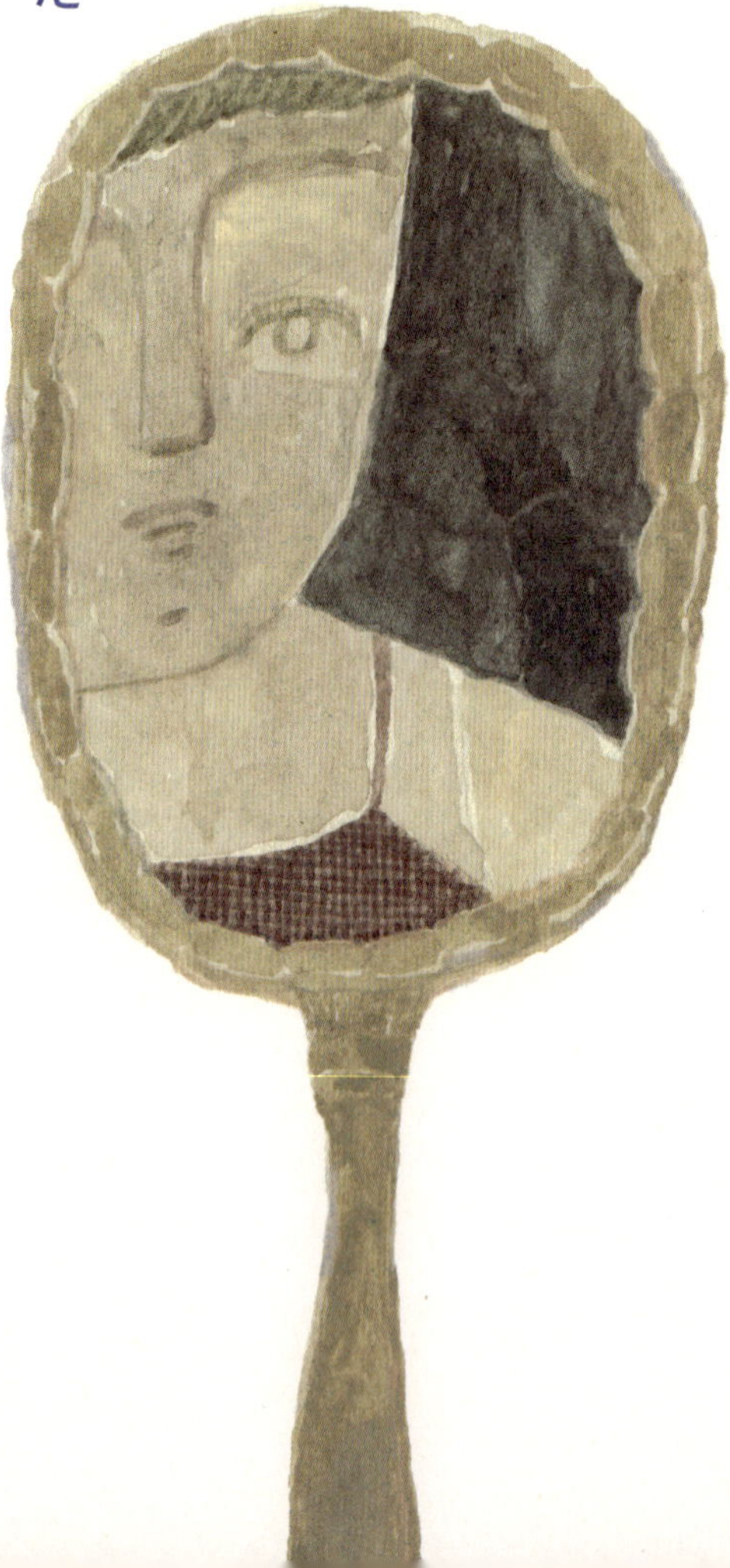

＊ロングスリーパー
10時間以上眠る人を指します。常に眠気を覚える〝過眠症〟や、いきなり眠ってしまう〝ナルコレプシー〟とは違い、病気ではなく体質から長めの睡眠を必要とします。

短時間の睡眠でもパワフルに活動し健康な人がいます。
ショートスリーパーと呼ばれ、
近年の研究で特定の遺伝子と関わりがあると発表されました。
皇帝のナポレオン・ボナパルトは3時間睡眠で有名ですが、
遺伝子が特殊だったのかもしれません。

多くの人は睡眠の時短はできません。

何時間が良いのかはいろいろな説がありますが、
無理して短くするのは止め、
自分にあった睡眠時間を得てください。

no.33

# 自分の「体内時計のタイプ」を知る

睡眠と覚醒のタイプは人それぞれ。

「私は夜型で朝は苦手」「早起きは苦にならない」

といったように、なんとなく自分が得意とする時間帯があったりしますね。

この体内時計の特性を「クロノタイプ」と呼び
質問事項を元に分類する研究があります。

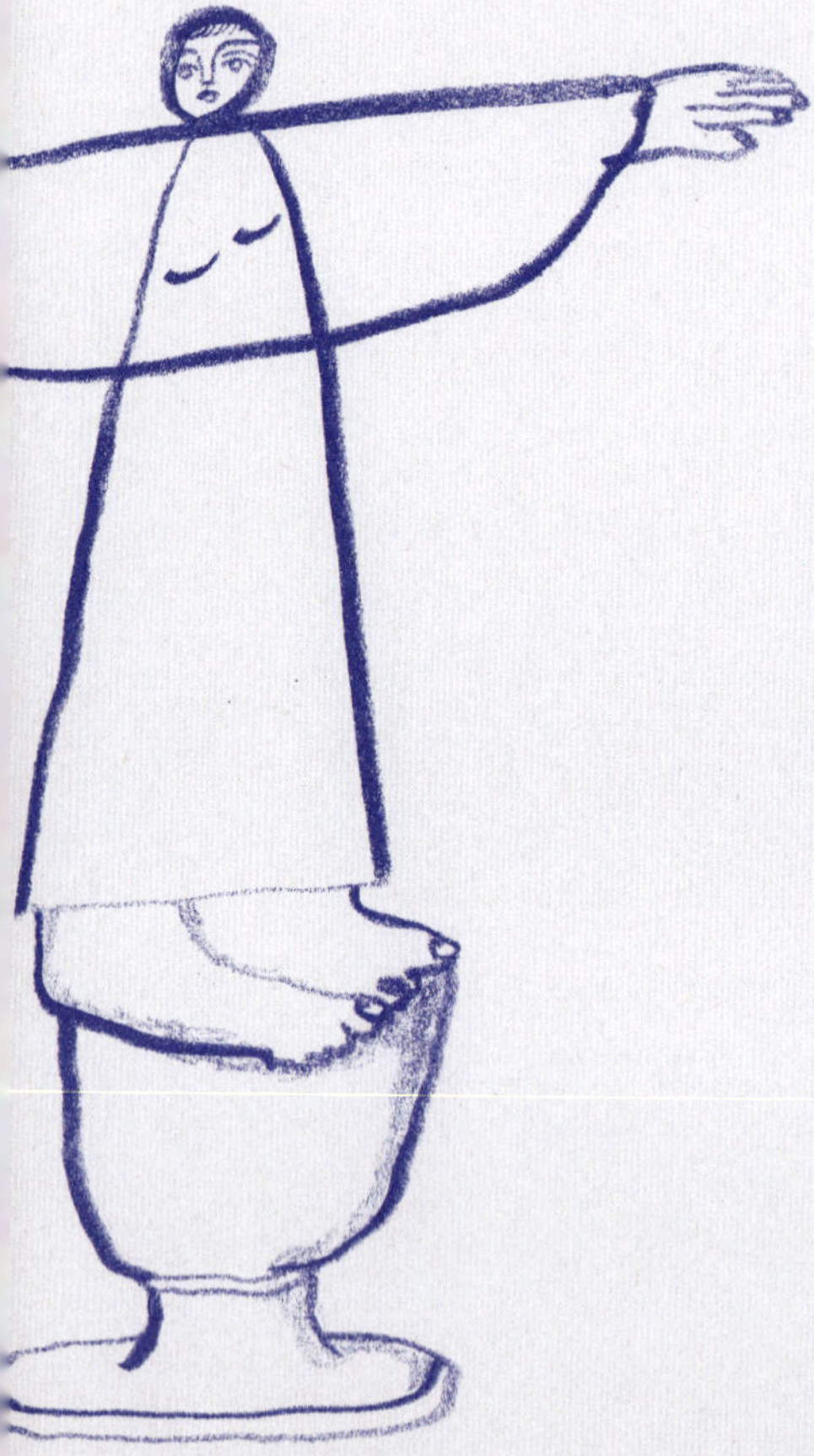

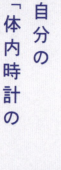

アメリカの睡眠ドクターの手法では

●快眠タイプのクマ
●目が覚めてすぐ活発に動けるライオン
●夜にアクティブになれるオオカミ
●午前中は集中力が出ないイルカ

の4タイプに分かれるのだとか。

クマとライオンは朝型で、オオカミとイルカは夜型。
さながら動物占いですね。信憑性はわかりませんが
自分がどんな傾向を持っているのか
集中しやすい時間帯はいつなのか知っておくと良いでしょう。

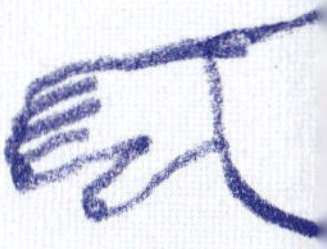

# Part 2

## 夕暮れ

太陽が傾き、
日が暮れてきたら
心と体を徐々に
睡眠モードへ。
入浴やストレッチなど
帰宅後にできるアイデアです。

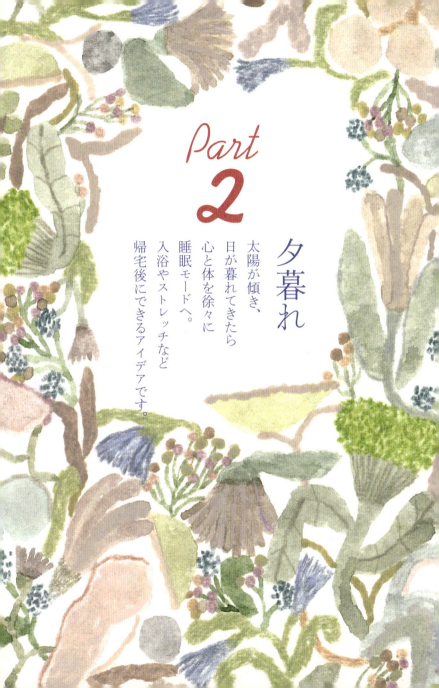

no.34

# 寝室は真っ暗ではなく薄暗い光で

眠るときに真っ暗にするか少し明るくするかは
議論が分かれるところですが
本書では「**薄暗い空間**」をオススメします。

部屋が真っ暗だと感覚が研ぎ澄まされ
**脳が感じやすい状態に**なるというのがその理由。
結果、目が覚めやすくなることに。

**間接照明**で薄暗い光を整えて。
視界に光が入らないよう**足下を薄く照らす程度**がベストです。

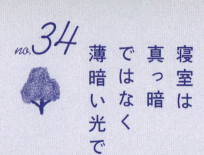

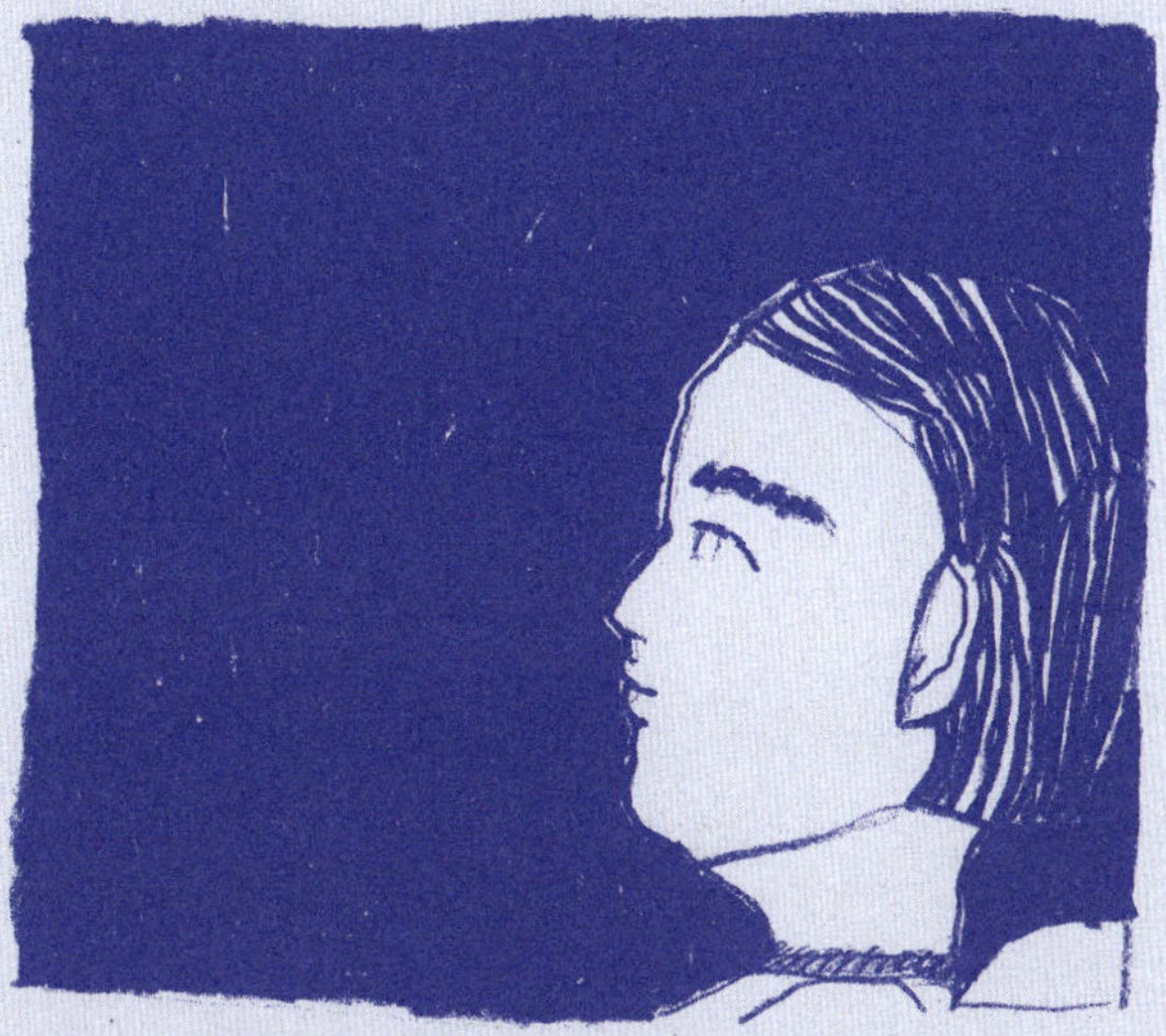

蛍光灯の青白い光は
眠りのホルモン・メラトニンの
分泌を抑えてしまうので
就寝1時間くらい前から避けましょう。
段階的に光を弱めていき、できれば
スマートフォンの使用回数も
減らせるとベストです。

## no.35 眠りの質を上げるアロマを選ぶ

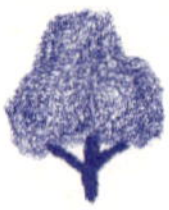

緊張した心と体をアロマの香りでやわらかく解きほぐしましょう。

仕事の忙しさで神経が高ぶっている人は「ラベンダー」
不安や失敗を引きずっている人は「ネロリ」
気分をリフレッシュしたい人は「ベルガモット」
心のやすらかさを取り戻したい人は「サンダルウッド」を。
日本の精油なら「柚子」や、「ヒノキ」もオススメです。

ピローミスト*という枕に吹きかけるスプレーもあるので
気に入った香りをシュッとひと吹き、お試しを。

***ピローミスト**
その名の通り枕や寝具用のスプレーですが、カーテンや服に使っても。香水よりもほんのりしたやさしい香りなので、香水が苦手な人も使えます。

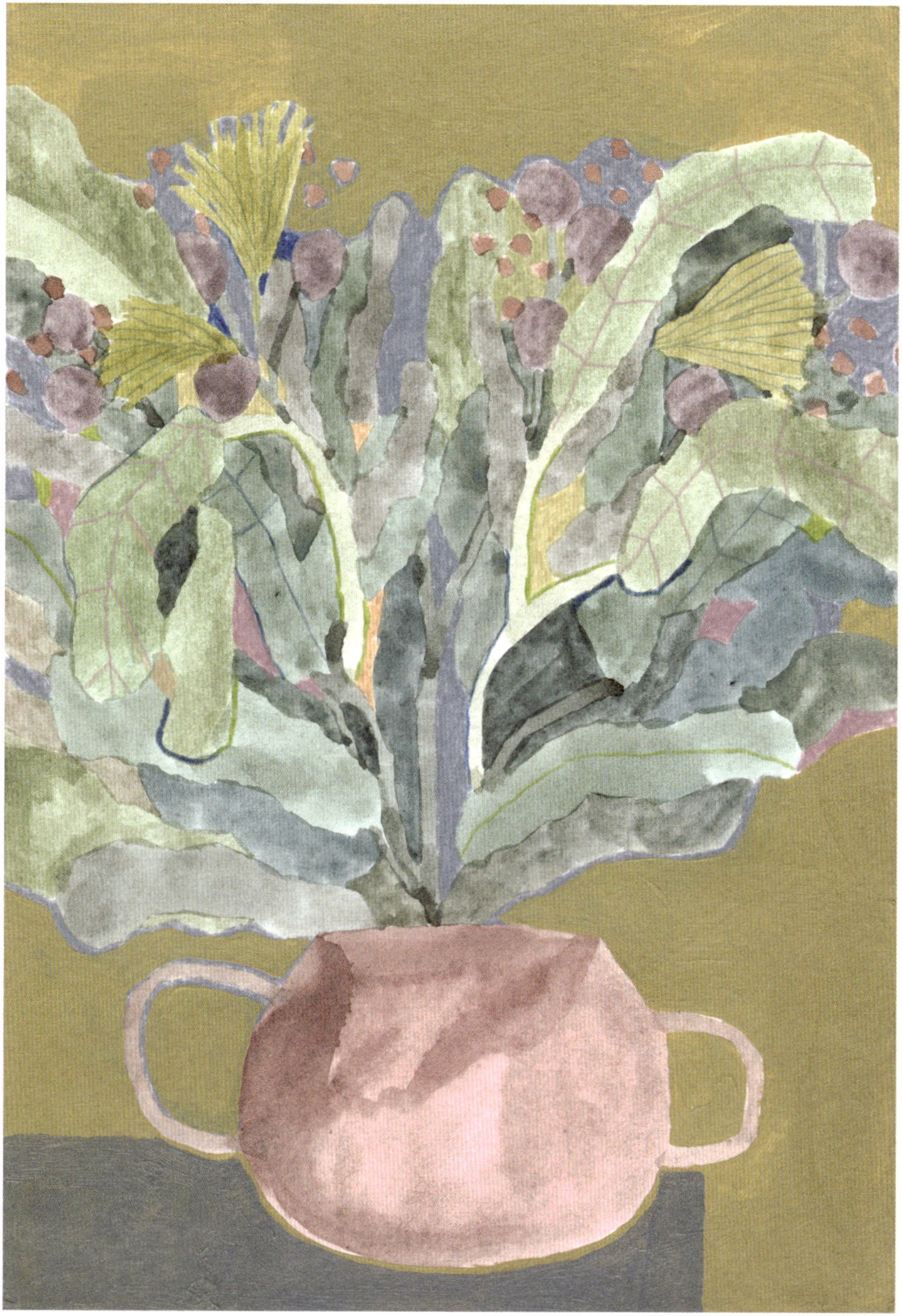

## no.36 寝るときはパジャマに着替える

ジャージやスエットなどのルームウエアで眠っていませんか?

ジャージは汗を吸いにくく、スエットは熱がこもりやすいので寝間着としてベストとはいえません。

冬、厚手のルームウエアで横になると自由な寝返りのさまたげになることも。

夏のTシャツ&短パンスタイルは体の冷えにつながる原因にも。

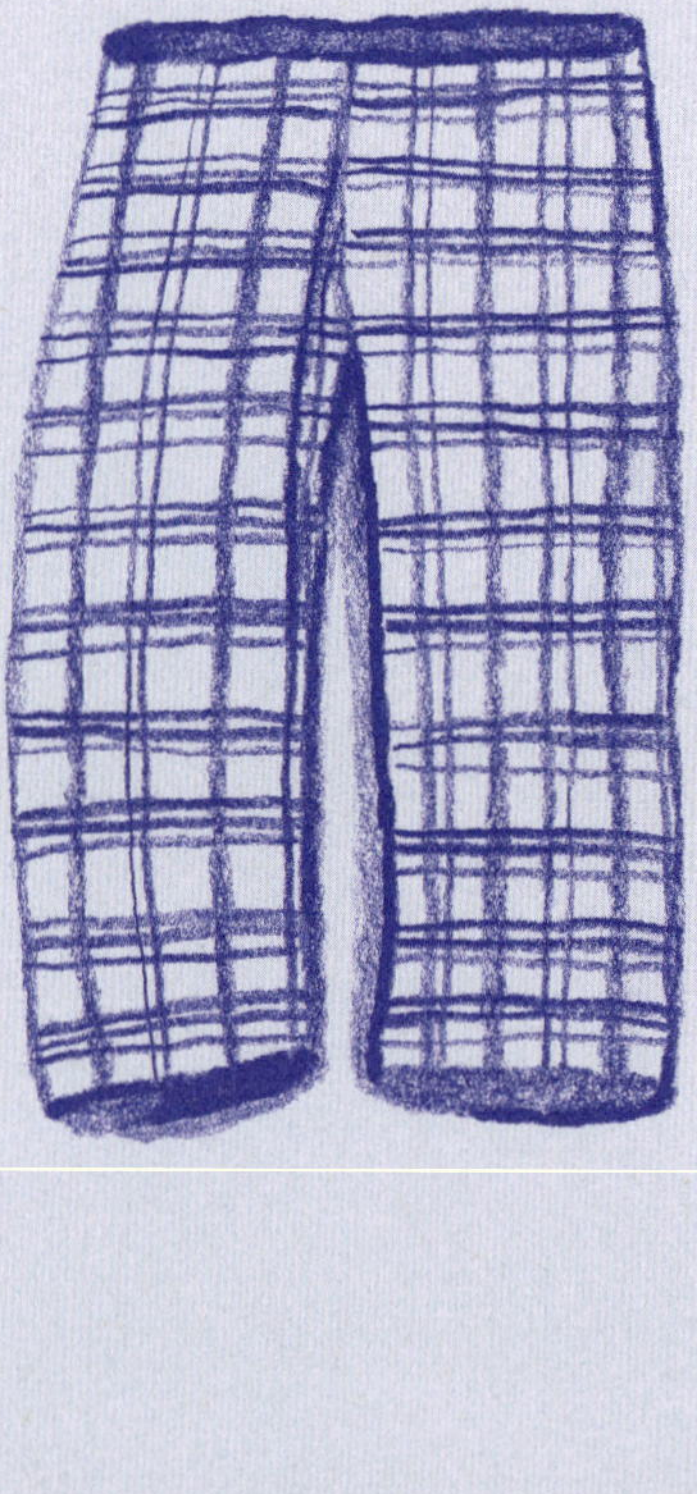

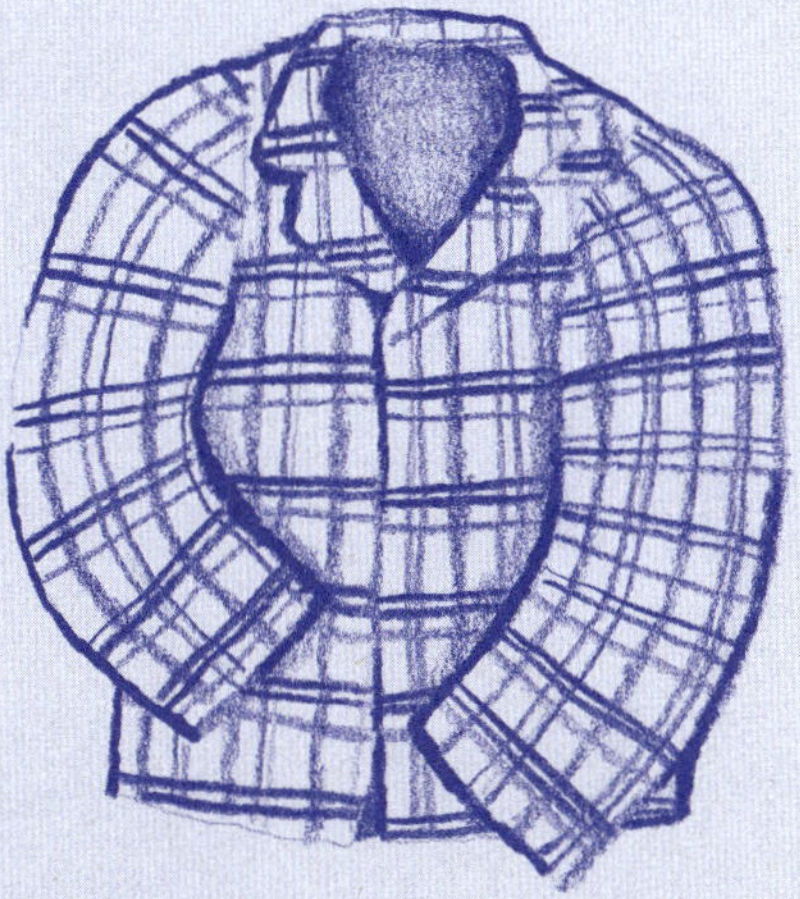

その点、寝るために作られたパジャマは
汗を吸い、熱を逃し、
締めつけないデザインは寝返りに適しています。
パジャマは安眠アイテムといえるでしょう。

仕事から帰ってルームウエアに着替え、
食事や入浴を済ませてパジャマに着替えることで、
「今から眠るよ」という儀式にもなります。

no.37

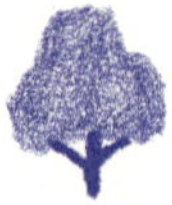

# 「布団の温度」を意識する

眠るときに室温は気にしますが
「布団の温度」を考えたことはありますか？
快眠へ導く布団の温度は33度くらいといわれています。
わざわざ測らないのでピンときませんが
人の体温が36から37度なので、体温よりも少し低いくらい。

冬は布団の中が外よりあたたかく、
夏はひんやりするのが目安です。

空調や布団乾燥機、湯たんぽなどで調整できますが、
冷やしすぎ、あたためすぎには注意。
特に温度が高すぎると目が覚めやすいので
あたためるときは低めを心がけて。

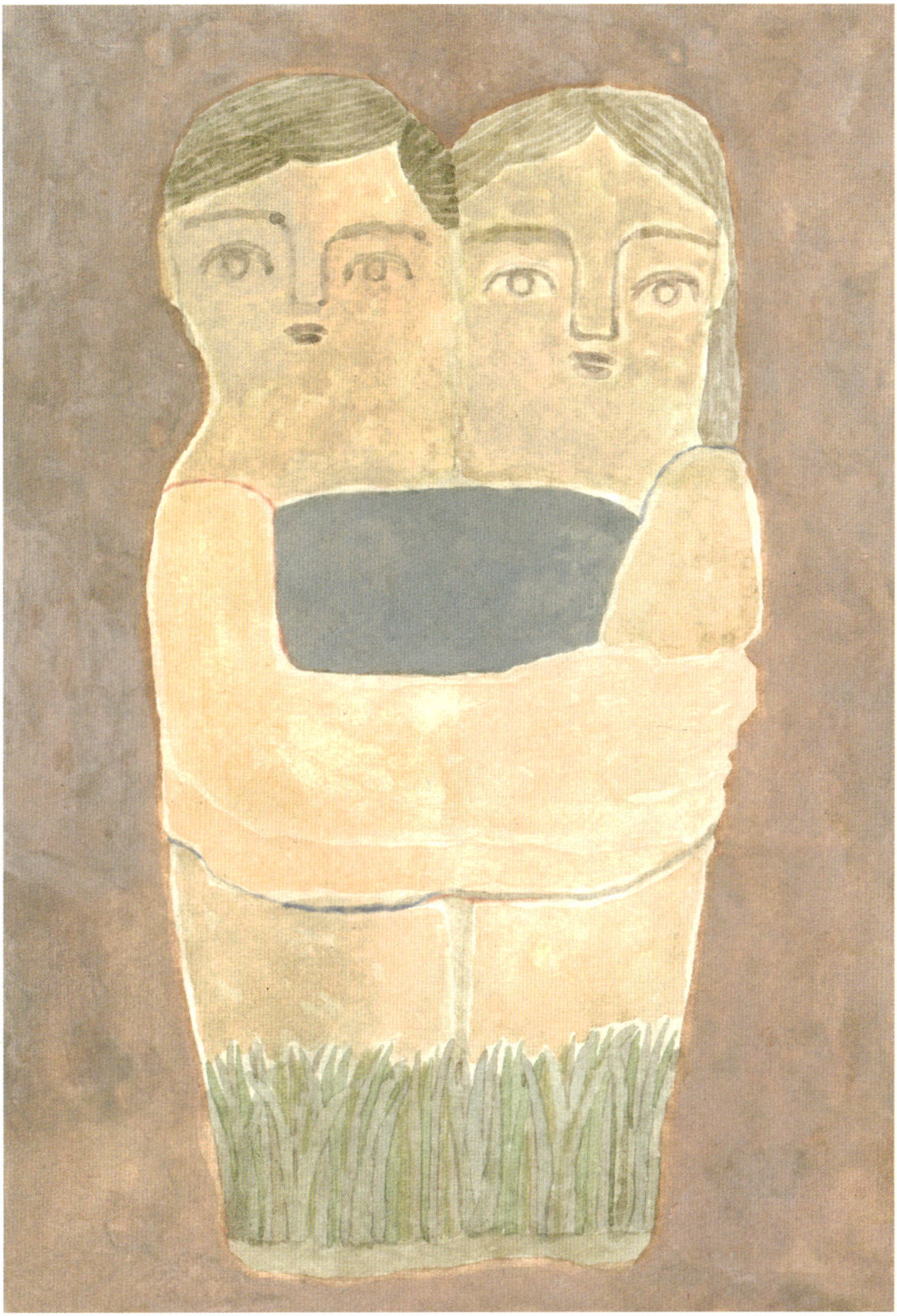

no.38

# 「ゆらぐ光」を眺める

焚き火を眺めていたら心が静まった、
という経験はありませんか?
自由に形を変えてゆらめく光は
人の心を緊張から解き放ってくれます。

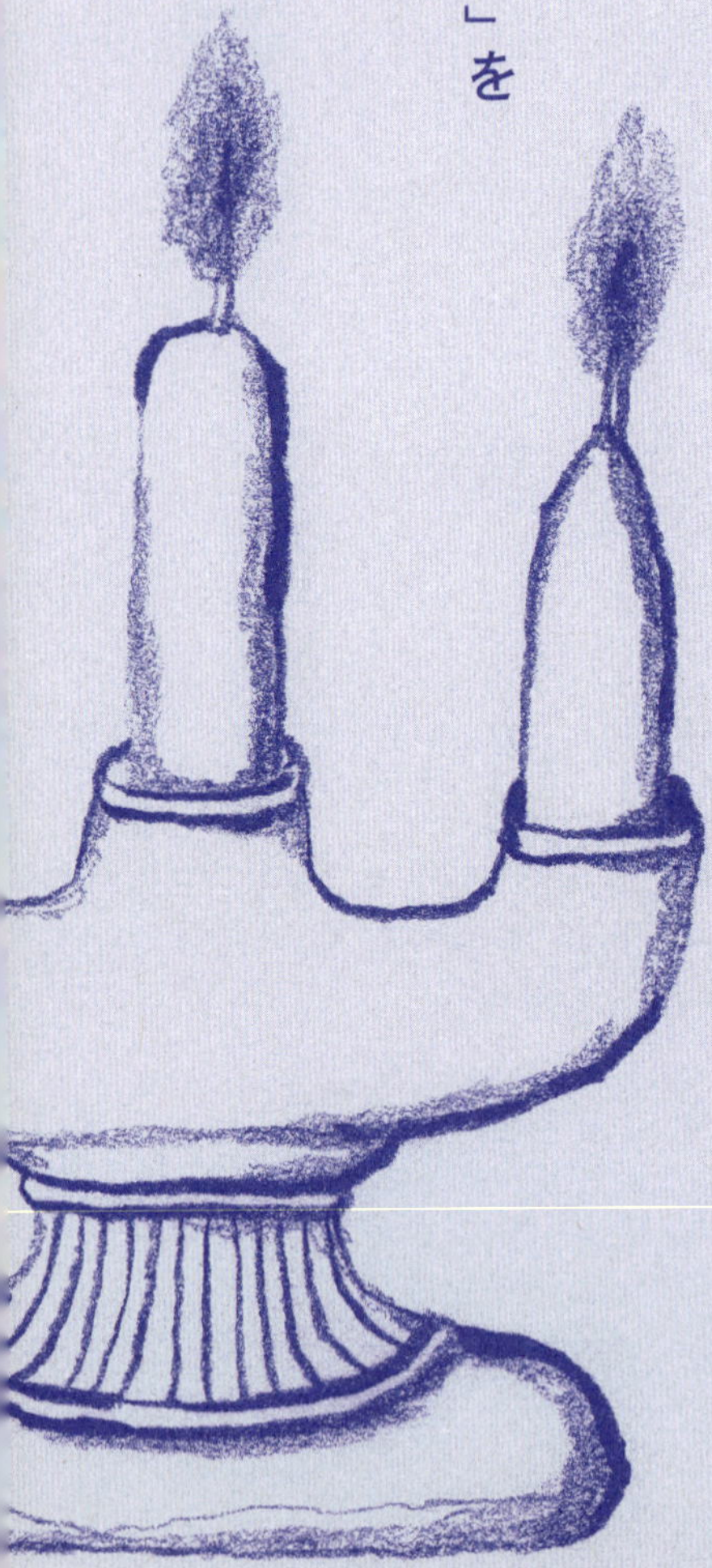

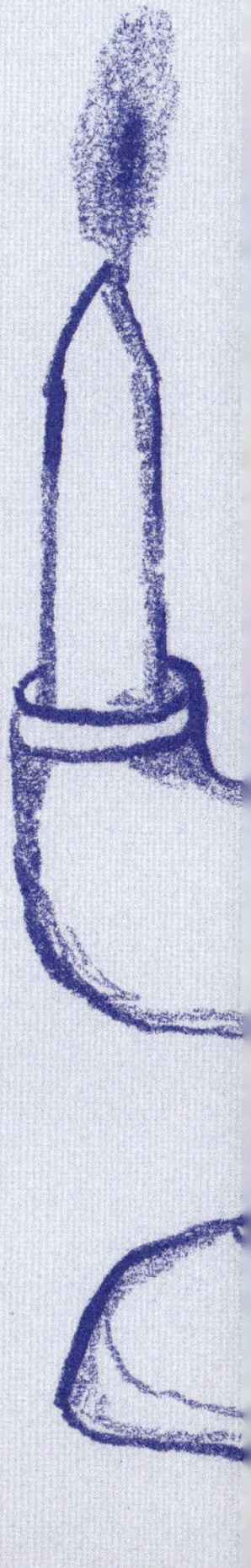

もちろん寝室で焚き火とはいきませんので
アロマキャンドルでリラックスタイムを。
火の元が心配なら
LEDでゆらぎを再現したヒーリングライトも。
室内に星空や水面の映像を映し出す
家庭用プラネタリウムも
眠る前のひとときにはぴったりです。

**＊炎のリラックス効果**
炎には自然界の不規則な動きがあります。このゆらぎに体と心をリラックスさせる効果があるそう。「1／fゆらぎ」についてはP120を参照。

no.39

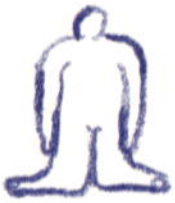

# 深部体温を意識する

「深部体温」という言葉を聞いたことがありますか？
入眠の話になると、必ず登場する用語です。

私たちが普段「体温」というのは皮膚の表面温度のこと。
いっぽう深部とは体の中のことで
深部体温は脳を含む臓器の温度です。

この深部体温は起きているとき高く
眠るときには低くなることで脳や臓器を休ませています。
いったん上がった深部体温が下がるとき
その落差で人は眠くなるといわれています。

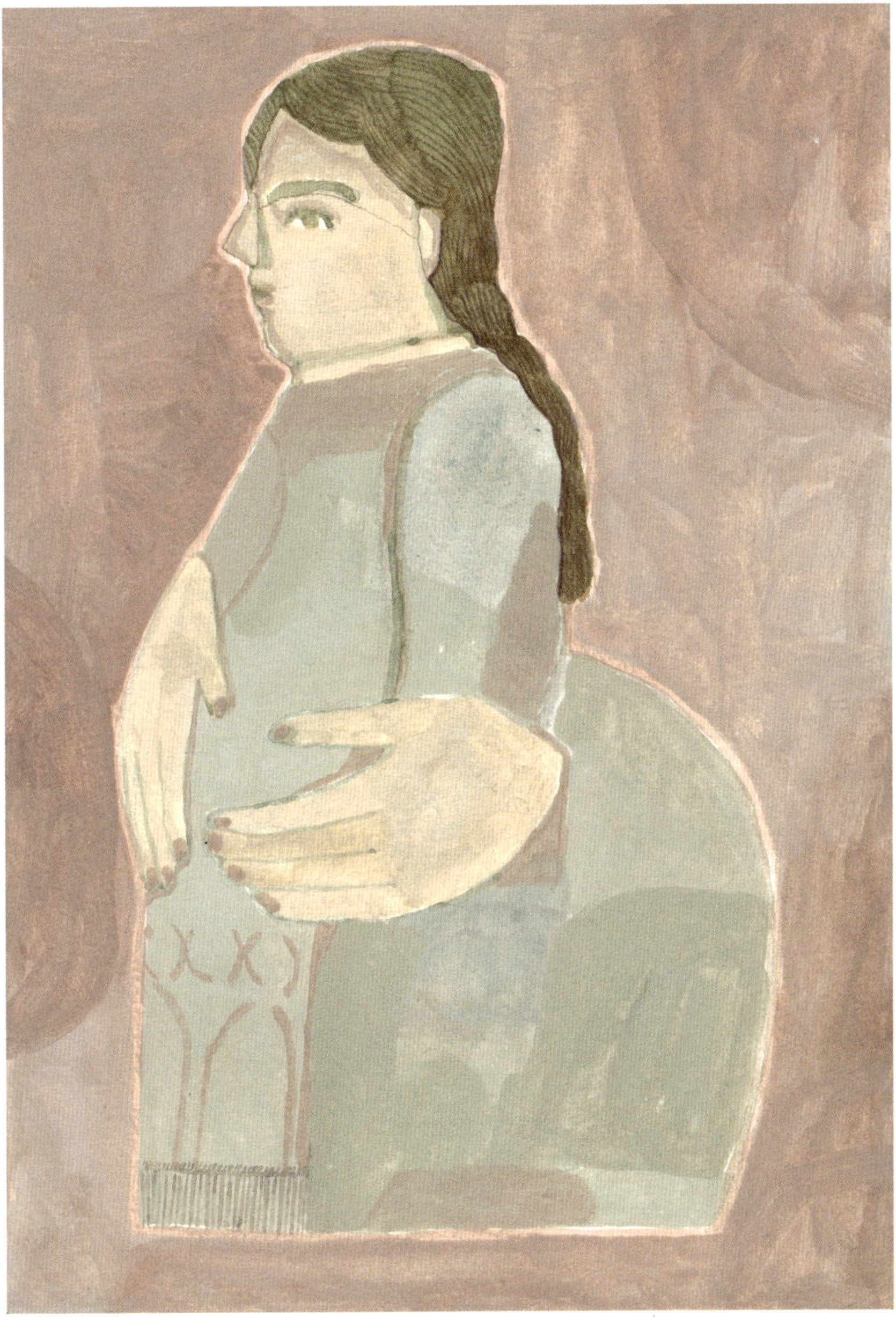

## no.40 パジャマは肌触りの良い天然素材にする

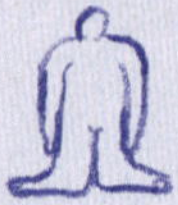

眠りの質を良くするには、
体を心地良くしてあげることが大切。

ふわふわの猫をなでてしあわせな気分になるように、
肌触りが気持ち良いとリラックスできます。
オススメは肌触りの良いシルクのパジャマ。
夏はさらっと、冬はあたたかく、1年通して着られます。
優雅な気持ちも味わえますよ。少しお高いわ…という人は、
ガーゼ、綿、麻、パイルなど天然の素材を選びましょう。

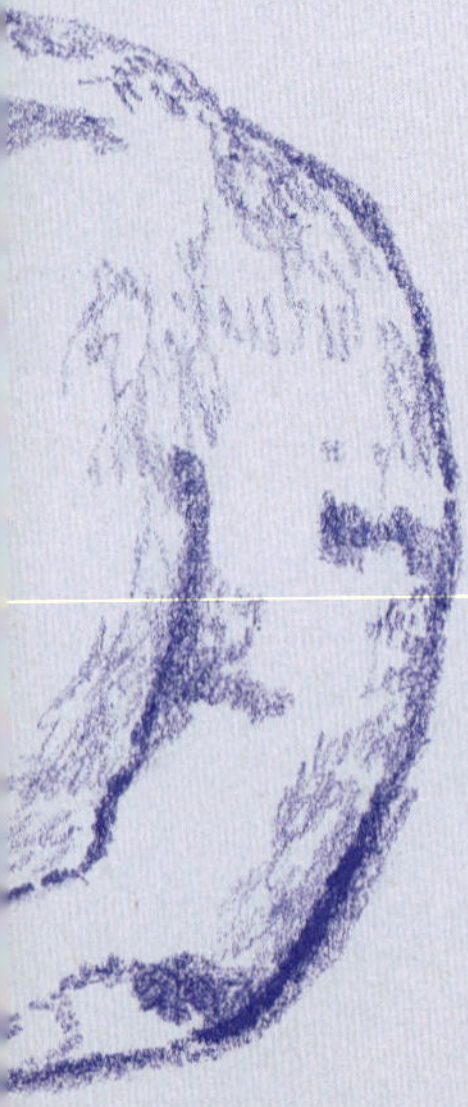

「体の心地良さ」という点では体の締め付けもＮＧ。
きついパジャマは買いかえましょう。
就寝時はショーツをつけないという手も。
解放感があるという声もあります。一度お試しを。

夕暮れ

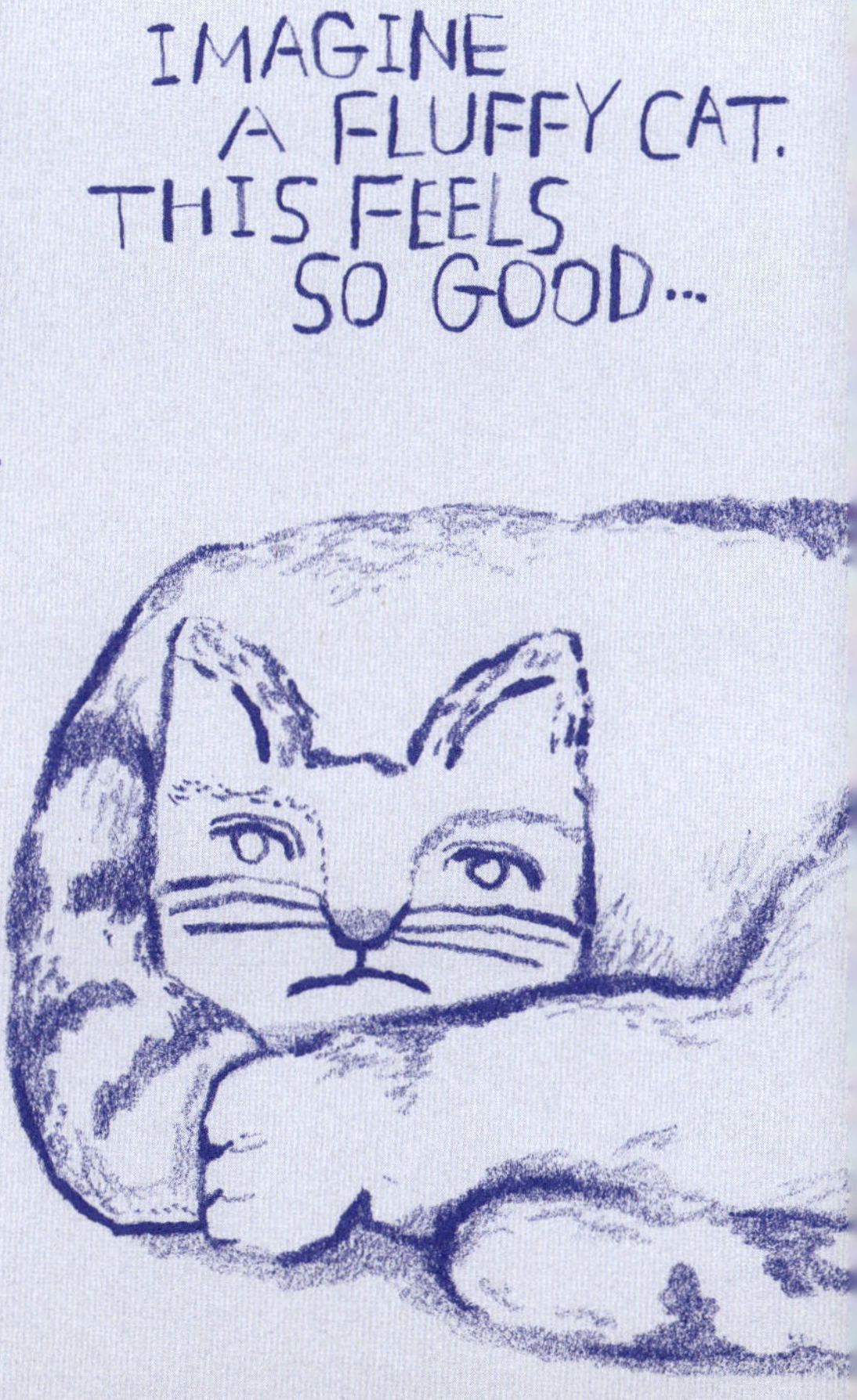
IMAGINE
A FLUFFY CAT.
THIS FEELS
SO GOOD...

no.41

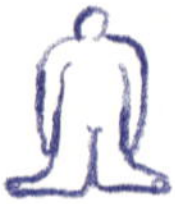

# 耳を引っ張って自律神経を整える

**＊耳と副交感神経**
耳の中心には副交感神経が集中していて、刺激はリラックス効果があります。赤ちゃんの寝かしつけにも耳を触ると良いそうです。

体すべてのツボがあるといわれる、耳。
眠る少し前にマッサージすると
副交感神経が刺激され、リラックスできます。

●指で耳を挟んで折りたたむ
●耳のくぼみに、人差し指を入れ外側に引っ張る
●耳の上部をつまんで真上に引き上げる
●耳たぶをつかんで下に引き下げる

この４つの動きをお試しあれ。
体があたたまって全身がリラックスできます。
ピアスなどのアクセサリーは外しましょう。

どこでもできるので、緊張したときや
嫌な気持ちになったときにもオススメですよ。

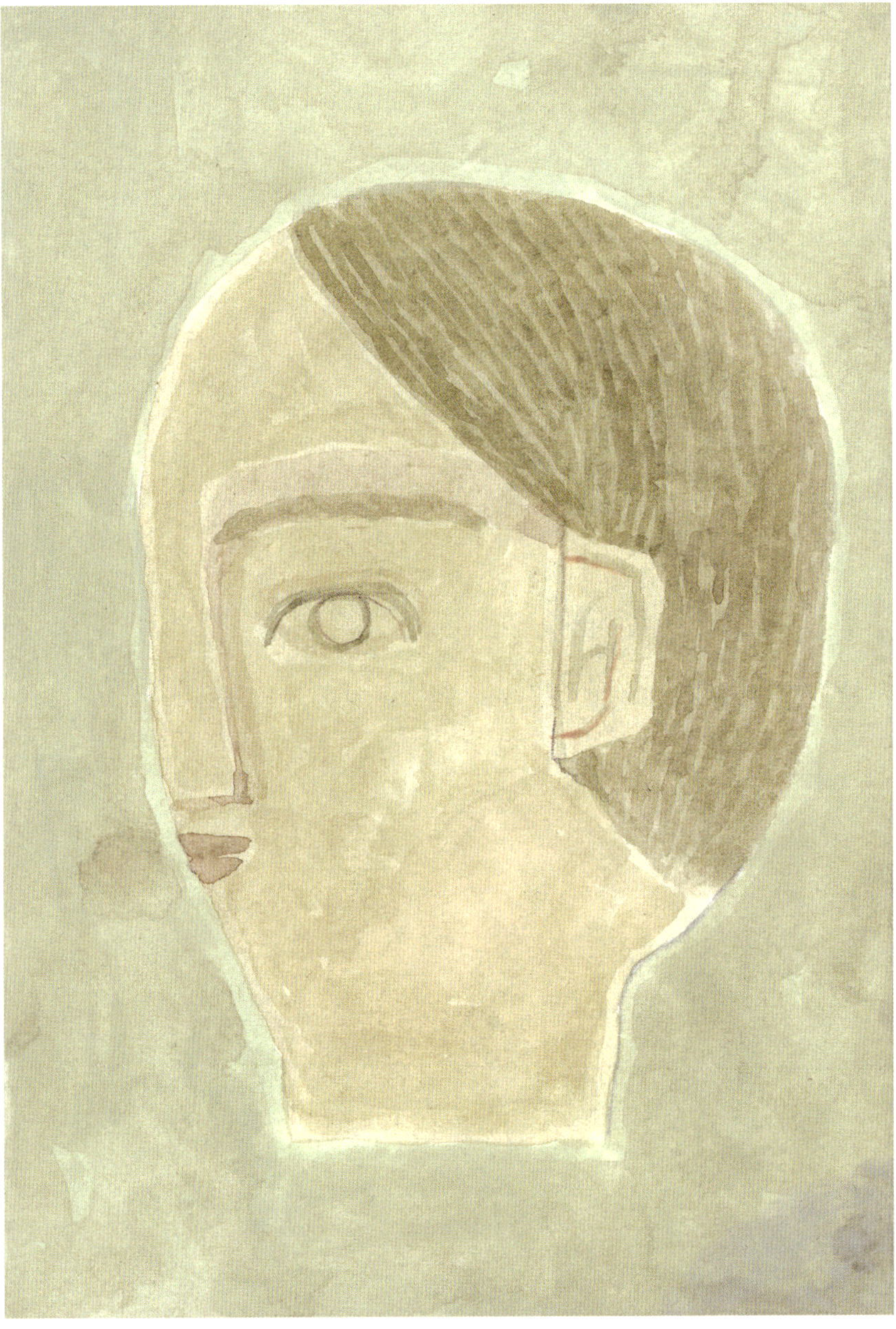

no.42

# 騒音も無音もNG 図書室の静けさで

夜1人でベッドに入ったとたん
カチコチカチコチ…時計の音が気になったり、
シーンとした静けさの中に耳鳴りを感じたり…
そんな経験はありませんか？

眠るときは、
うるさすぎても静かすぎてもリラックスできません。
騒音があるのも困りますが、人間は無音も落ち着かないのです。
入眠時のベストな音量は40から30デシベル程度。
30デシベルは、深夜の郊外、ささやき声、
木の葉のそよぐ音。

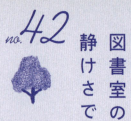

40デシベルは、図書館、深夜の市街地、
しとしと降る雨の音。
ペラペラと紙をめくる音がときおりする
静かな図書館をイメージしてみましょう。
それが落ち着く音量です。

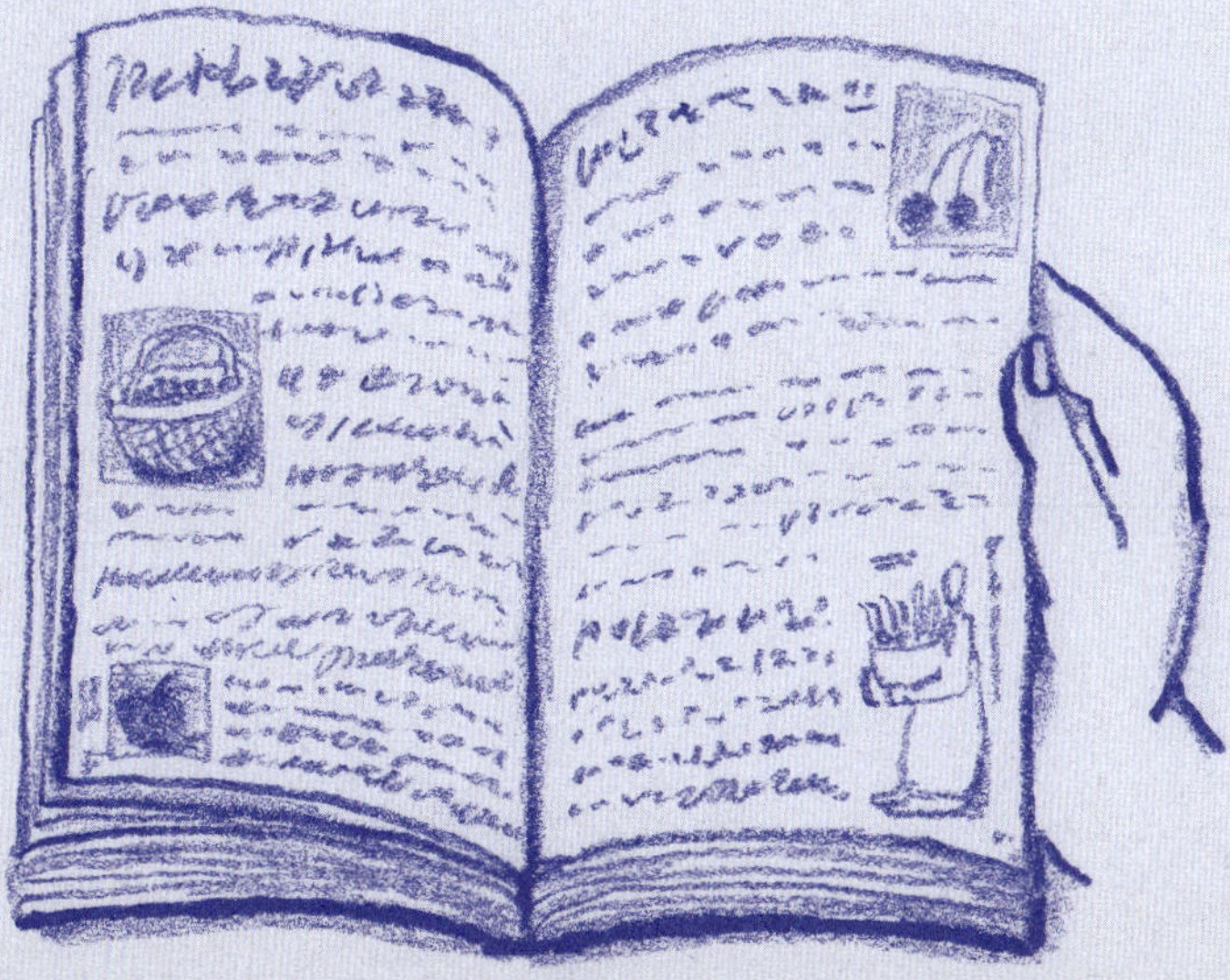

no.43

# 3行日記を習慣にする

「私はストレスに弱いかも」と自覚があるなら
日記を習慣化してみませんか？
3日坊主が心配なら「3行日記」がオススメです。

- 今日の失敗
- 今日の感動・良かったこと
- 明日の目標

の順番で3行、簡潔に書くだけです。
まずは1週間続けてみてください。

1日の終わりにノートにむかう習慣は、

**心と体のセルフチェックタイム。**

眠りの儀式にもなりますよ。

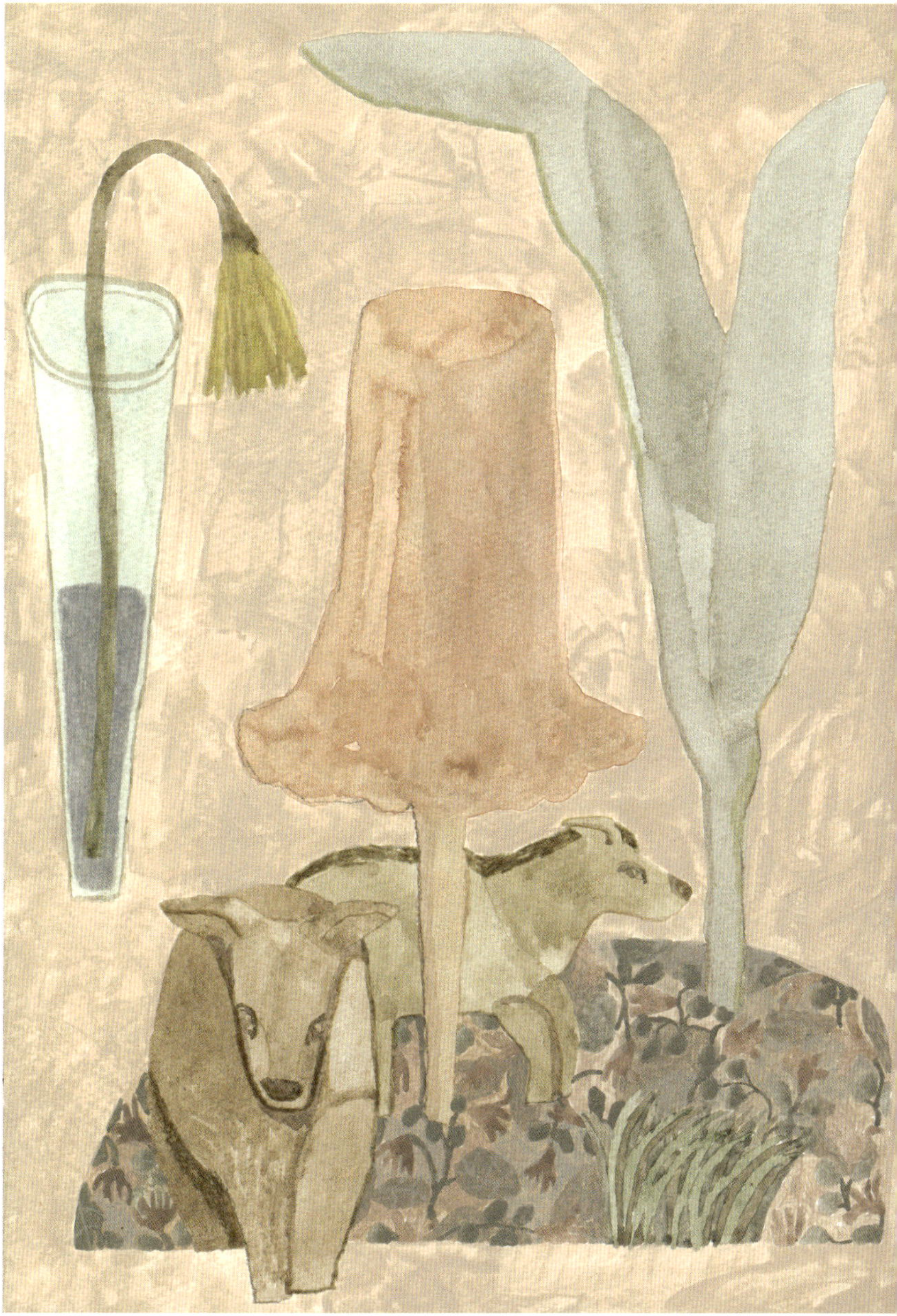

no.44

# 熱帯夜は
# エアコンの
# 除湿で
# 環境を整える

熱帯夜が続く日本の夏。

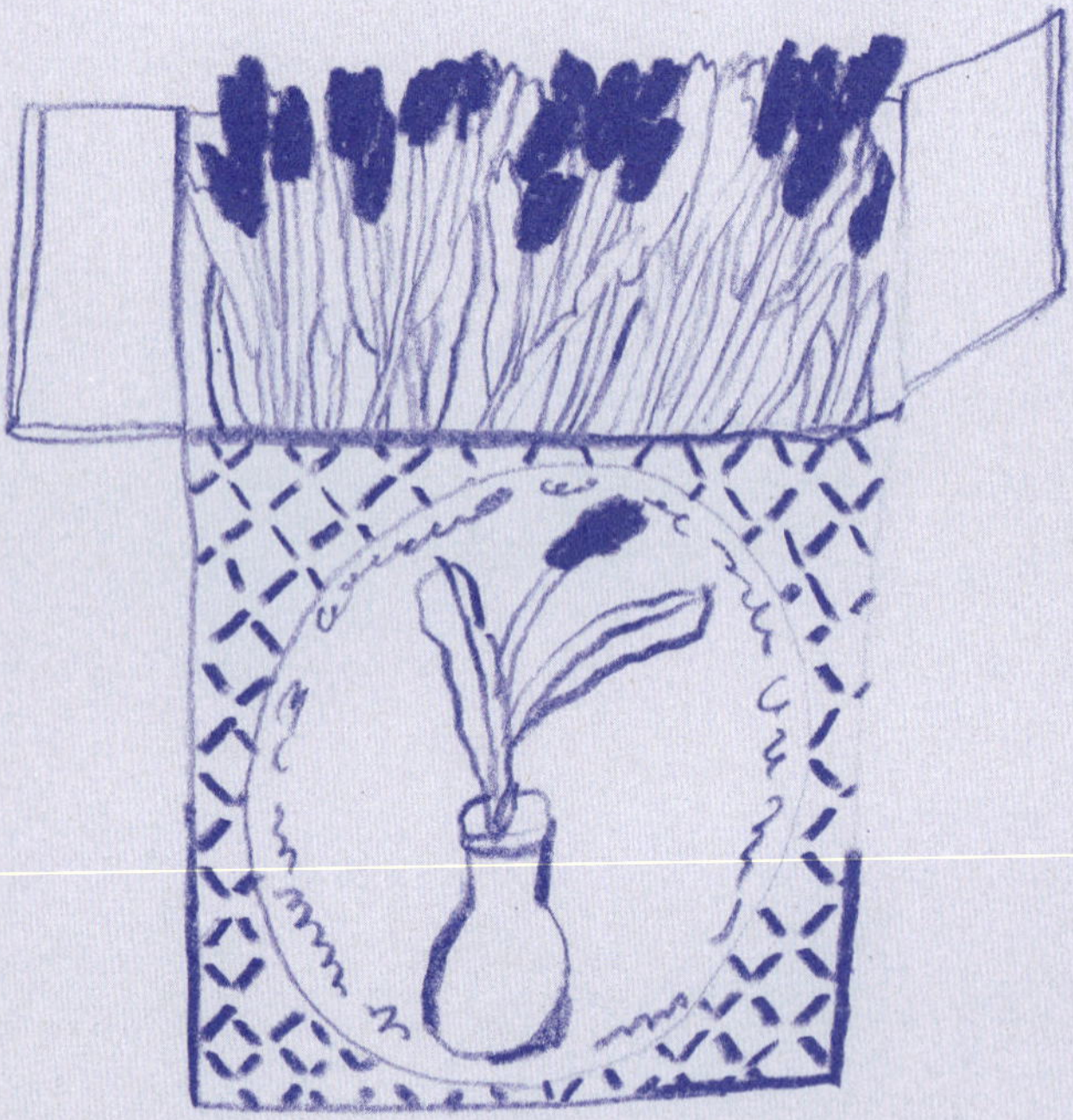

熱中症は怖いけどエアコンの加減は難しいですね。
冷風で体が冷えすぎたり
タイマーが切れたとたんに寝苦しくて起きがちです。

快適に感じる室温は個人差が大きいですが、
一般的には夏26度、冬18度くらい
湿度は50％から60％が良いといわれています。

じめじめする日本の気候では、
エアコンは就寝1から3時間くらい前から
除湿モードで稼働させておくのがオススメです。
寝るときには冷房26度を目途に調整を。
冷風が直接体にかからないよう風向きを調整しましょう。

no.45

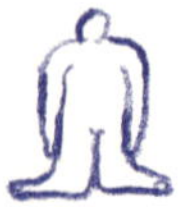

# ストレッチで首と肩甲骨をほぐす

デスクワークで首や肩、背中がガチガチ…。
そんな人は簡単ストレッチを取り入れてみませんか？

お風呂に入ったら、シャワーをうなじに当てます。
あたためることで血行ＵＰ。
親指で首の後ろをゆっくりもみほぐしましょう。

次は肩甲骨。腕を曲げて、ひじを肩の高さまで上げます。
左右の肩甲骨をくっつけるイメージで腕を後ろへ。
次にお祈りのように手を組み、
腕を前に伸ばして肩甲骨を開きます。

首↓肩↓背中をほぐすと深部体温もＵＰ。
眠りへの準備が整います。

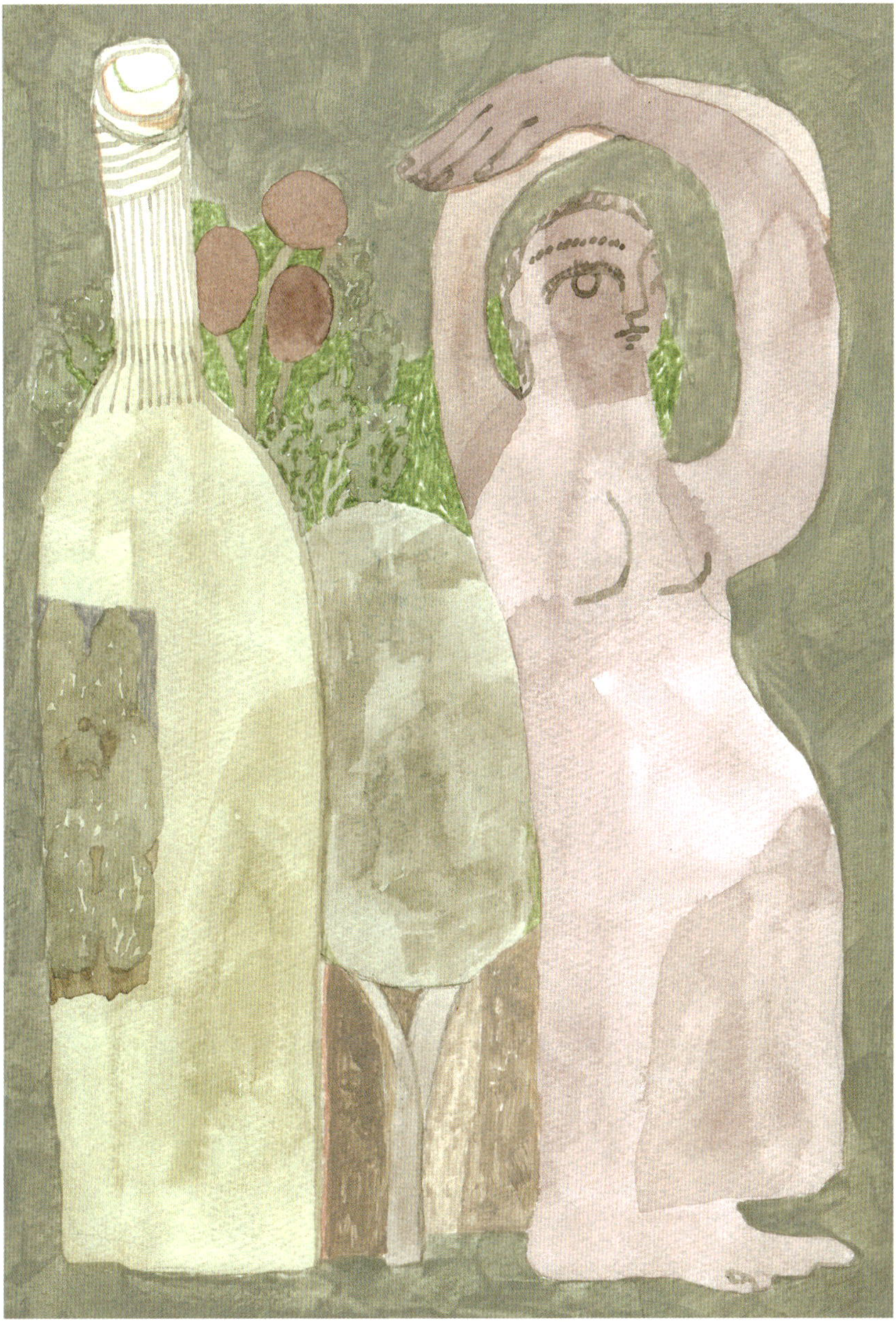

no.46

# 入浴は「ぬるめのお湯に20分」

毎日の入浴を
シャワーで済ませていませんか?
忙しいとおっくうになりがちですが
睡眠のためにはゆったり入浴がいちばん!

眠る1、2時間ほど前に
38度から40度のぬるめのお湯に、
ゆったり20分。
ちょっと長いかな…というくらいが目安です。

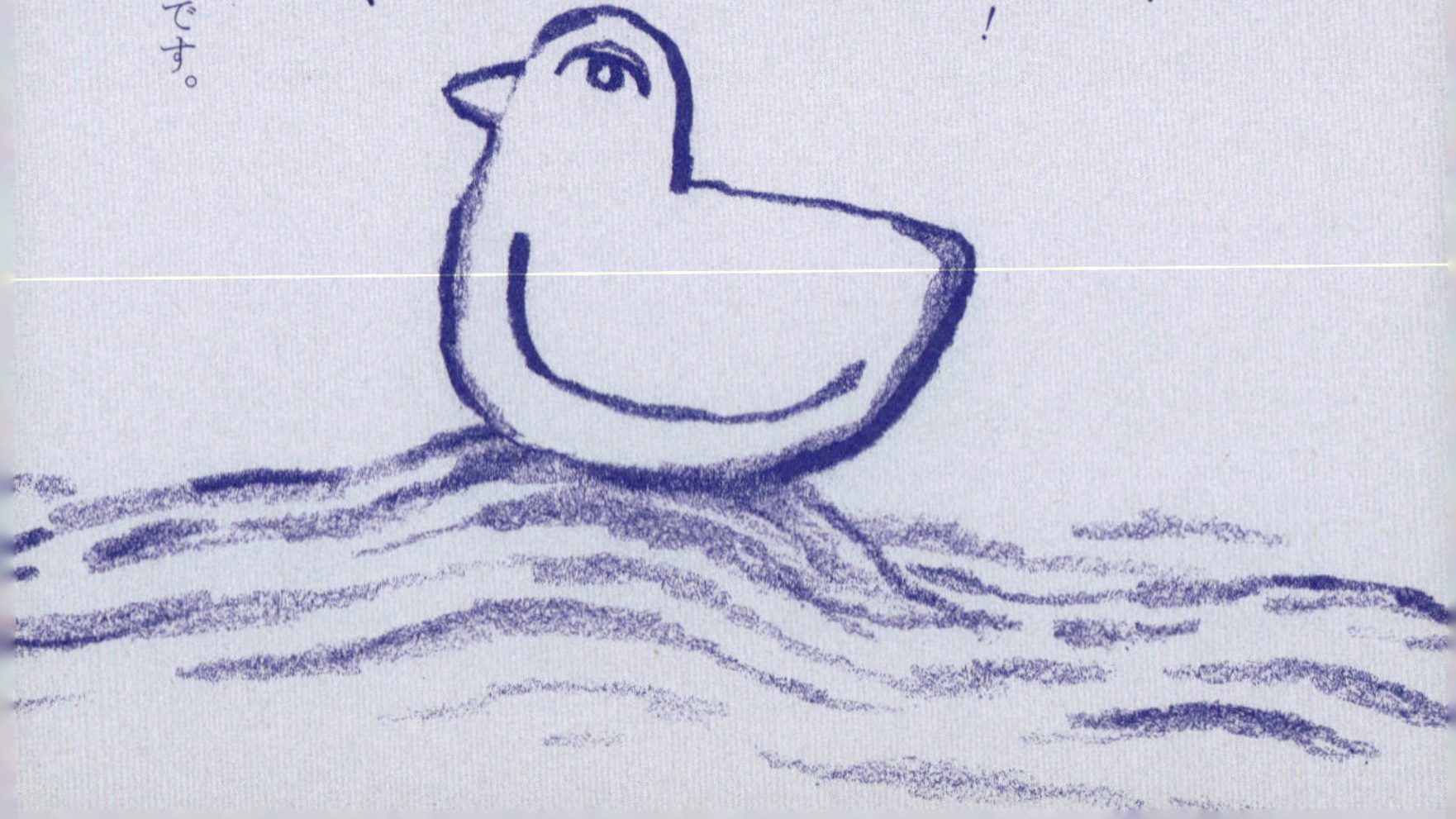

ゆっくりと浸かることで、体の表面だけでなく
内側もじんわりあたたまります。
**体の内側の温度＝深部体温**（P88参照）。
この深部の熱が、体の表面や手足から放出されると
**眠りの準備が整う**のです。
眠くなった子どもの手があたたかくなるのはこのため。
うまく熱が放出できるよう、
ゆったり浸かって深部をあたためましょう。

**＊深部体温と時間**
上がった深部体温が下がるには1時間ほどかかるといわれています。ですから寝る直前に熱いお風呂に入ってしまうと眠りのタイミングをのがすことに。時間がないときはサッとぬるめで。

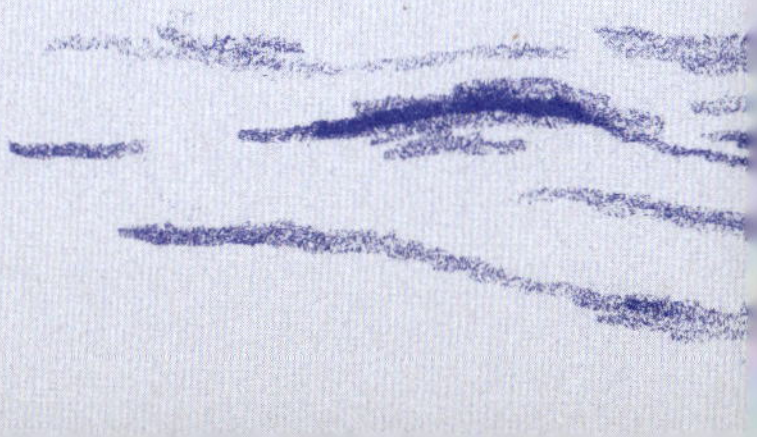

no.47

# 笑顔になれる方法を見つける

しあわせホルモン「セロトニン」。
心と体の緊張をほぐし、
眠りのホルモンも生み出してくれます。

このセロトニン、笑うと分泌が増えるそう。
ですから、嘘でも笑顔を心がけてみて。
嫌なことがあっても、鏡を見て微笑むと良いそうです。
もちろん心から笑えるように
楽しい話し相手や、おもしろいマンガ・映画など
探すようにすると良いですね。

**＊セロトニン**
心や感情の安定、やすらぎに深く関わる神経伝達物質。興奮系ホルモンの過剰分泌を抑えて自律神経のバランスを整えます。

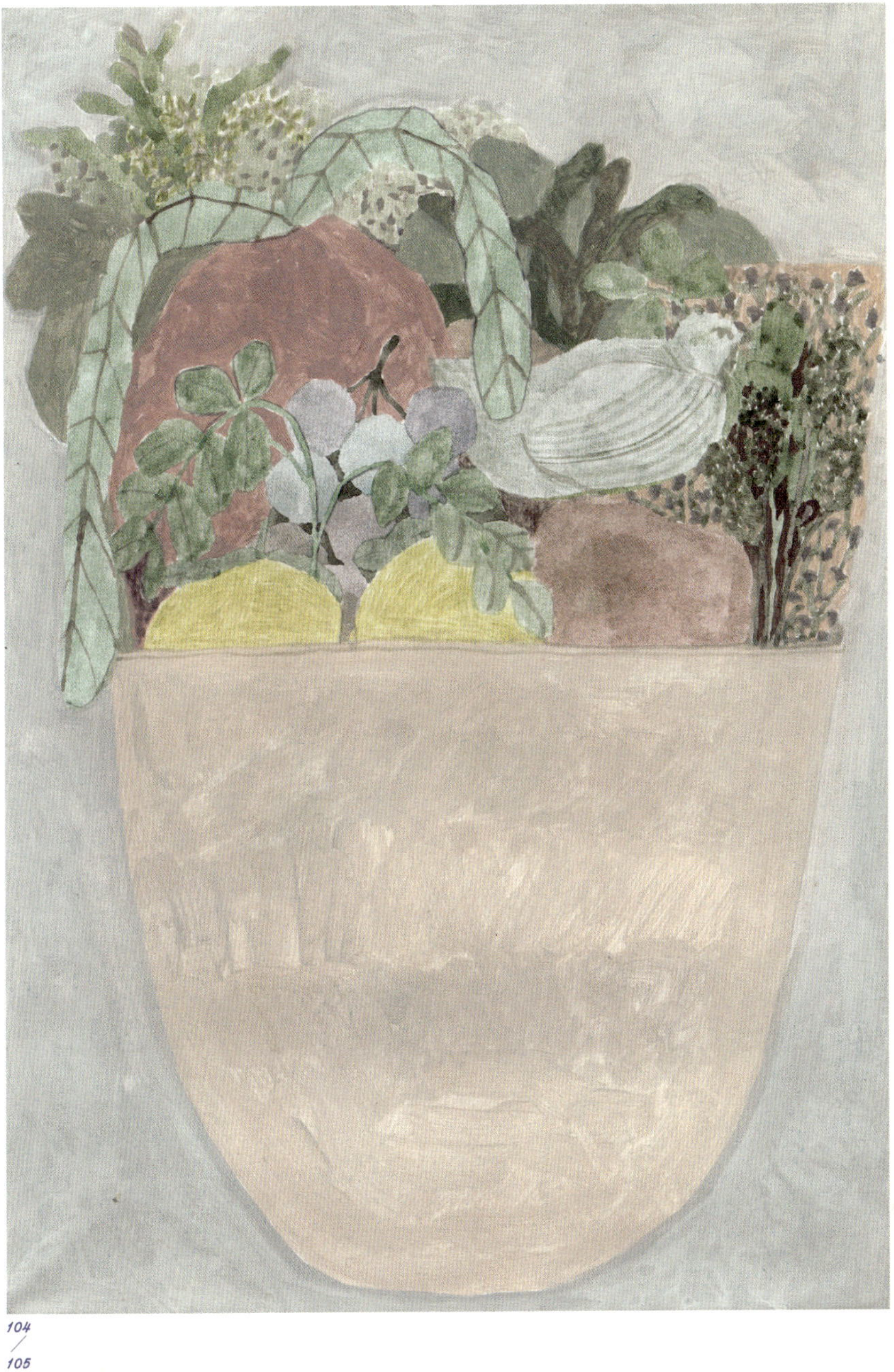

no.48

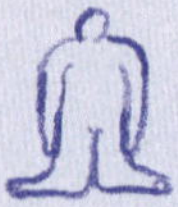

# 時間がないときは洗面所で「手湯」を

熟睡するにはゆっくりお風呂…
わかってるけど帰宅が遅くて、
疲れたからすぐに横になりたい…。そんな日もありますね。
そのままバタンと眠れれば良いですがうまく寝つけないなら
すぐにできる**手湯**を試してみて。

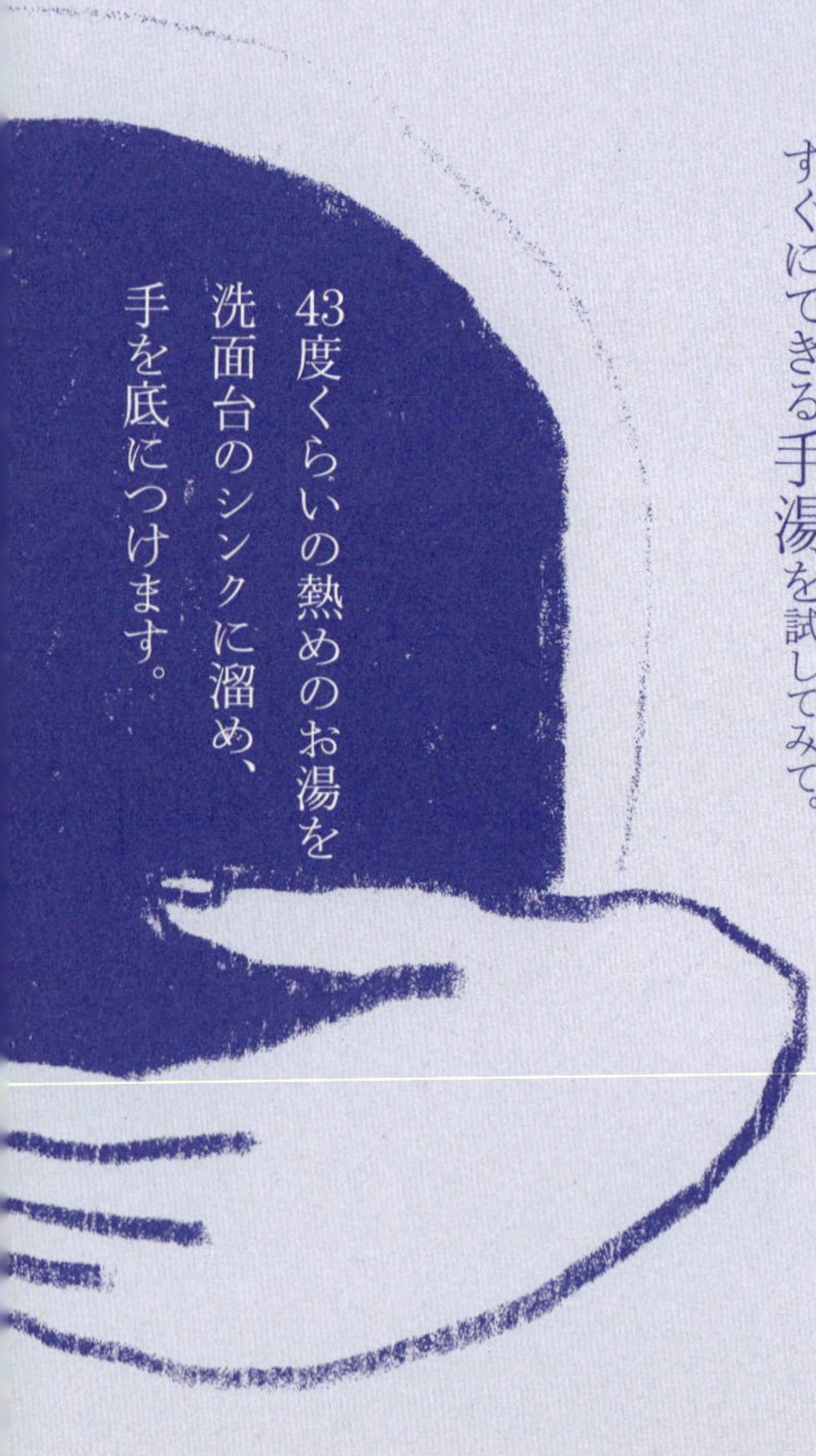

43度くらいの熱めのお湯を
洗面台のシンクに溜め、
手を底につけます。

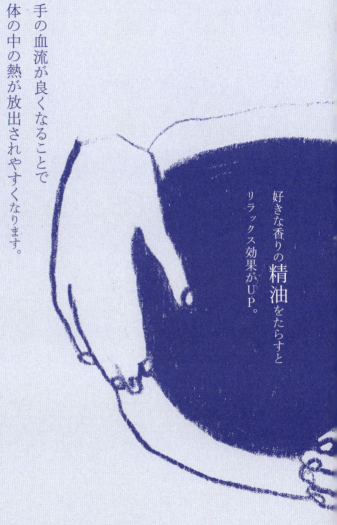

好きな香りの精油をたらすと
リラックス効果がUP。

手の血流が良くなることで
体の中の熱が放出されやすくなります。
冬場は冷え対策としても効果的です。

夕暮れ

## no.49 理想は「寝る3時間前までに夕食」

安眠のためには空腹も満腹もＮＧ。

夕食が遅くなると、
胃腸の活動中に就寝することになり、深い眠りのさまたげに。
逆に夕食が早すぎると
お腹が空いて、寝つきが悪くなります。

ですから**夕飯は眠る3時間前が理想。**

…とはいえ、3時間前はまだ仕事中
ということもあるでしょう。

そんなときは、19時くらいにおにぎりなど軽食を取り、
帰宅後の夕食を軽めに。
**粥、スープ、鍋**など消化に良いメニューにすると
胃腸が働く時間を短くできます。

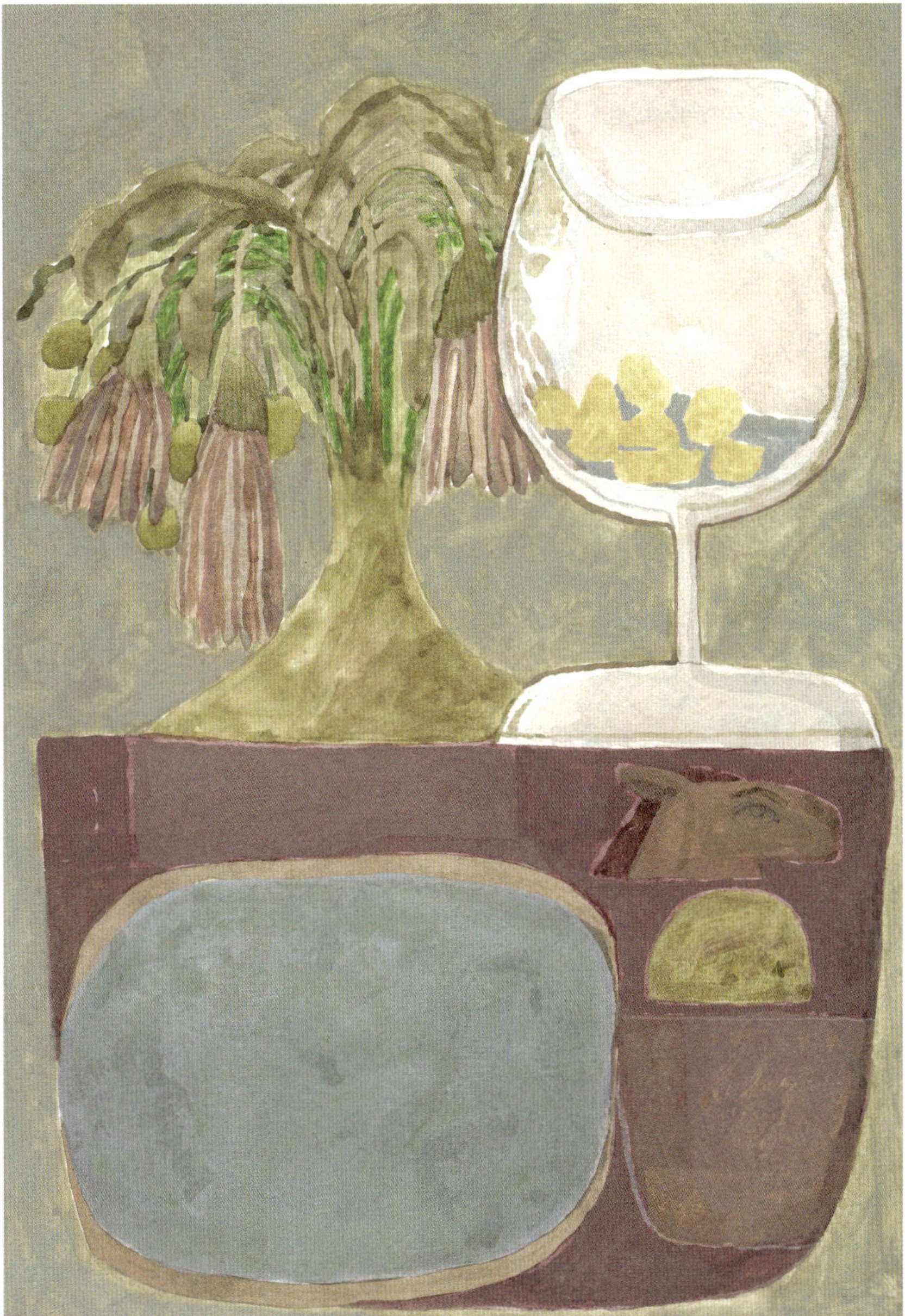

no.50

# 自律神経と安眠の関係って?

ここ数年すっかり市民権を得た「自律神経」。
24時間私たちの呼吸や体温などを調節して
働き続けてくれています。

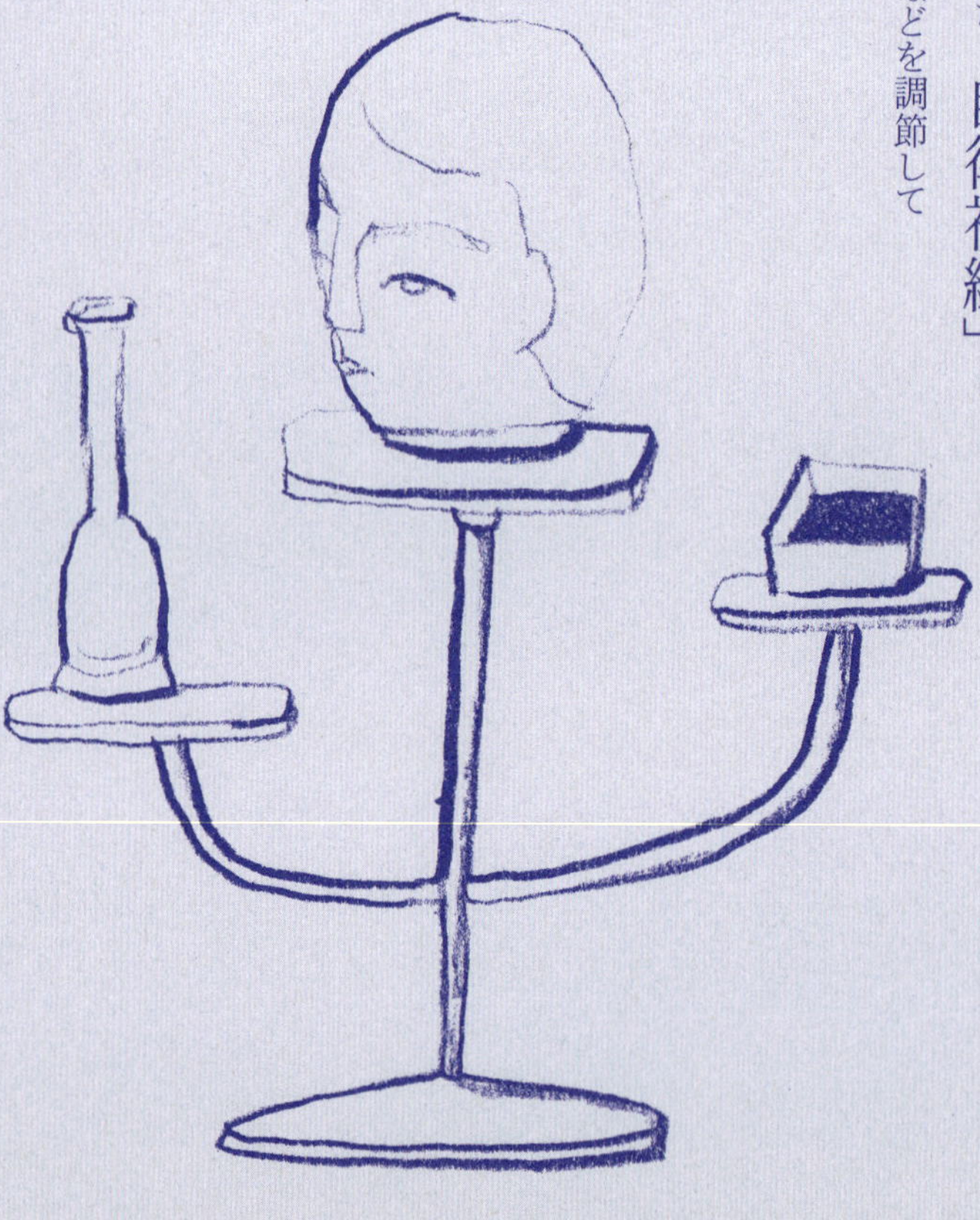

自律神経には、
昼、アクティブに活動するときの「交感神経」
夜、静かにすごしているときの「副交感神経」があります。
どちらかが優位になることで「動く」「休む」という状態を作っています。

けれども現代は多くの情報や忙しさなど
自律神経のバランスを乱すものであふれています。
その結果「交感神経」優位な場面が増え
「休む」という指令が伝わらなくなり、多くの眠れない人を生んでいます。

帰宅しても心が休まらない、明日のことを考えてしまう。
そんな人は「交感神経」が優位になっていないかな?
と、胸に手を当ててみて。

no.51

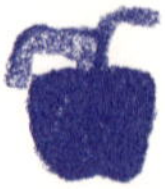

# 空腹で眠れないならミルクやキウイを

「お腹が空いて寝つけない！」
というときには、思い切ってキッチンへ向かいましょう。
あまりにも空腹だと「夜間低血糖」になる恐れも。
コップ一杯のホットミルクで空腹感を和らげましょう。
甘いものが欲しい気分なら、はちみつや砂糖を少々。
寝ている間の血糖値を安定させてくれます。
固形物なら、茹でたささみやサラダチキンをひと切れ。
さっぱりしたスープも良いですね。
スナック菓子や味の濃いものはNG。
意外ですが、林檎や桃などのフルーツも
糖質が多く血糖値が急上昇するので良くありません。
フルーツならキウイを。安眠フルーツとして注目されています。

**＊夜間低血糖**
眠っている間に血糖値が下がりすぎる症状。寝苦しさや翌朝の不快感の原因に。空腹だけでなく血糖値の急上昇が原因になるので、夕飯は糖質を抑え、たんぱく質中心に。

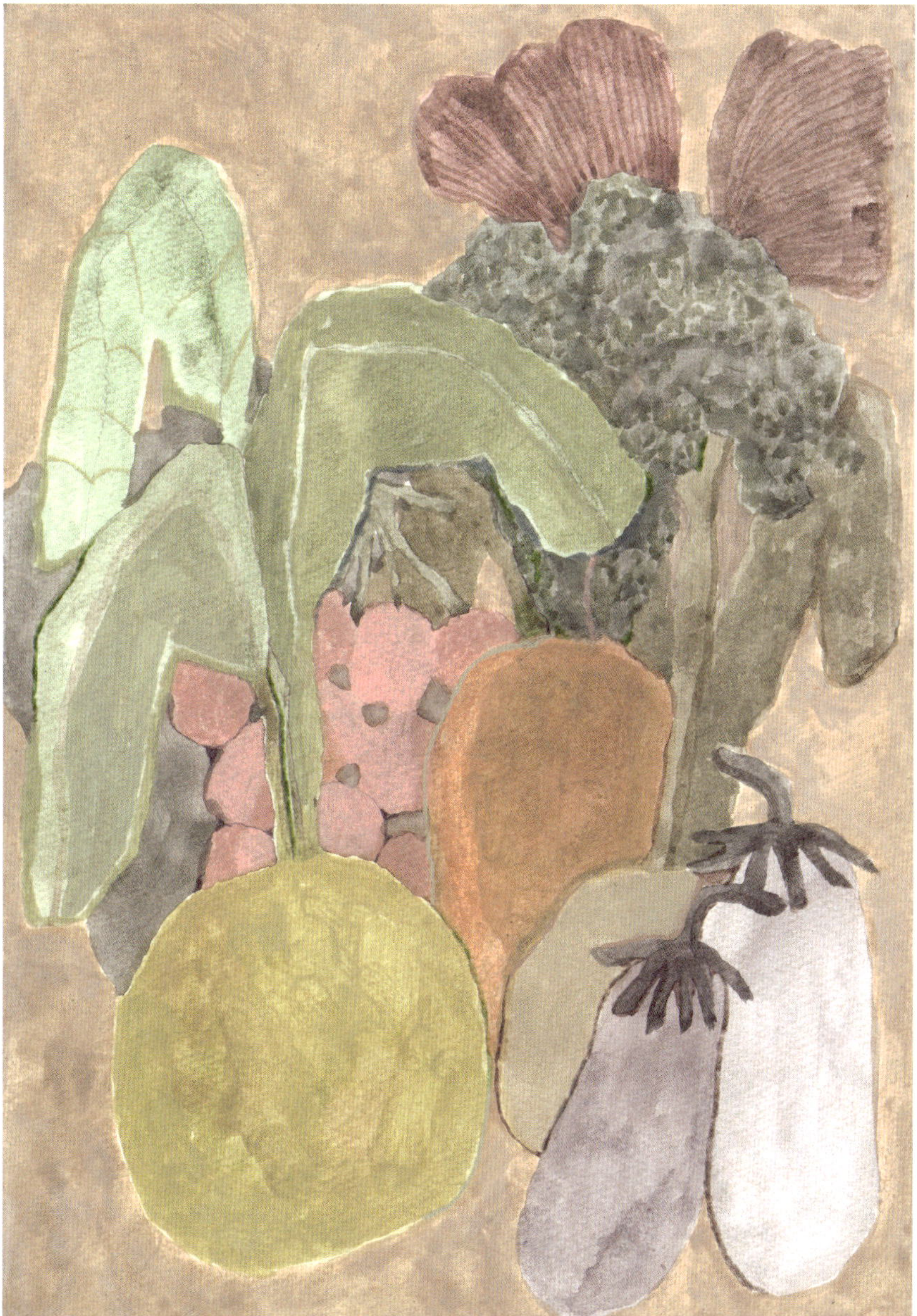

no.52

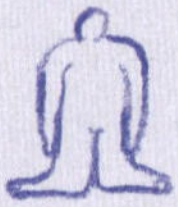

# 不安におそわれたときは腹式呼吸

どんなに強い心を持っている人でも
不安や悩みで押しつぶされそうなときがあるもの。

そんなときは頭でアレコレ考えるのではなく、
体を使うことで心を支えましょう。

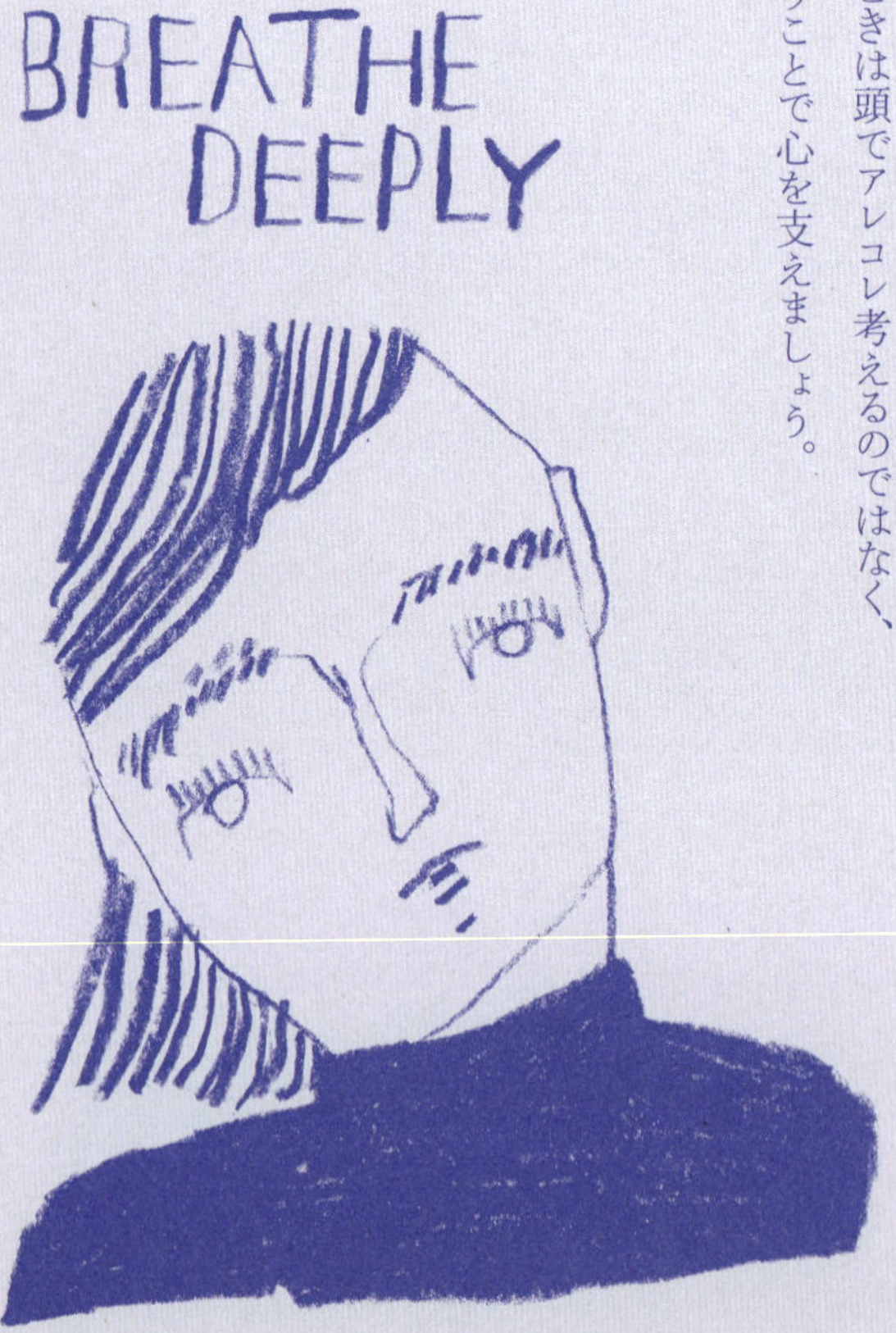

**＊丹田呼吸法**
おへその下にある「丹田」に気を集めるとされる腹式呼吸法。眠る前だけでなく、日常の緊張するシーンでも丹田を意識して腹式呼吸を取り入れてみて。

不安があると、胸やお腹が緊張状態になり呼吸が浅くなります。
お腹を意識した深い呼吸を試してみて。
あおむけに寝て、おへその下に手を置きます。
鼻から静かに息をたっぷり吸いこんでできるだけ長い時間をかけて口からはきます。

浅い呼吸を続けていると疲れやすくなり、熟睡ができない原因となります。
ゆったり腹式呼吸をお試しあれ。

夕暮れ

*no.*53

# ゆったりとした音楽や自然音を聞く

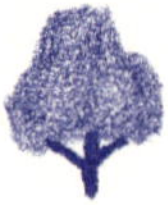

夕食後のリラックスタイムにはぜひ音楽を。
テンポがゆっくりで、歌声の入らない
インストゥルメンタルがベストです。

歌詞があるとその意味が気になってしまいがち。
オルゴールソングのような楽曲を。
激しいロックやダンスミュージックは
テンションが上がってしまうので昼間に楽しみましょう。

川のせせらぎ、雨や波の音など、
水が静かに流れる自然音もやすらかな眠りを誘います。
環境音楽ＣＤやアプリなどで取り入れてみては。

**＊睡眠時の音楽**
眠っている間のＢＧＭ。良さそうに思えますが、脳が疲れる原因に。寝入りばなに流すなら、タイマーをかけましょう。

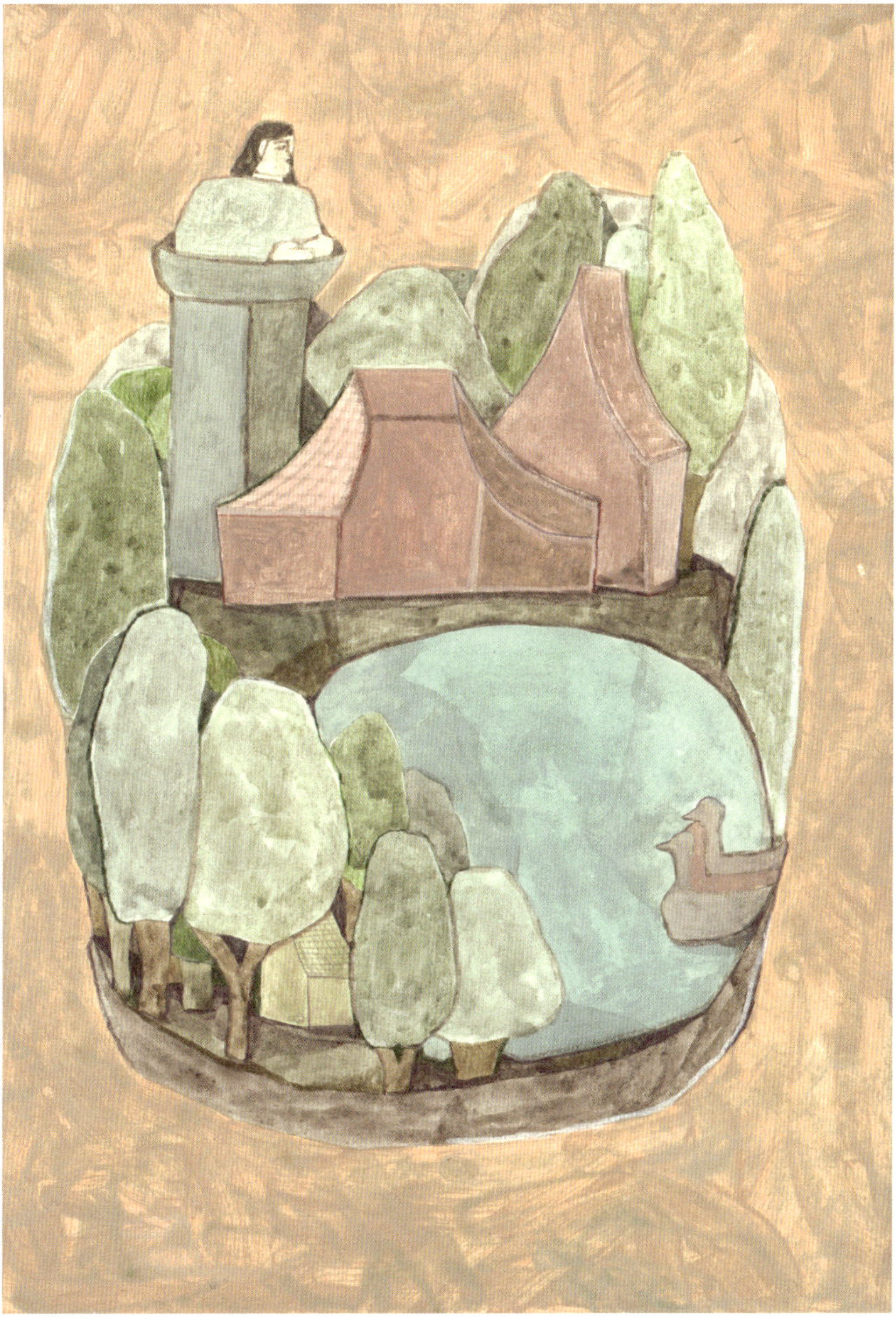

no.54

# 「セルフお灸」を試してみる

ぐっすり眠るためにお灸はいかが？

お灸って鍼灸院に行くものでしょ？
自宅でやるのは難しそうだし熱そう…
そんな風に思いがちかもしれません。

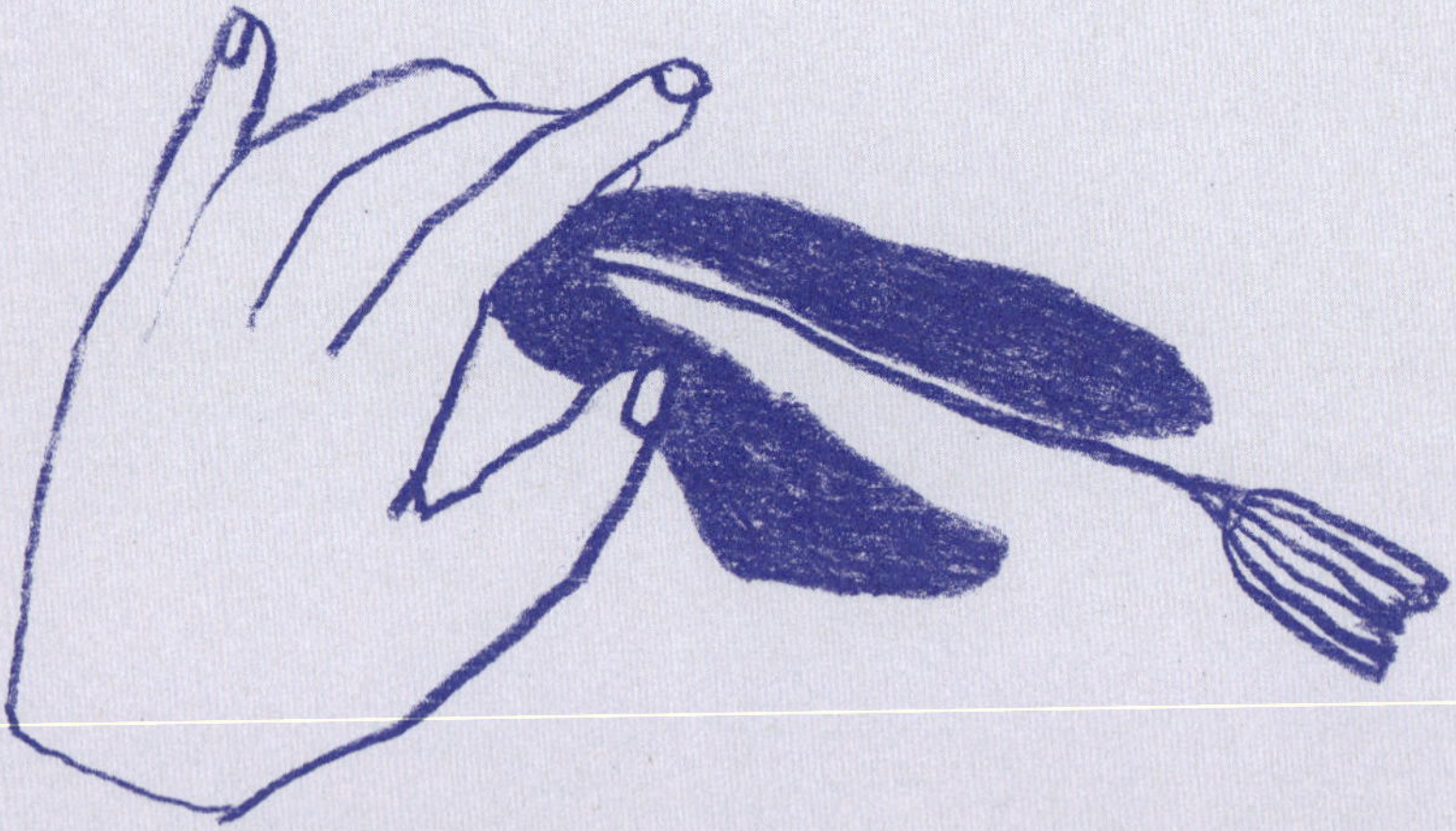

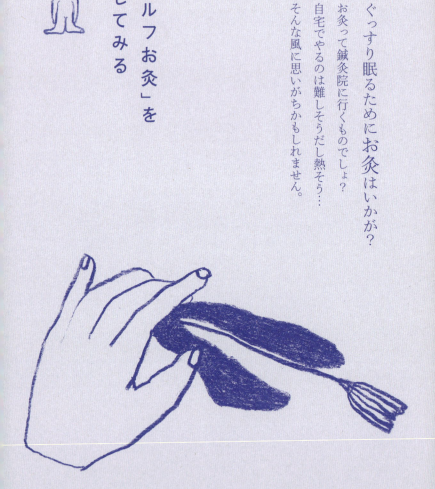

**＊お灸**
2000年以上もの歴史を持つお灸。もぐさを丸めたものをツボに置いて火をつけることで、自然治癒力を高めます。セルフケアとして取り入れる人も増えています。

でも最近は、台座がついていてツボに貼れるものや
火を使わずレンジであたためるものなど
手軽なお灸アイテムが増えています。

じんわりあたたかさを感じて待つこと5分、
お灸の温度が下がれば終了です。

忙しい日常の中でじっと動かず5分間過ごす、
というだけでもリラックス効果がありますよ。

2日か3日に1回など、続けて行うことで
自然治癒力もＵＰします。
具体的なツボはＰ122で。

no.55

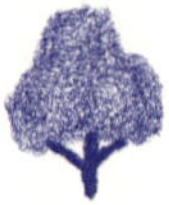

# 「1/fゆらぎ」を暮らしに取り入れる

波や風の音、川のせせらぎ
小鳥のさえずり、心臓の鼓動…。
人がやすらぎや落ち着きを覚える音には
「1/fゆらぎ」と呼ばれる周波数があるそうです。
予想できないリズム、
ゆらぎが人を癒すのです。

手軽に1/fゆらぎを感じられるのはクラシック音楽。
クラシックコンサートでついウトウト…
という人もいるように、眠りをいざなう効果が。
中でもショパンやバッハ、リストの曲は
リラックス効果が高いとされています。

＊1/fゆらぎ
「f」は周波数、frequencyのf。音だけでなく、空間や時間で不規則に動くもの、例えば炎なども「1/fゆらぎ」があるそうです。

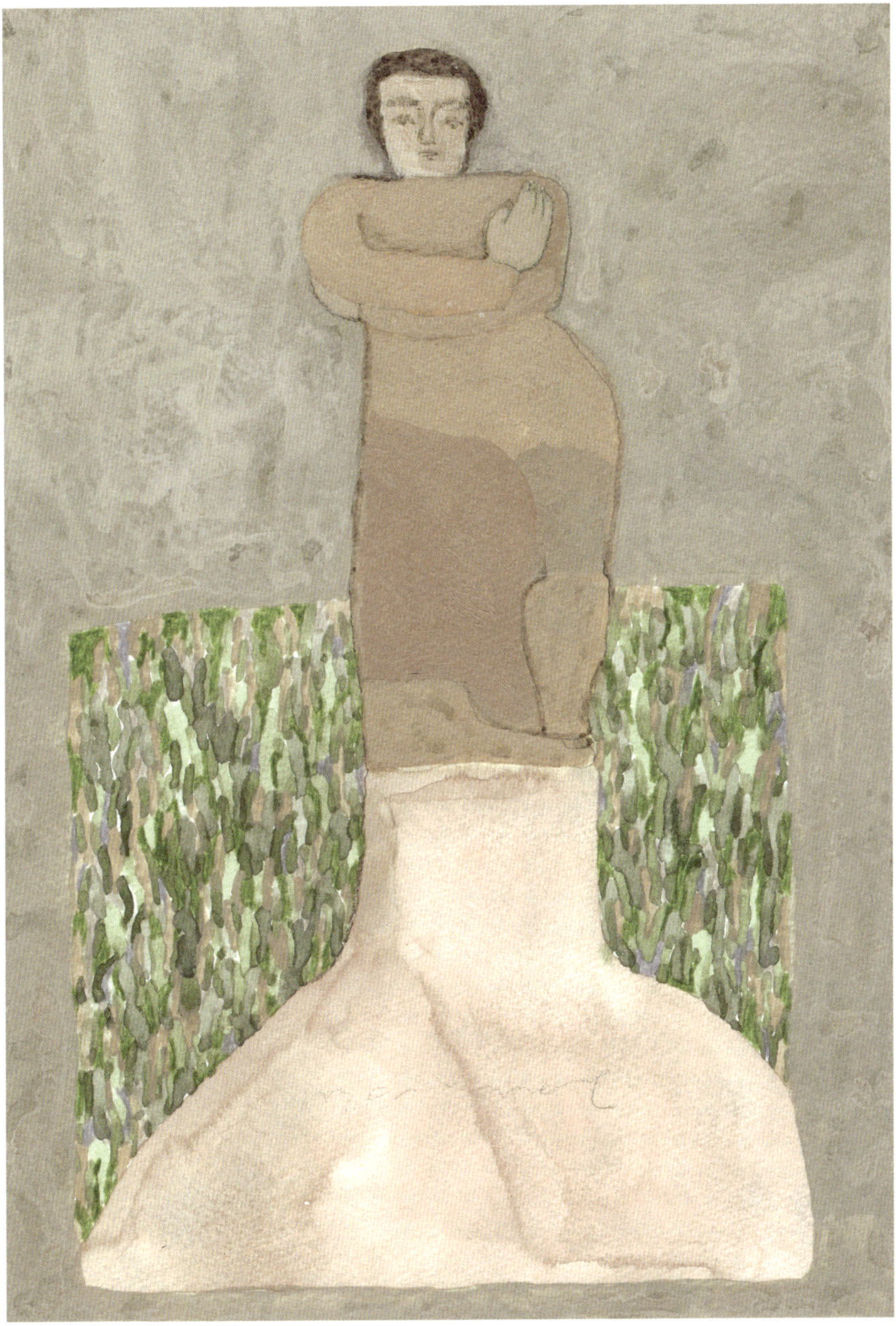

no.56

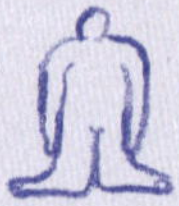

# 安眠のツボをあたためる

代表的な安眠のツボは、
かかとの真ん中あたりにある「失眠《しつみん》」。
漢字そのままに、不眠に効くツボとして知られています。
イライラや不安を取りのぞくなら「神門《しんもん》」。
手のひら側の手首のシワの上、小指側の端にあるくぼみで、
心の緊張をほぐしてくれます。

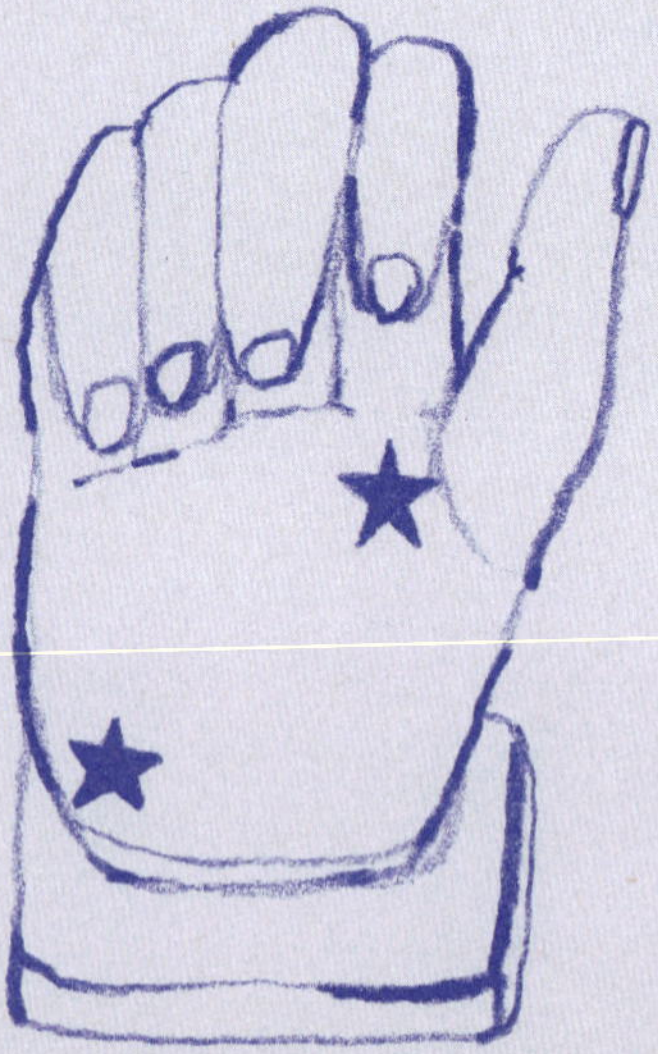

**＊お灸のタイミング**
お風呂に入った直後や食後、お酒を飲んだときは、効き目が薄れたり、血行がよくなっていてヤケドしやすいので、避けましょう。

「合《ごう》谷《こく》」はストレスを解消して
自律神経を整える働きがあるといわれています。
手の甲側、親指と人差し指の骨の分かれ目あたりです。
ツボにお灸をしてみましょう。湯たんぽやカイロで
周辺をあたためても十分に効果あり。
もちろん指で押しても大丈夫です。

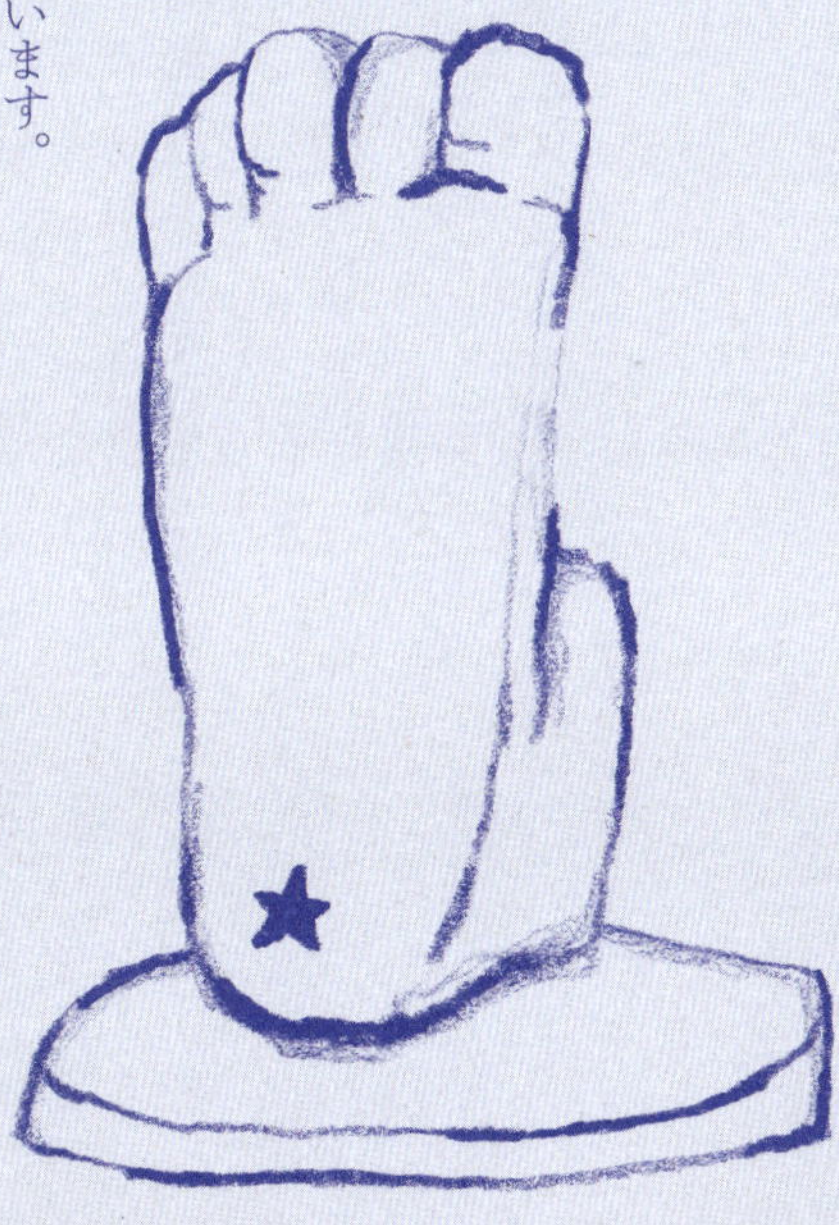

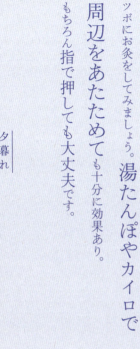

## no.57 ストーリーが気になる本や映画は避ける

気持ちのオンオフができないときは、
お気に入りの映画を見たり、好きな本を読んだりと、
**日常とは違う世界**に触れるのも良い方法。

ただしストーリー性の高いものは**夜更かしの原因**です。
シリーズものの海外ドラマやミステリー小説は
続きが気になって明け方まで…なんてことに。

ハラハラドキドキは休日にとっておき、
眠る前はストーリー性が低い映像作品、
読んだことのある本などをオススメします。

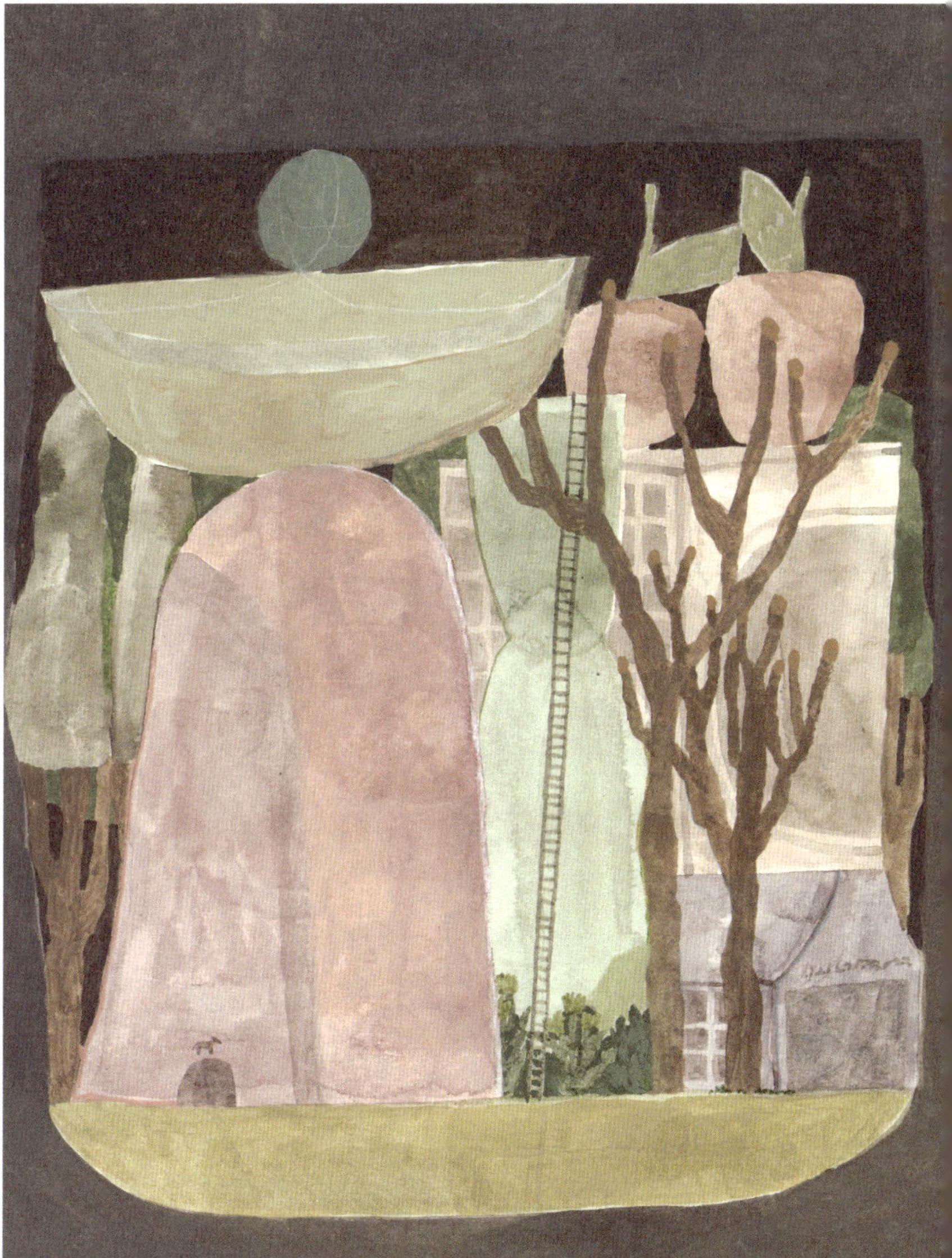

no.58

# 「良いことノート」をつける

なかなか寝つけないときには
ノートとペンを用意して、今日1日を振り返ってみましょう。

「ランチが美味しかった」
「かわいい猫をなでた」
「アクセサリーを買った」
「仕事がはかどった」
「1日を無事に過ごせた」

THE MOST IMPORTANT THINGS IS TO ENJOY YOUR LIFE - TO BE HAPPY - IT'S ALL THAT MATTERS

何でも構いません。
その日あったちょっとしたしあわせを
書き出してみましょう。

長く書く必要はありません。
眠る前にしあわせを発見することで、
気持ちが整理されていきます。

良いことなんて何もなかった…
そんな日もありますね。
でもこれは「しあわせを見つける練習」。
感謝するレッスンです。継続してみて。

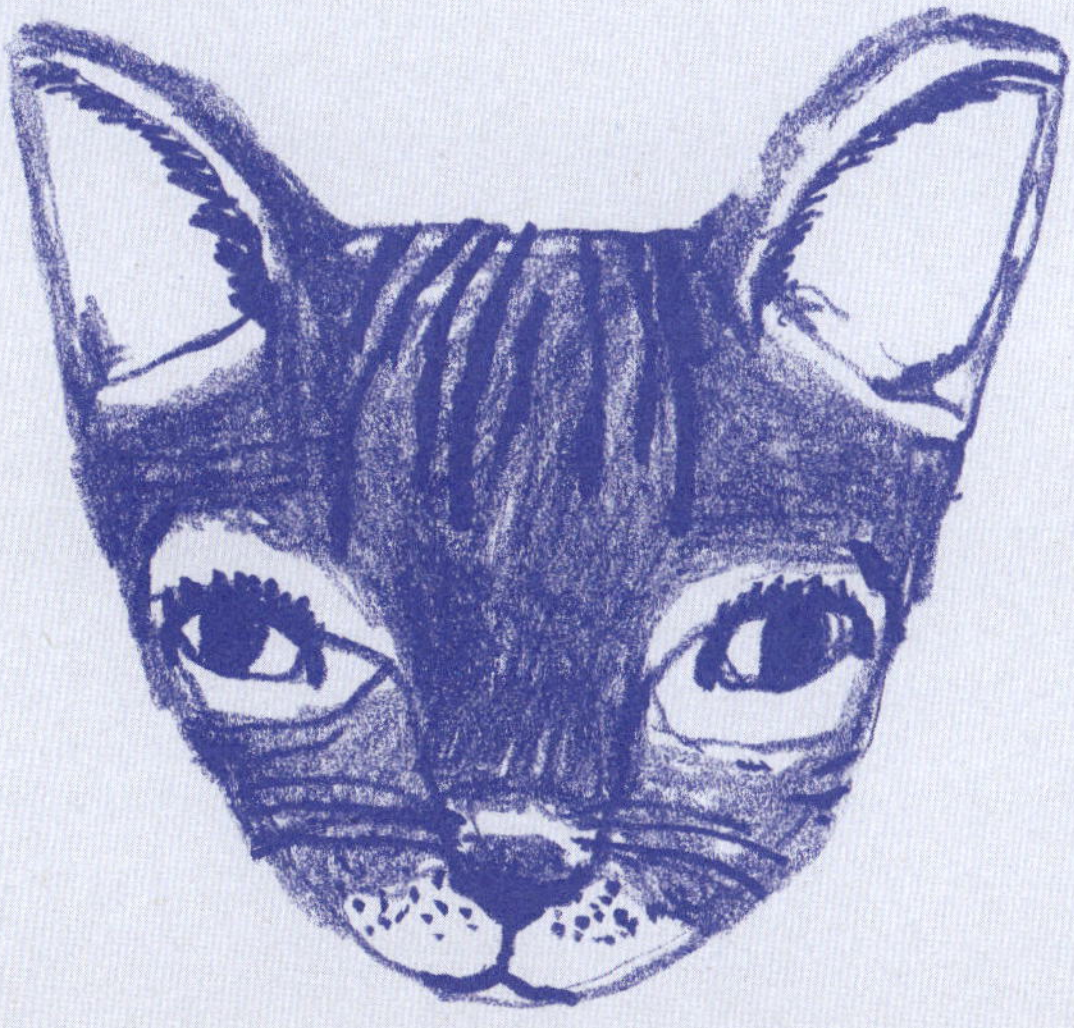

夕暮れ

# no.59 安眠サポートサプリを試してみる

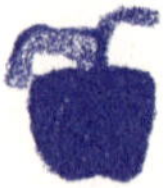

＊α《アルファ》波
リラックス状態のときに出る脳波。目を閉じたとき、瞑想やヨガを行っているときに出やすいそう。通常、入眠時はα波が出ています。

「眠れないけど睡眠薬は抵抗がある」
という人は多いと思います。
そんなときは**睡眠を手助けしてくれるサプリ**を。
睡眠に特化したものだけでなく、
**疲労回復や美容効果**をうたうものもあり
身近な存在になってきています。

P36で紹介した「GABA」「グリシン」「トリプトファン」
それに最近注目されている「テアニン」入りも。
α波を増やし睡眠をうながしてくれるのだとか。
ハーブ由来の成分が入っているものも。

もちろん食べ物から取るのがベストですが、
**忙しいときの睡眠**サポーターとして検討してみては。

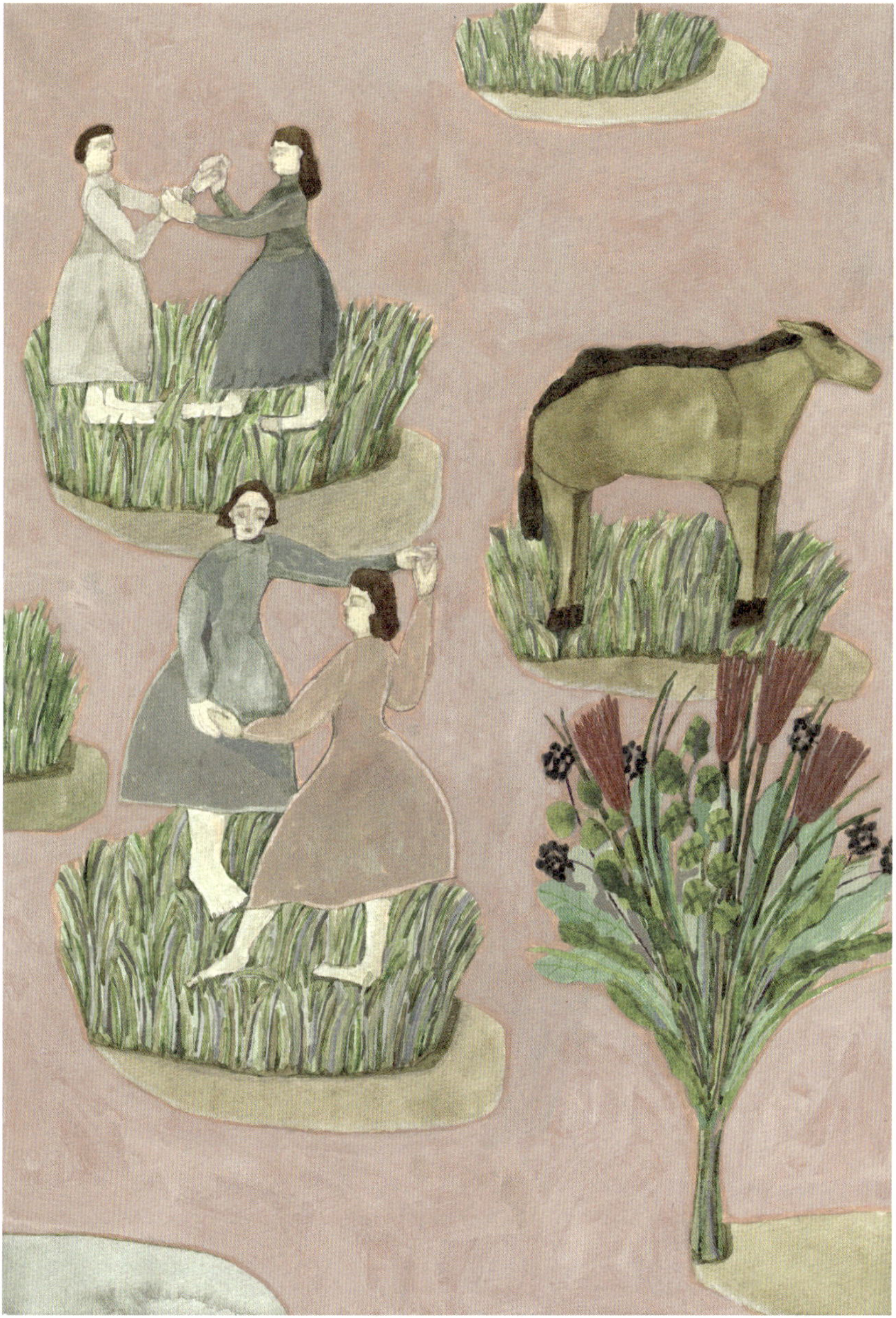

no.60

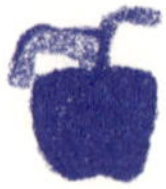

# ゆっくり時間をかけて、ハーブティや白湯を飲む

＊穀物コーヒー
チコリやライ麦を原料としたノンカフェインコーヒー。妊婦さんや授乳中の方、オーガニック派の人にも。

就寝前に一杯のホットドリンクで一息つきましょう。
ハーブティはカフェインが入っていないので、
就寝前のドリンクとして最適です。

眠りに効果があるといわれる代表選手はカモミール。
高ぶった神経を静めてくれる効果があります。
コーヒー派なんだけど…という人は、カフェインレスの
穀物コーヒーやタンポポコーヒーを。
冷える冬場はしょうが湯やくず湯もオススメ。
面倒なら白《さ》湯《ゆ》が良いでしょう。
お湯を沸かして人肌くらいに冷ますだけでＯＫ。

ゆっくり時間をかけて1杯を飲む習慣を
安眠のお守りにしましょう。

no.61

# お酒はリラックスできるくらいの量で

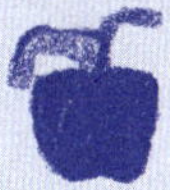

お酒好きの人には耳が痛い話ですが、
アルコールは睡眠にとって良いものとはいえません。

浅い眠り「レム睡眠」を邪魔する上、
夜中にトイレに行きたくなる、明け方脱水状態になって目覚めるなど
**飲み過ぎると睡眠の質が下がるのです。**
もちろん気持ちをリラックスさせて入眠をうながす効果もあるので
量をコントロールできればＯＫです。

**日本酒で１合**（１８０㎖）、**ビールロング缶１本**（５００㎖）
**ワイングラス２杯**（２００㎖）、
**缶チューハイ1.5缶**（５２０㎖）を目安に。
この量をアルコール分解するのに3時間程度かかります。
眠るまでに分解が進むよう、**食前酒**にしてみては。

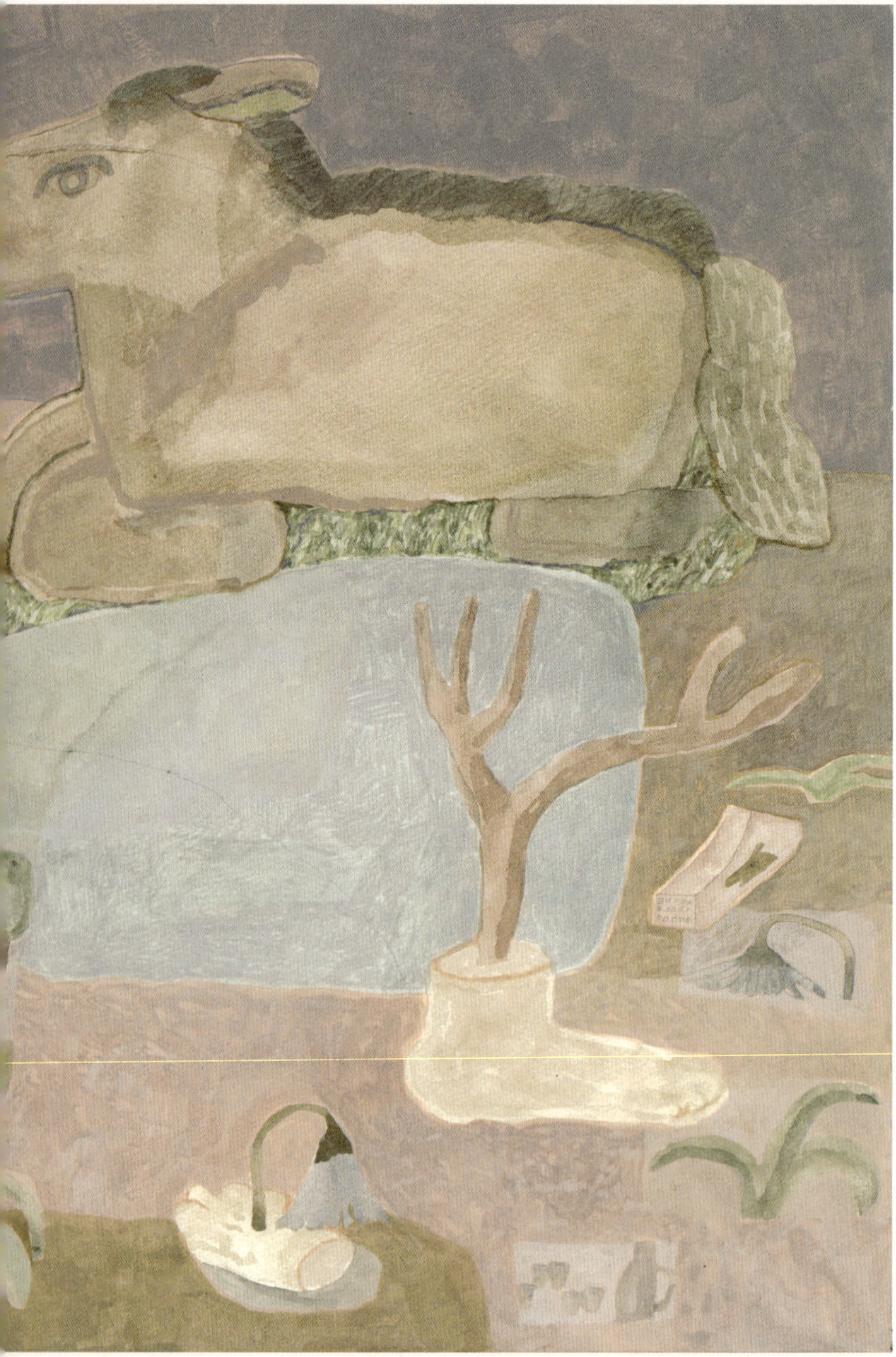

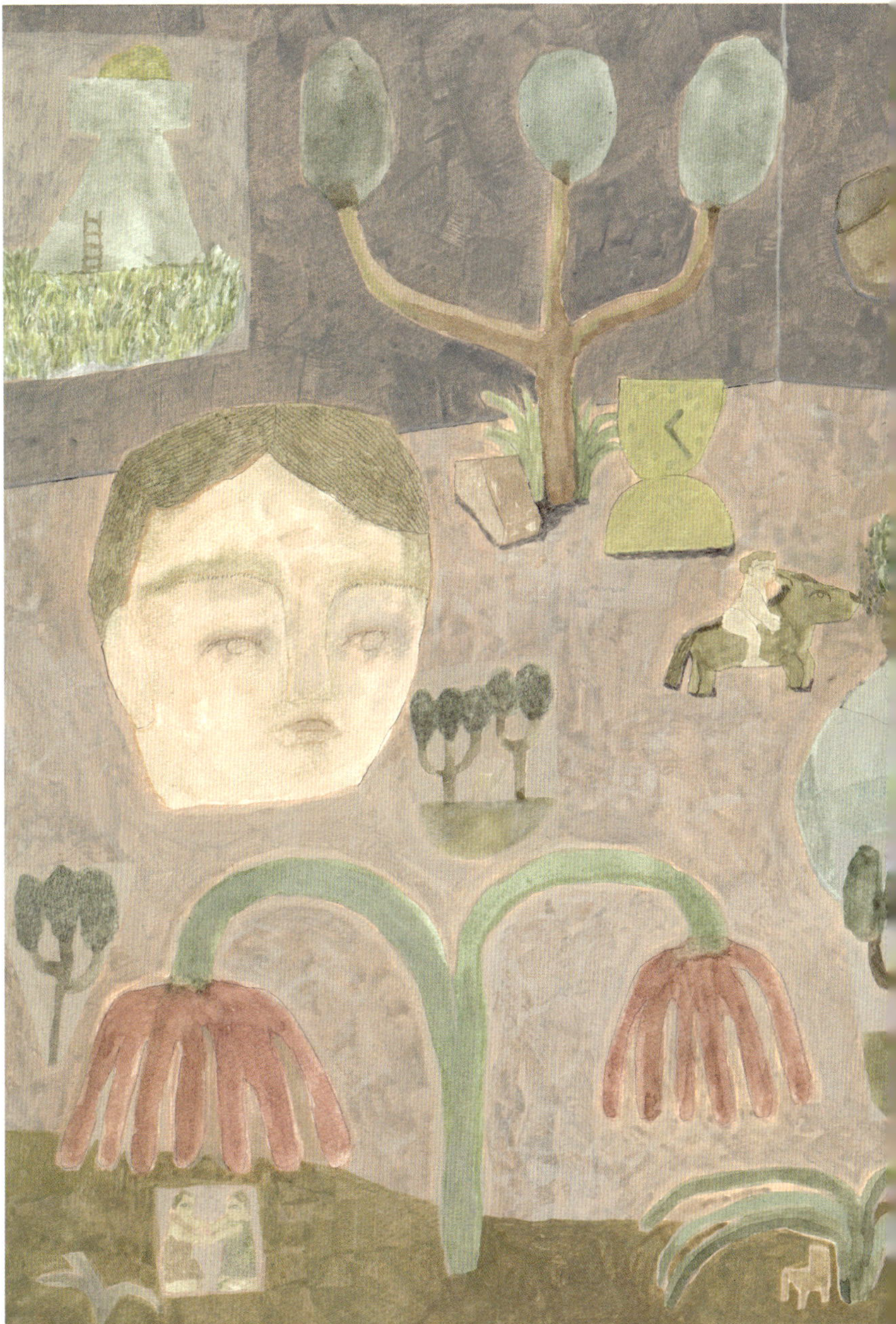

no.62

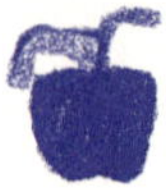

# 眠る前のカフェインに注意する

コーヒーや紅茶はカフェイン入りで
神経を興奮させることは知られていますが、
カフェインのイメージがないものでも
実はカフェイン入りということも。

代表はエナジードリンク。
栄養ドリンクやコーラにも含まれます。
チョコレートにも注意です。

眠る3時間前までにしましょう。

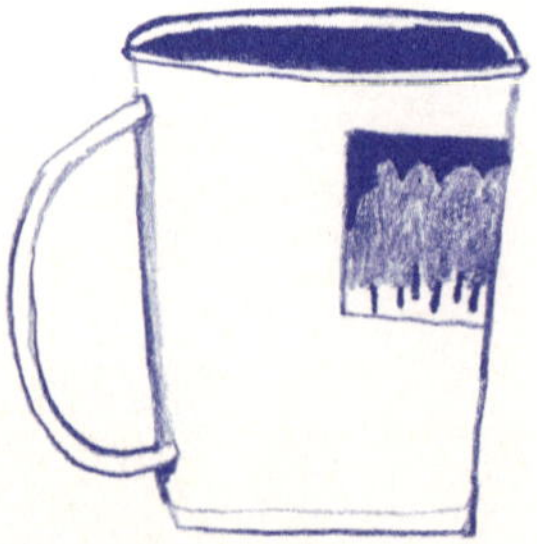

no.63

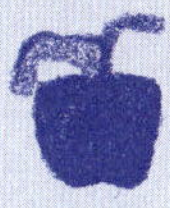

# ビールの代わりに炭酸水を飲む

「正直お酒がないと寝つけない」という人もいるでしょう。
長い人生山あり、谷あり。
そういう時期があっても仕方のないことかもしれません。
でも深酒をして寝ているのは失神しているようなもの。
「どうにかしたい」という気持ちがあるのなら
飲酒量を減らす第一歩として
「お酒の代わりに炭酸水」を。
氷やレモンを入れれば爽快感UP。
口さみしさが解消できます。

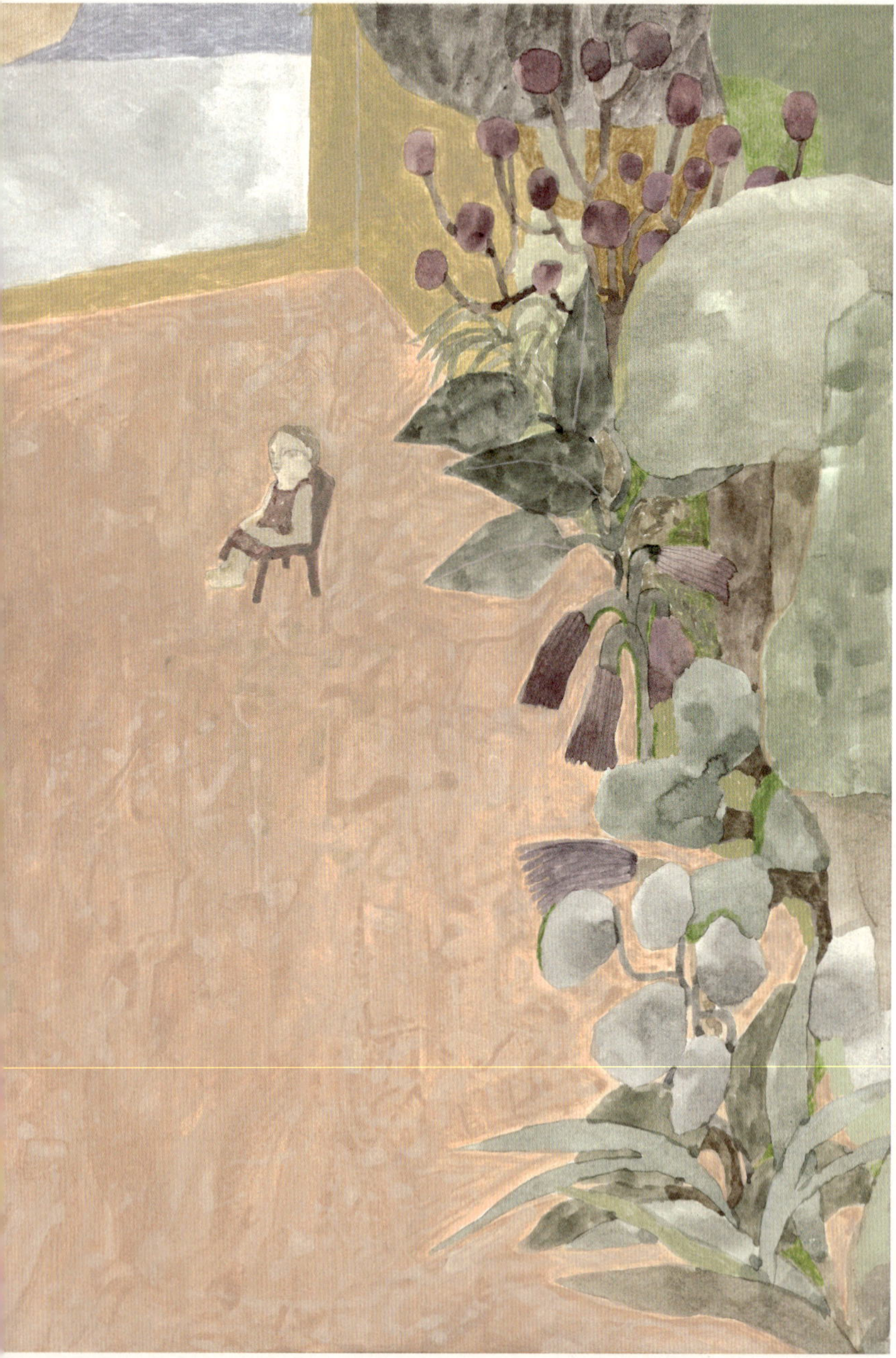

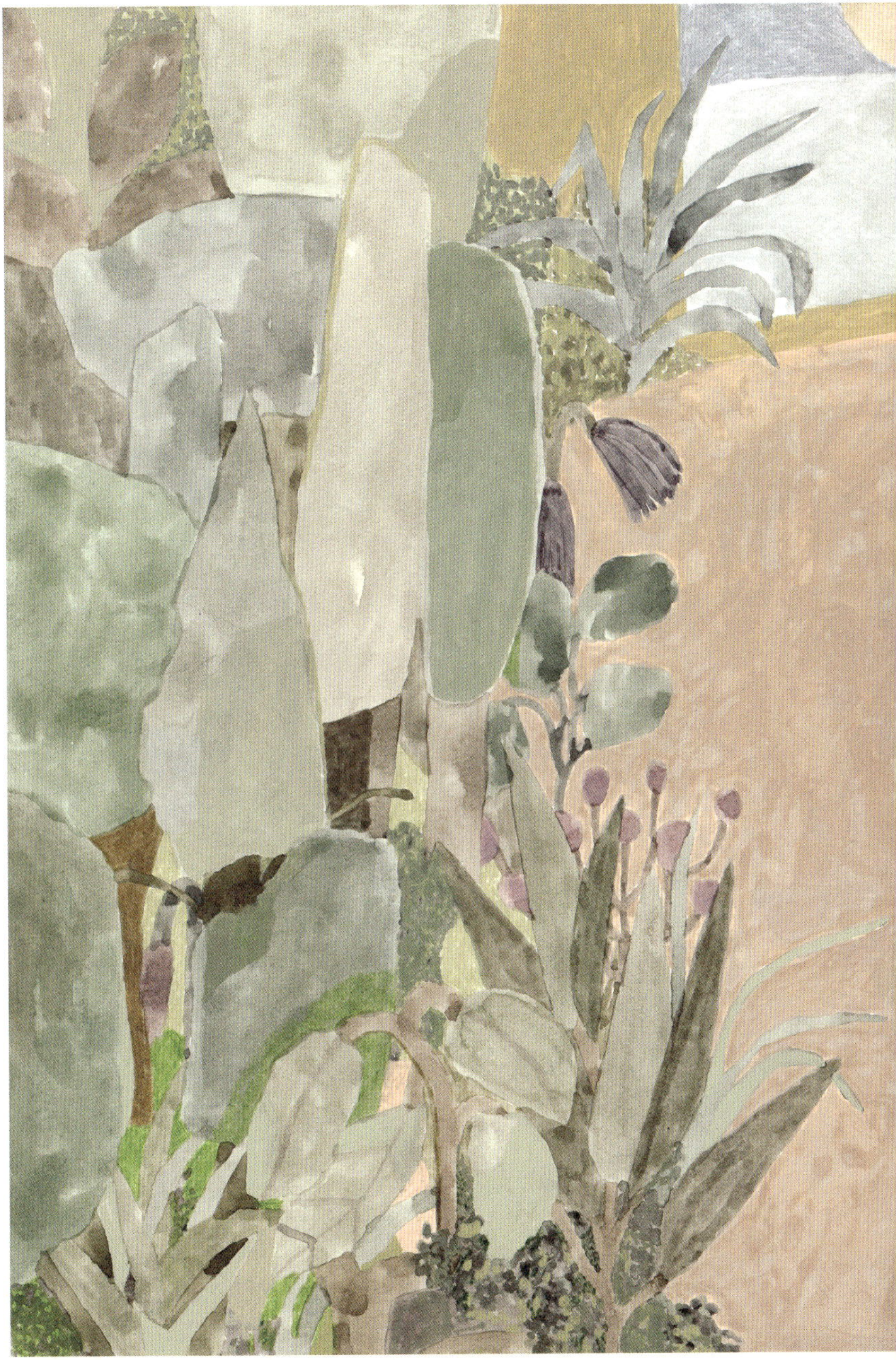

no.64

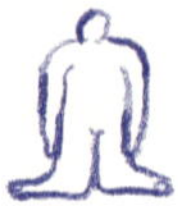

# 眠る前は激しい運動をしない

健康のためにも運動は大切。
「仕事帰りにジム通い」という人も多いでしょう。
でも実は、眠る前の激しい運動は逆効果。
ハードな筋トレやランニングはアドレナリンの
分泌につながり興奮状態を呼び起こします。

日中ならもちろん良いことなのですが
入眠を考えるなら就寝3時間前までにして。
夜間のジムではゆったりとしたヨガや
軽いストレッチなどがオススメです。

運動の習慣がない人は、夕暮れ
ゆっくりと散歩すると神経にも体にも良いですよ。

***アドレナリン**
交感神経を優位にする興奮ホルモン。集中力を高め「火事場の馬鹿力」を生み出すことも。

no.65

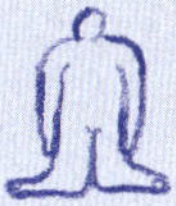

# 体のかゆみや痛みを無視しない

＊むずむず脚症候群

脚がむずむずし、睡眠障害を起こす病気。下半身を中心に不快感があり、遺伝のほか、神経細胞の異常や鉄分不足によって起こるとされています。

忙しくて自分の体のことをほうっておいていませんか？

体に痛みやかゆみなど不快感があると眠れません。
小さな不調は放っておかず病院を受診しましょう。
手術や大病のあとなど、痛みが常にあるという人は
痛みを減らす方法を相談して。

頭痛やむずむず脚症候群など
慢性的な症状に悩んでいる人も多いのではないでしょうか。
原因がわからないケースもありますが
一度専門医に相談してみて損はありません。
ほうっておかず、自分の体をいたわって。

夕暮れ

no.66

# 安眠グッズは手軽なハンドメイドで試す

たくさんの安眠グッズが売られています。
抱き枕、アイマスク、耳栓などが代表選手。
新しいグッズも次々出るので
自分にあったアイテムを見つけるのも楽しいかもしれません。

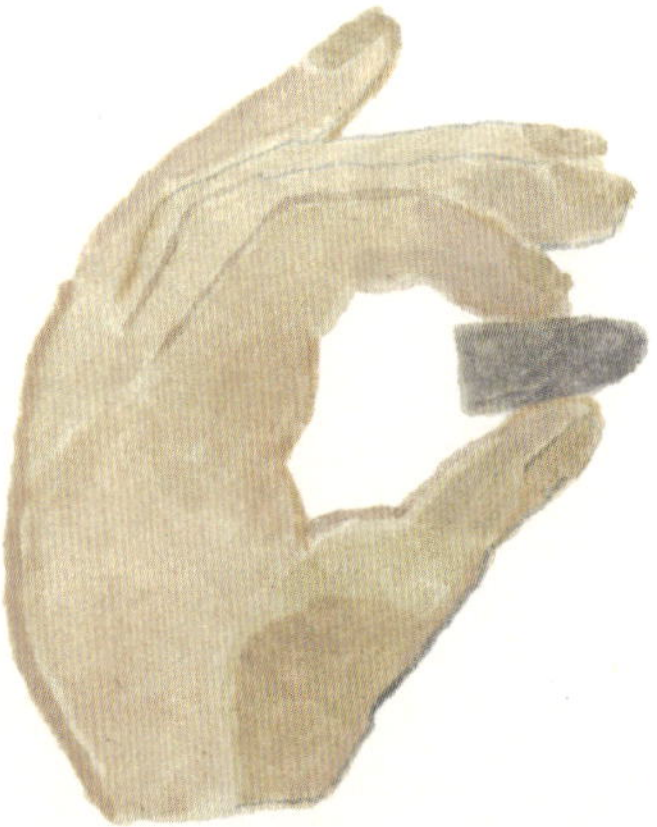

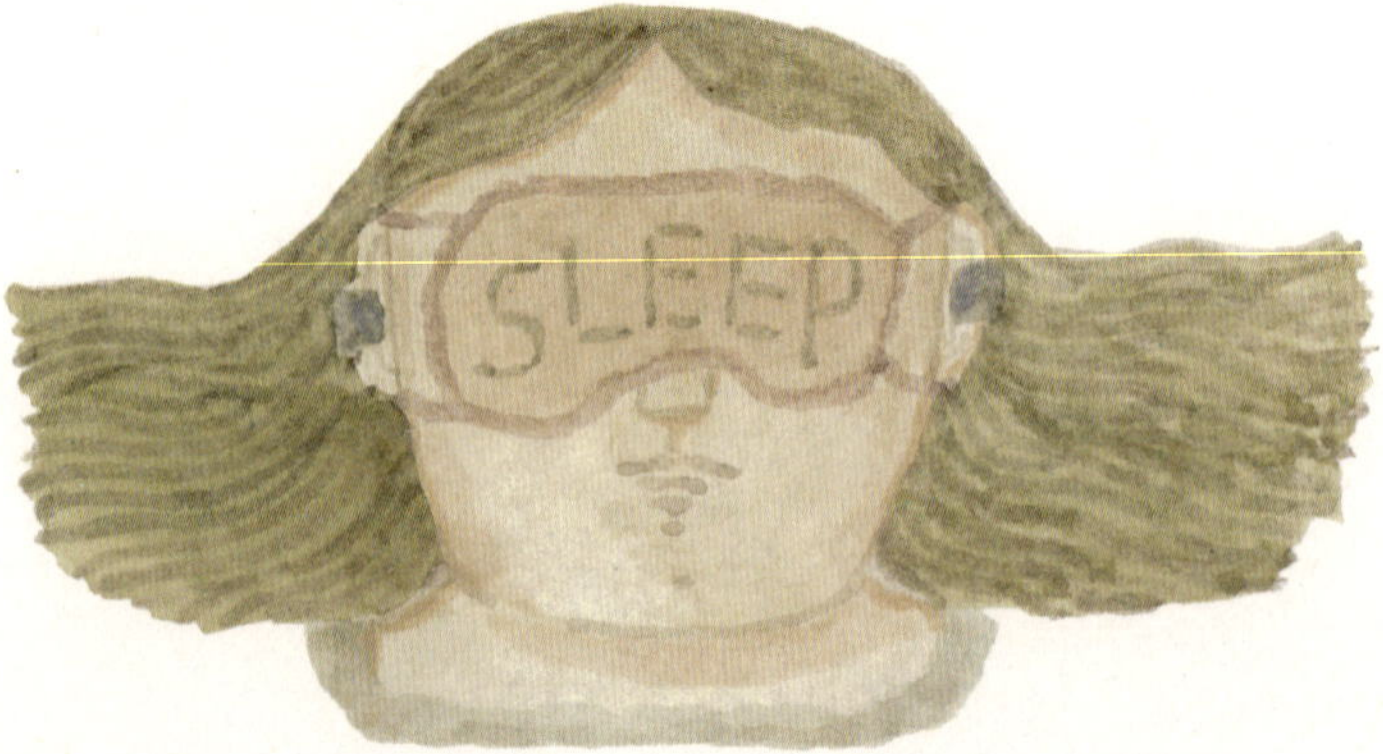

でも簡単に手作りできるものも。
幅1m程のバスタオルをくるくる丸めて、
上・真ん中・下と3か所程を紐で結べば
ハンドメイド抱き枕に。
濡らしたハンドタオルをレンジであたためれば
ホットアイマスクになります。
試して効果がありそうなら購入してみては。

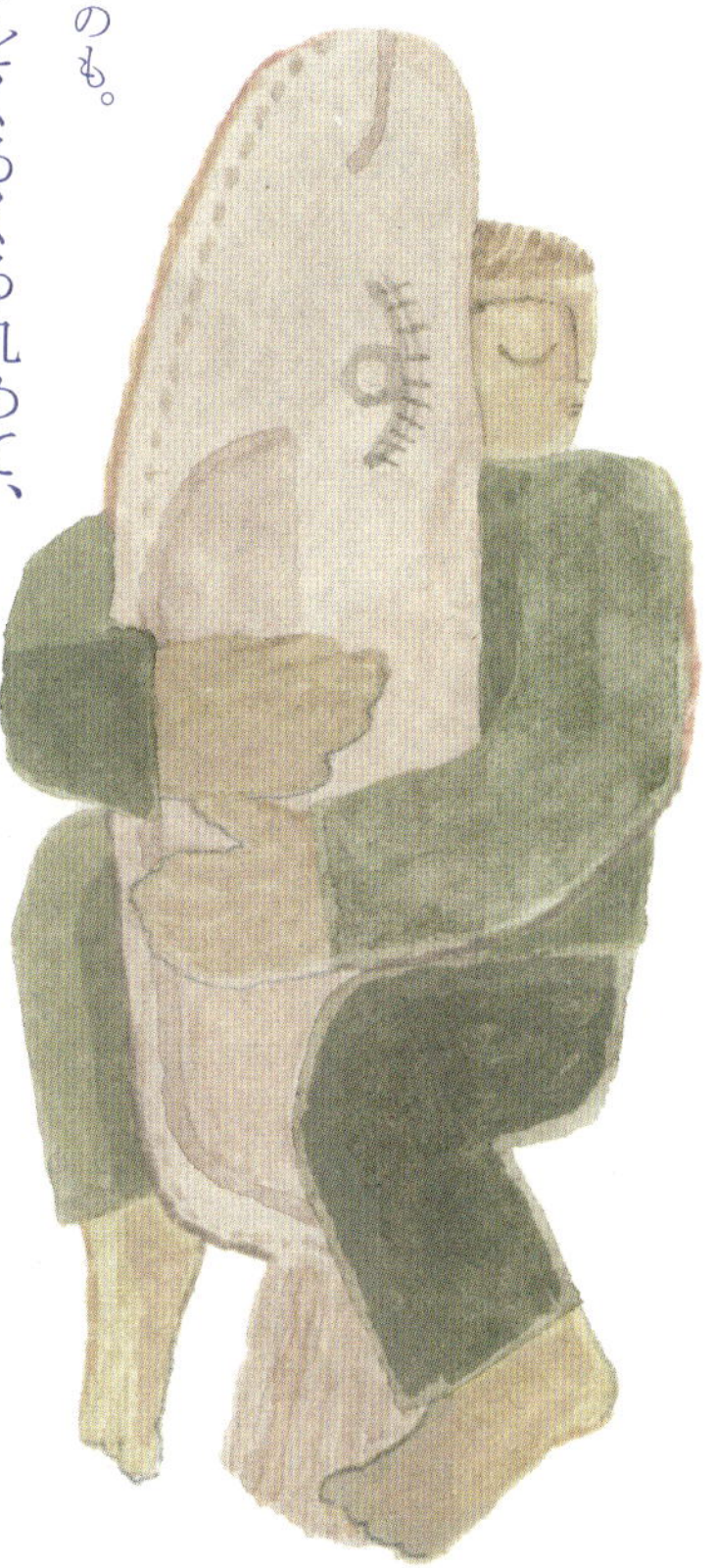

no.67

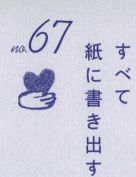

# 嫌なことを すべて 紙に書き出す

今抱えている悲しみや怒り、
イライラや心配に思うことを
1枚の紙に書き出してみましょう。

ネガティブな気持ちも隠さずに書くと、
今の自分と向き合える時間が作れます。
書き出したら**考えるのはいったん終わり！**
思いっきり**破り捨てて**もスッキリします。

忙しいときには、明日からやらなくては
いけないことをすべて紙に書き出します。
できるだけ細かく、思いつかなくなるまで。
書き出したら目のつかないところへ。

「明日のことは明日考える」

を合言葉に、寝て明日またがんばりましょう。

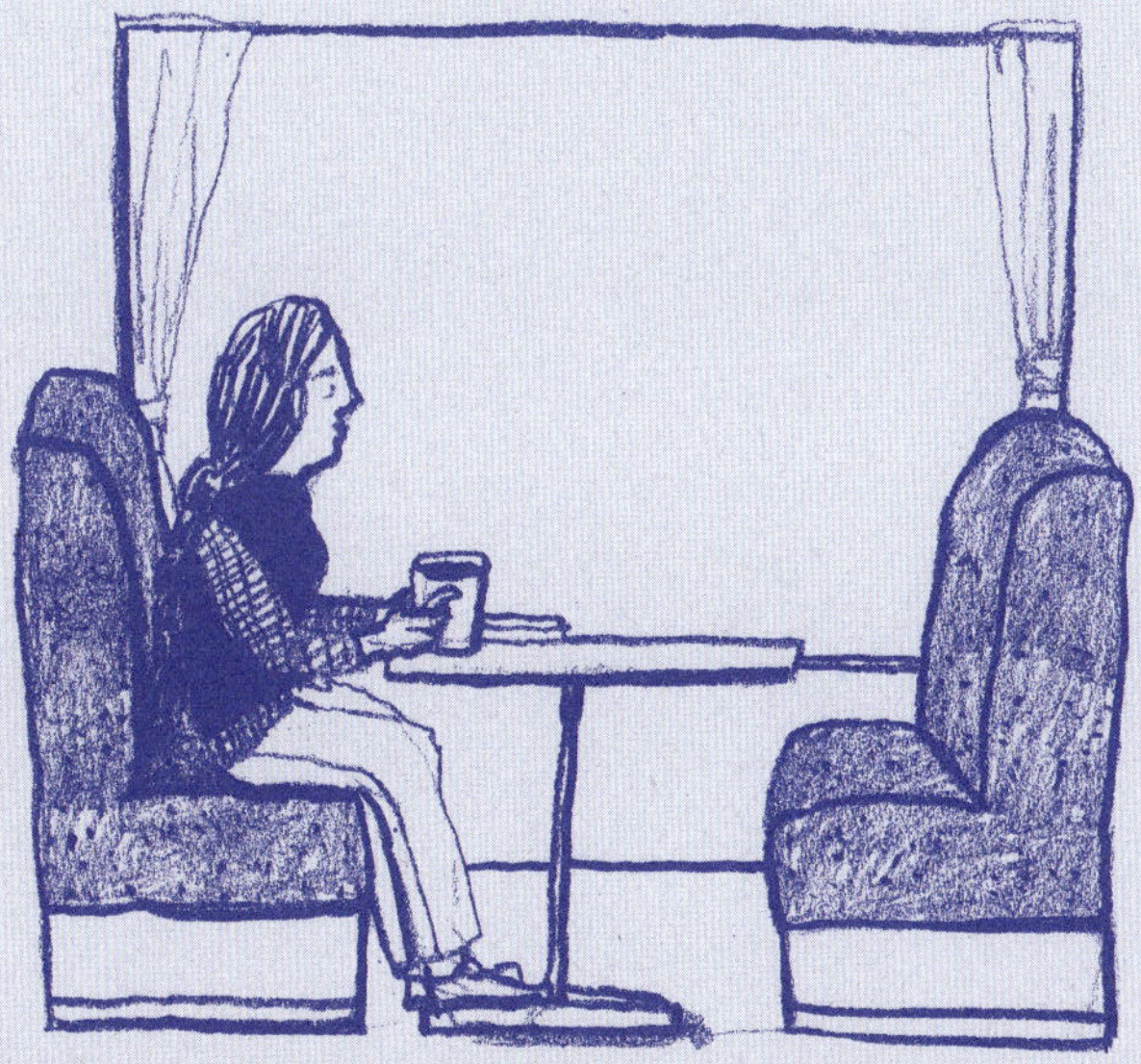

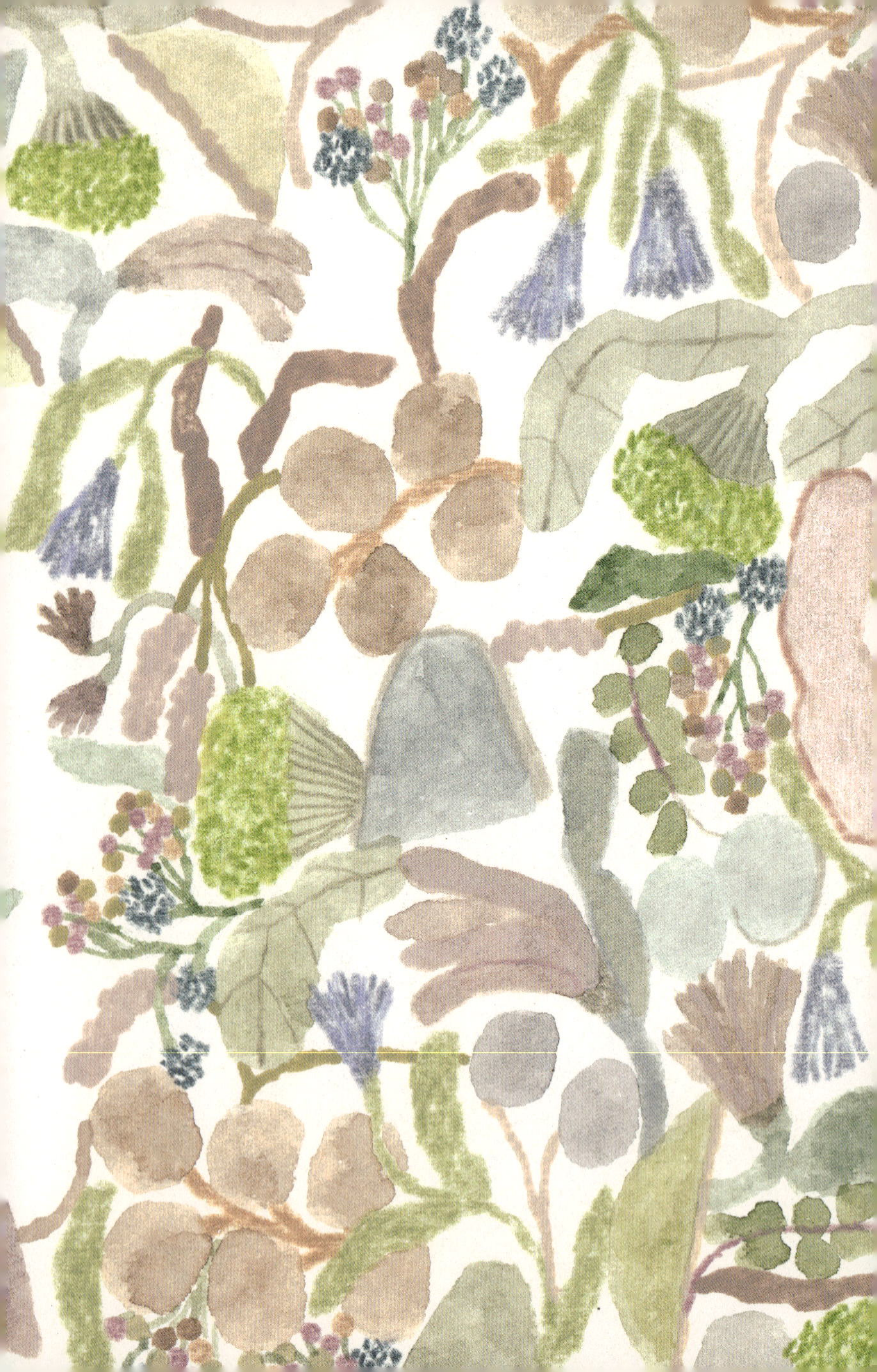

# Part 3

## ベッドの中

ベッドに入っても
なかなか寝つけない…
そんなときに
試してほしい呼吸法や
さまざまな入眠アイデアを
お届けします。

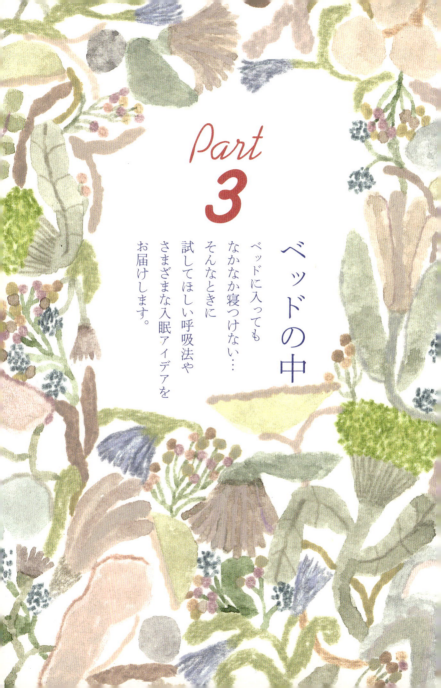

no.68

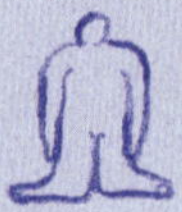

## 意識して ゆっくり 呼吸してみる

ぐっすり眠るための第一歩はリラックス。
ベッドに横になったら全身の力を抜き
ゆっくりと**鼻で呼吸**してみましょう。

目を閉じて、ゆっくりと鼻から吸って
**できるだけ長く鼻からはき**ます。

2秒吸ったら4秒はくといったように
1対2の割合で長くはきましょう。

**＊呼吸と眠り**

深い呼吸を続けていると、しあわせな気分にしてくれるセロトニンが出て副交感神経が優位になります。

たくさんの酸素を取り入れると血のめぐりが良くなります。
血液が循環すると体があたたまり、
日中がんばった脳もお休みモードに。

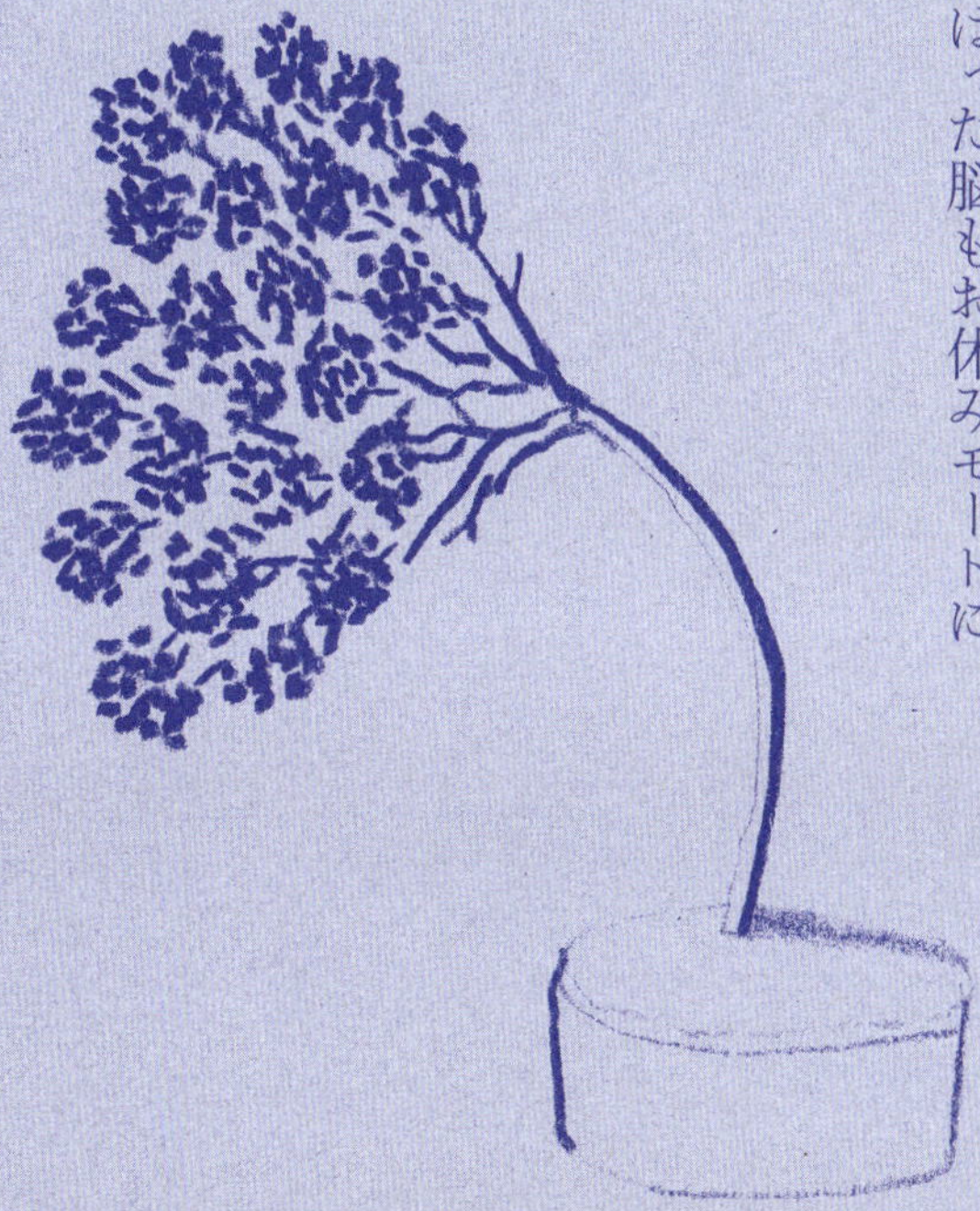

no.69

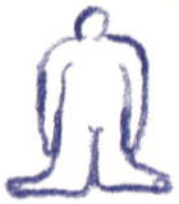

# 手をこすり合わせて目をあたためる

スマホの見すぎで目が疲れていませんか?

1日がんばった目の筋肉をあたためてほぐしましょう。

レンジであたためたタオルや

市販のホットパックを上手に利用して。

用意する余裕がなければ手であたためるだけでも。

20回から30回両手をこすり合わせたら

手のひらを目に当てます。

ベッドの中でも手軽にできてオススメです。

同時に首もあたためると効果的。

肩から耳の後ろまで手のひらを当てます。

眼精疲労や冷え、肩こり解消にも。

疲れをほぐしてゆったり眠りましょう。

＊眼精疲労
目の使いすぎにより、乾燥、かゆみ、充血、痛みが引き起こされた状態。寝ても症状が続くようなら眼精疲労の可能性大。

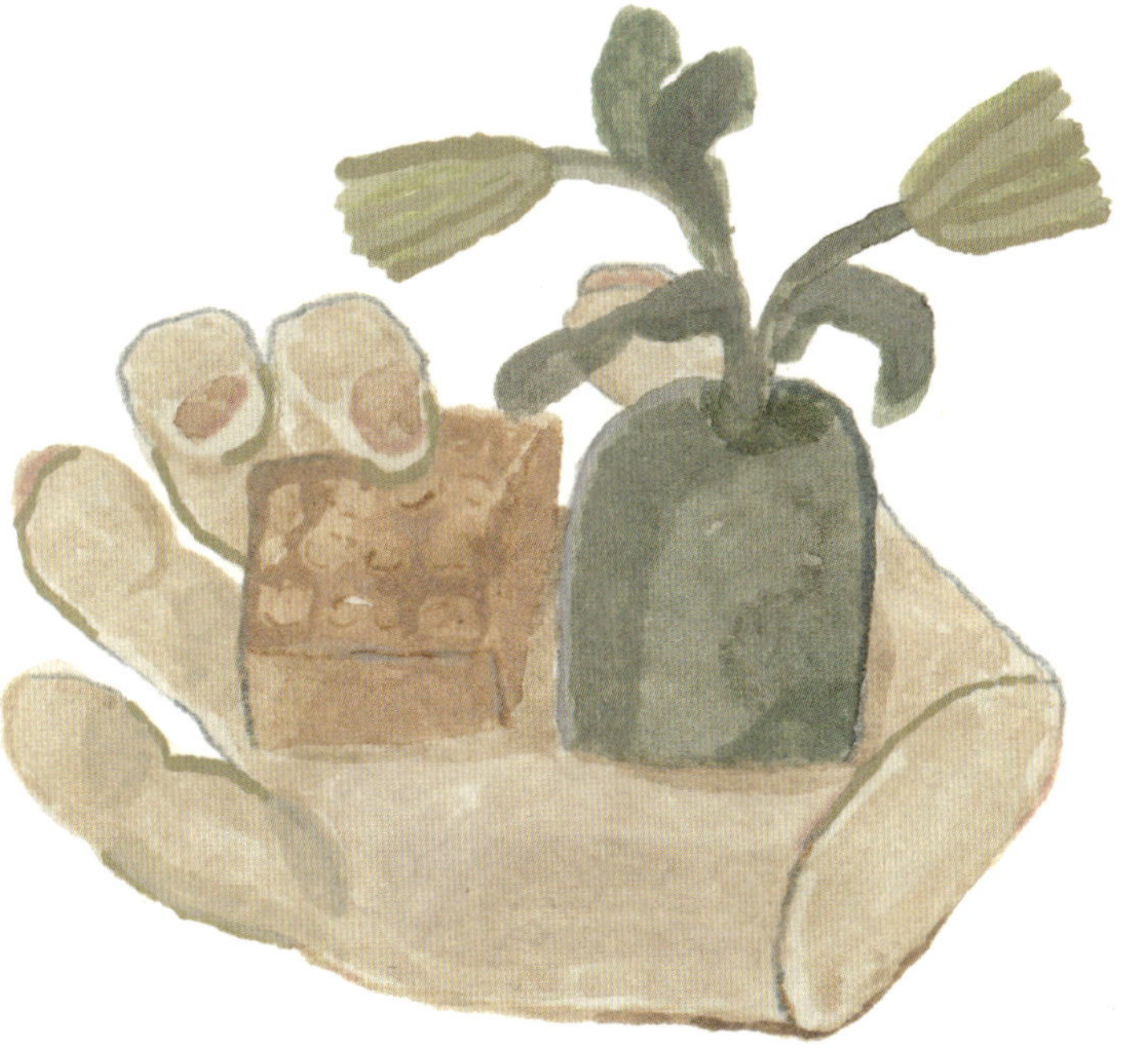

## no.70 大の字で寝る

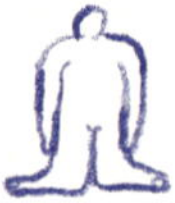

寝るとき、どんな姿勢を取っていますか？
あおむけ、うつ伏せ、横向きと、
みなさん落ち着く寝方があるでしょう。

眠る姿勢、一般的には「あおむけ大の字」が良いそう。
大の字で眠ると熱が逃げやすく、
体温が自然に下がり入眠がスムーズになります。
また関節や筋肉の負担が軽くなるのだとか。

ただし、いびきに悩んでいる人は
あおむけではなく横向きのほうが○。
重力で舌が下がるのを防げます。

no.71

# 1つのベッドに1人で寝る

「大の字でのびのび寝たいけれど
隣にはパートナーや子どもが…」
そんな人も多いかもしれません。

誰かと寝るのはスキンシップには良いのですが
眠りの質という観点では
1つのマットレス、布団に1人がベスト。
小さな子どもは専用布団やベビーベッドへ。
ペットと一緒も避けたほうが熟睡できます。
パートナーのいびきには耳栓を！

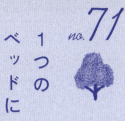

## *no.*72

# 全身に力を入れ一気に脱力してみる

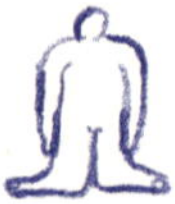

ガチガチに固まった心と体を簡単にゆるめる方法です。

ベッドに横になったら、
手は握りこぶしに、つま先は天上に向けます。
そのまま全身にギュッと力を入れましょう。
目もギュッと閉じて5秒間。
そして力を抜いて思いっきり脱力します。

緊張と緩和で疲労回復、
自律神経のバランスを整える効果も。
手足の温度が上がり、呼吸も深くなります。

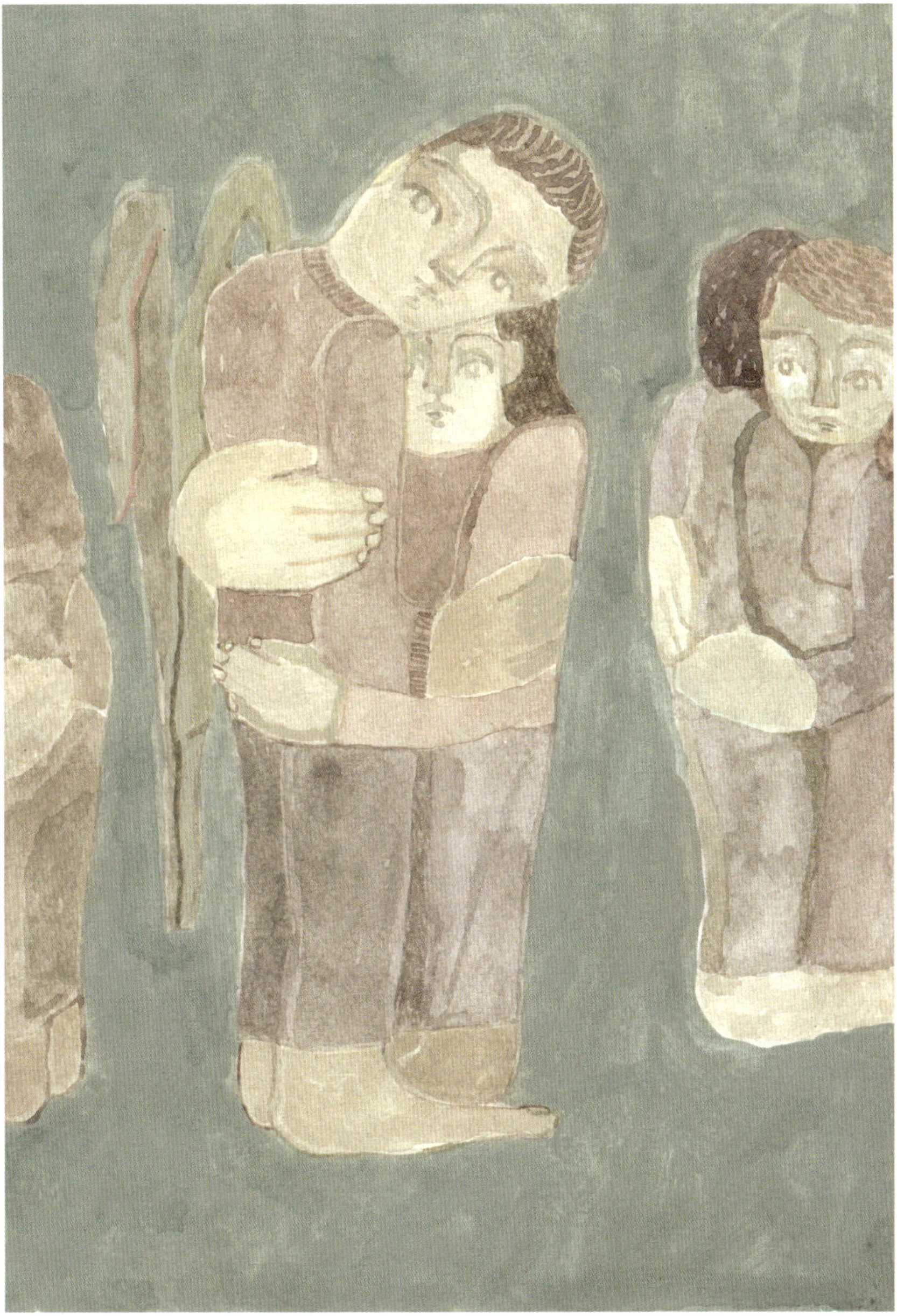

no.73

# 頭皮をマッサージする

美容院でシャンプーや
ヘッドマッサージを受けているときに、
ウトウトした経験は誰しもあるでしょう。
目や首と同じく、頭の血行を良くすると
体があたたまり眠気がやってきます。

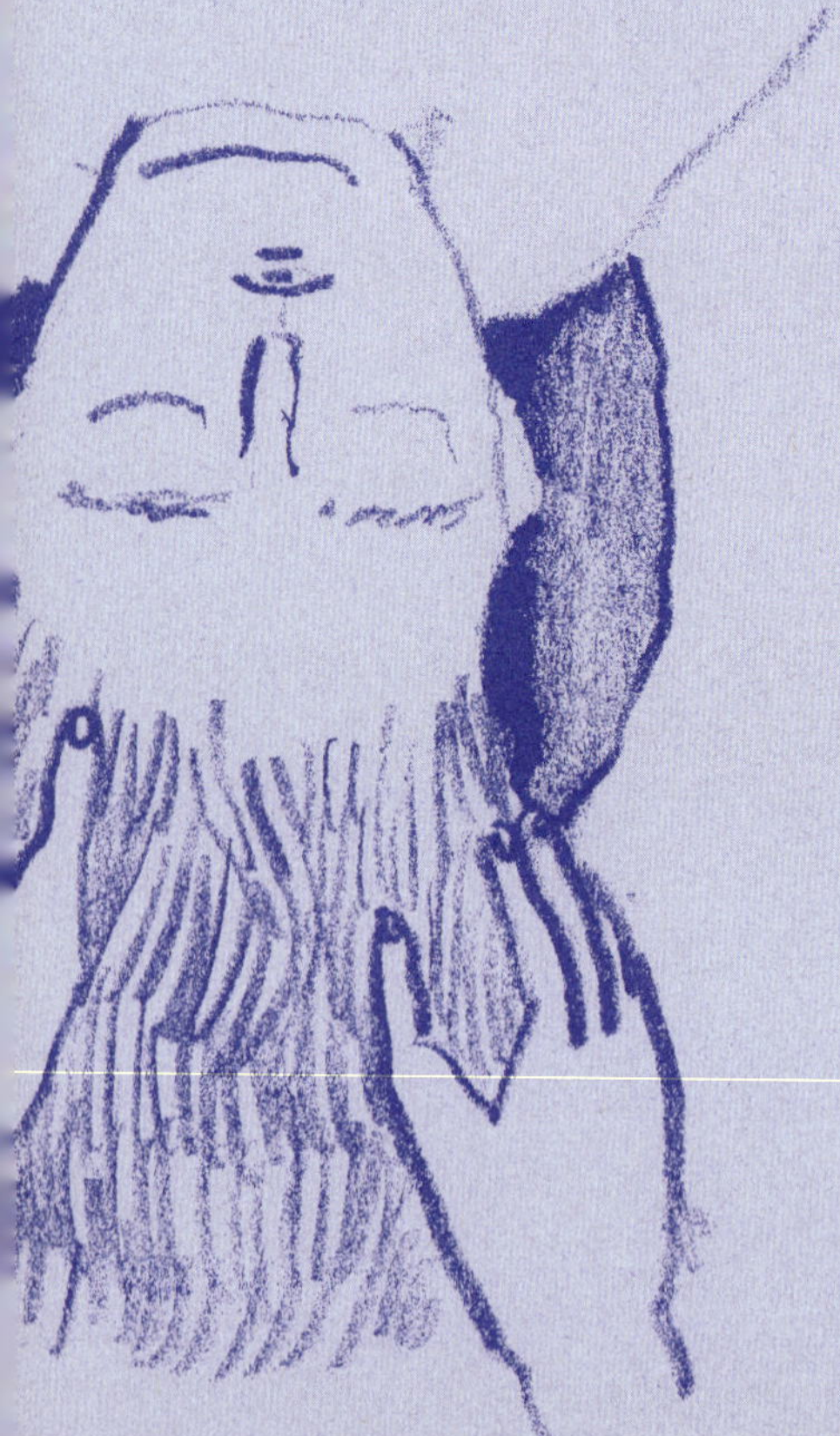

**＊頭皮のこり**
目が疲れたり、肩こりがあると、皮膚や筋膜でつながっている頭皮もこり固まります。頭皮がほぐれるとフェイスラインにも好影響があるそう。

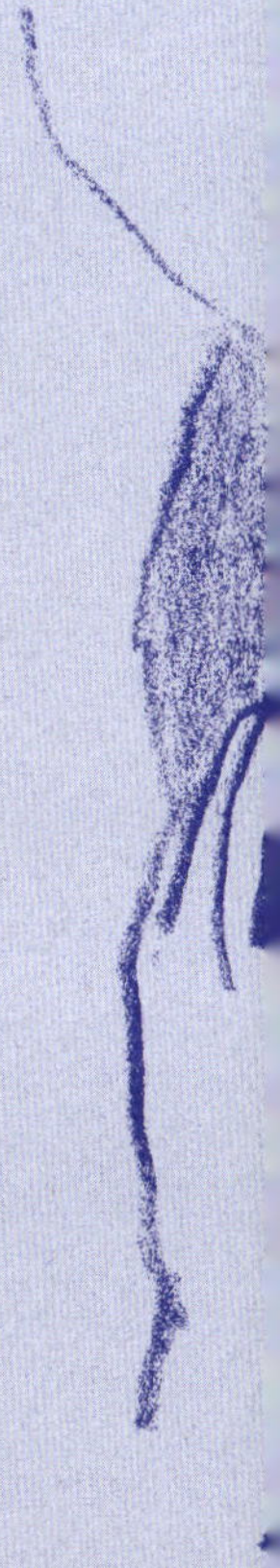

ベッドの中で

## セルフヘッドマッサージをしてみましょう。

手のひら全体で頭を覆って頭皮を動かします。

耳を起点に、生え際から、おでこ、頭頂部、うなじをほぐします。

強く押さず、**頭皮をやわらかく**するイメージで。

こりが酷いと頭皮は固く動きませんが
ほぐれてくると動きを感じられるように。

**体がポカポカ**して眠くなったら、そのまま休みましょう。

no.74

# ゆりかごのように体をゆらす

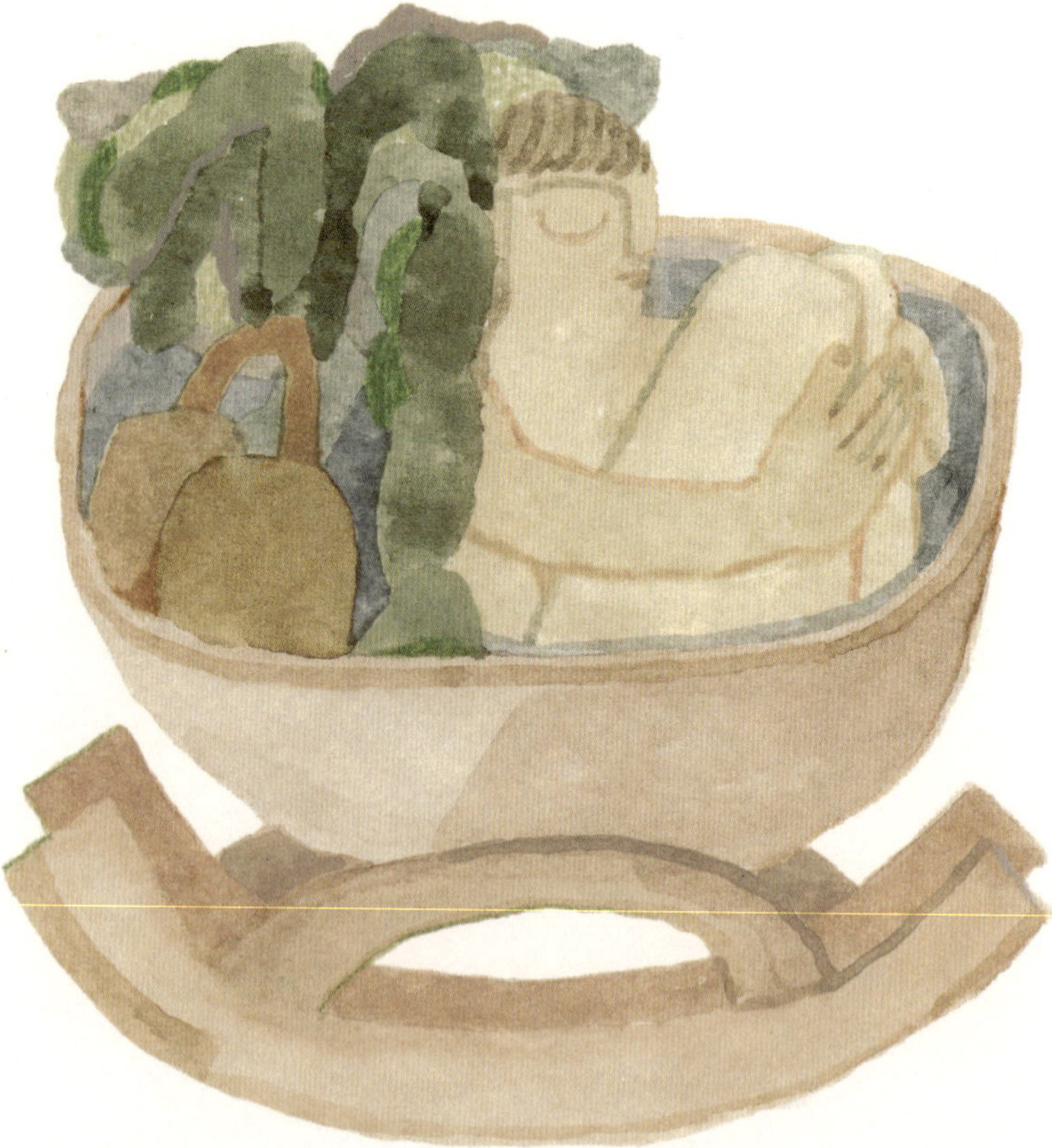

ベッドでひざを抱えて体育座りをしたら、

ゆりかごのように体を前後にゆらゆらさせてみましょう。

さらにそのままあおむけになって体を左右にゆらします。

息を深く吸い、左右に向いたときに息を大きくはいて。

勢いはつけず、スローペースで。

背骨と骨盤がゆるむので

腰痛や肩こりにも効果アリ。

お腹周りの脂肪が気になる方にもオススメです。

軽めの運動で心地よい眠りを。

no.75

# 頭部にある「安眠のツボ」を押す

ベッドの中での不安やイライラには頭部のツボ押しを取り入れて。

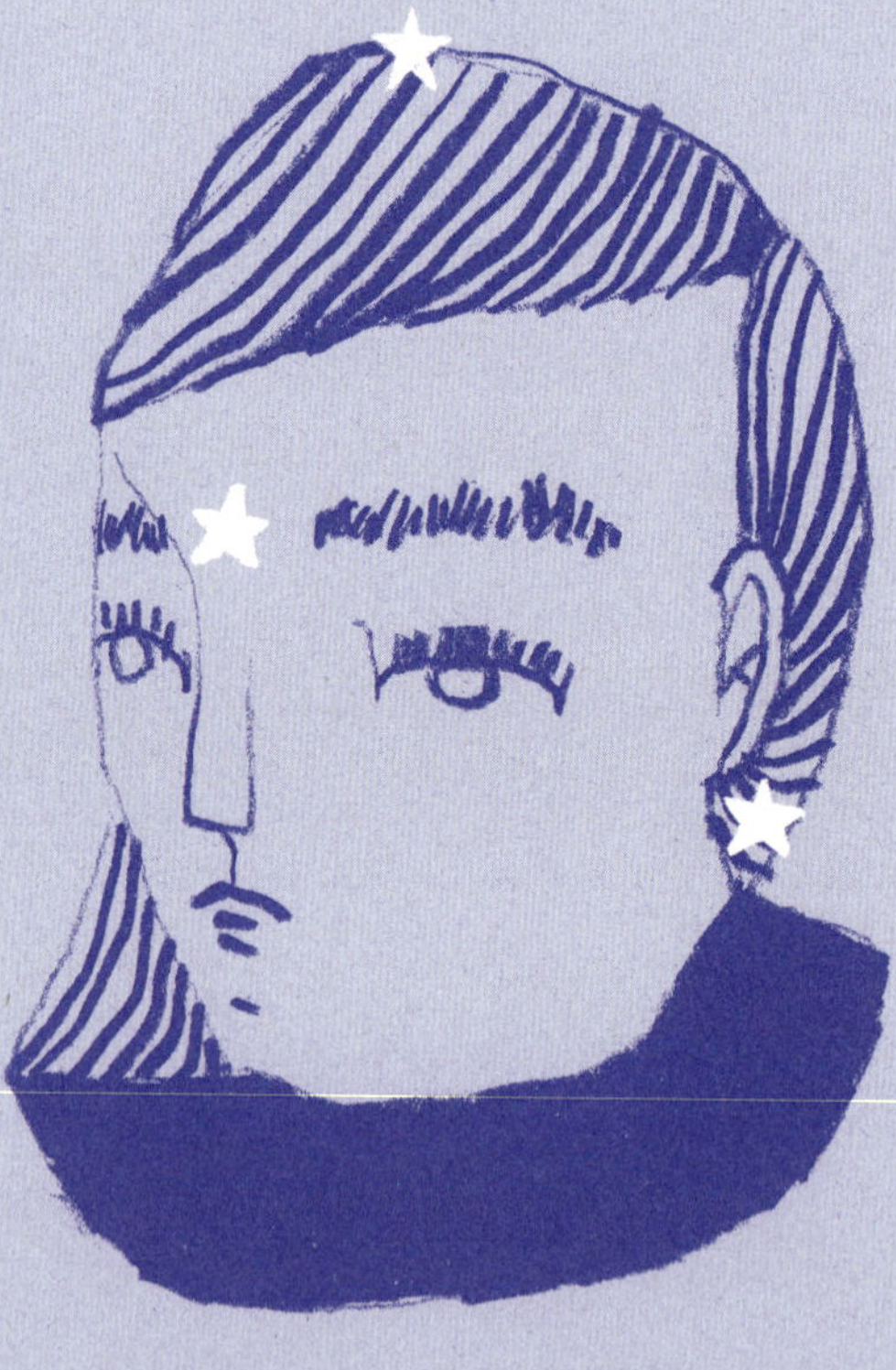

**＊ツボでセルフケア**
ツボ押しは自分で行うところに合わせた強さで刺激を加えられます。また押して痛いツボは不調のサイン。自分の状態を知ることにもつながります。

リラックスのツボ代表格は「百会《ひゃくえ》」。
頭蓋骨上の両耳を結んだ線と顔の中心線がクロスする部分にあります。
頭を手で包み込むようにして、
3秒押して3秒離すを繰り返します。

耳の後ろ、骨のくぼみの少し下にある「安眠《あんみん》」は
副交感神経を優位にしてくれるツボです。

眉間にある「印堂《いんどう》」もオススメ。
眉と眉の真ん中の少しへこんでいる場所にあります。
気持ちを落ち着かせ、眠りの質を高めてくれるそう。

no. 76

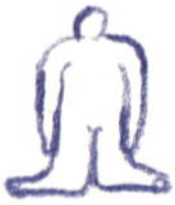

# タオルを使って肩甲骨をゆるめる

自信にみちあふれているとき、人は胸をはりますが、
ストレスを感じていると、
背中が丸まり胸が閉じ呼吸は浅くなります。
これでは熟睡はできません。

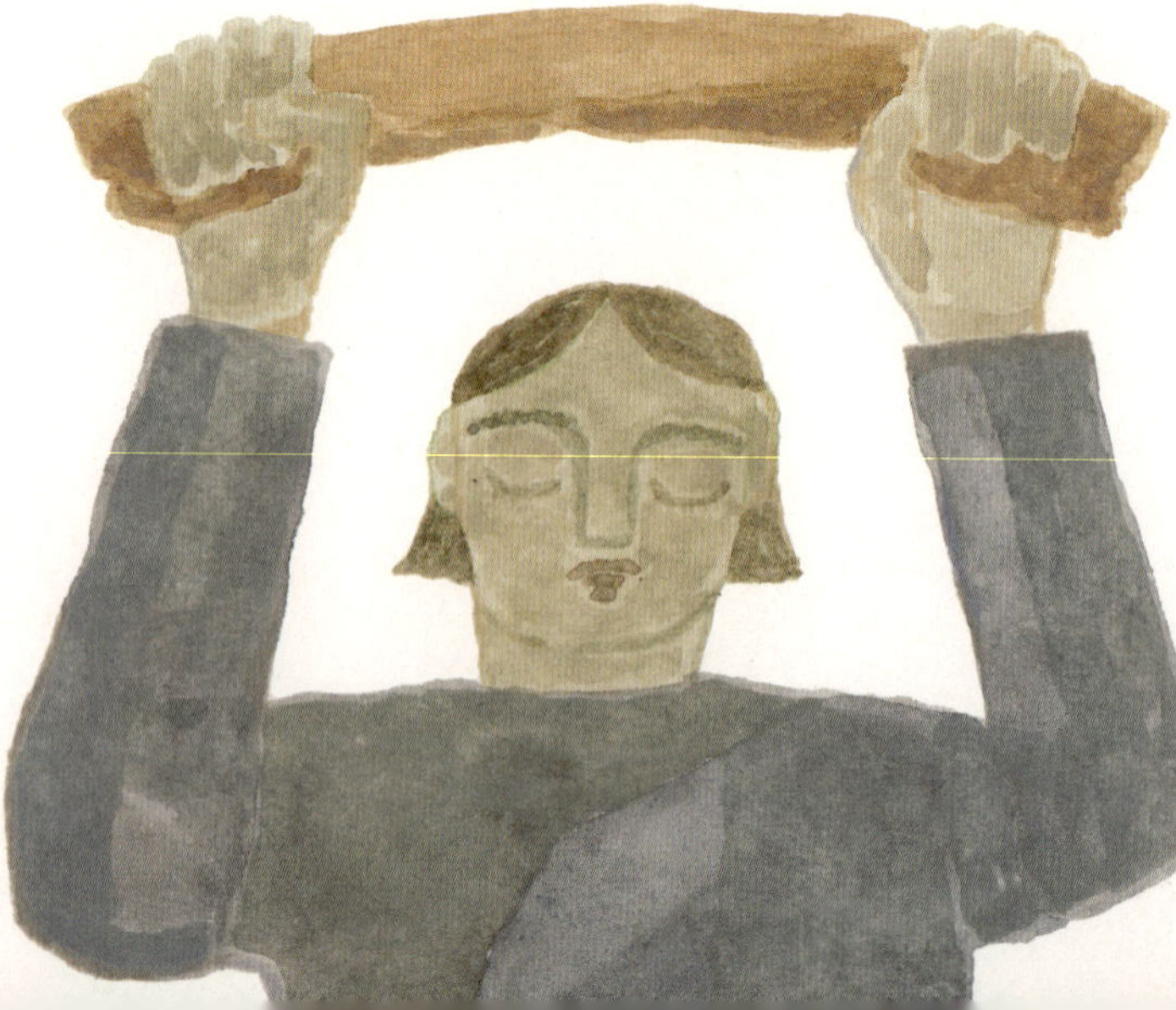

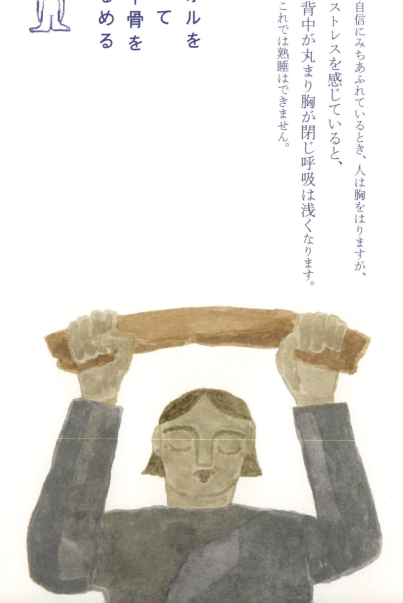

# こり固まった肩甲骨、

## タオルを使ったストレッチでスッキリほぐしましょう。

タオルの両端をつかみ、バンザイをします。
息をはきながら、左右に体をゆっくり倒しましょう。
最初の姿勢に戻り、今度は腕を曲げて下ろし、
息をはきながらタオルを頭の後ろへ。
余裕があれば肩甲骨まで下げて、外側に引っ張ります。

**肩甲骨がぐっと内側に入る**イメージです。

ゆっくり行うと全身の血行が良くなります。

**猫背の人、デスクワークが多い人**は
**姿勢改善**にも。ぜひ試してみて。

no.77

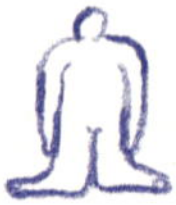

# 手と足を上げてぶらぶらさせる

冬場、手足が冷えて眠れない人は
**手足ぶらぶらストレッチ**を。

手と足には全身の7割もの毛細血管が集まっています。
これを心臓より高く上げることで
**血液の循環が良くなり体があたたまり**ます。

ベッドであおむけになり、
**手と足を垂直に上げてぶらぶら**させましょう。
30秒から1分くらい続けると効果的です。

# no.78 手と足でグーとパーをする

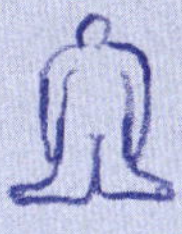

もうひとつ、冷えに効くストレッチを。

手と足でグー・パーの動作を行います。

5秒間グーをして、そのあと
パーも5秒キープします。

これを5回程度行います。

足は、指を丸めてグー、外に開いてパーです。

冷たい手足があたたまることで熱が放出されやすくなり、
深部体温が下がることでぐっすり眠れます。

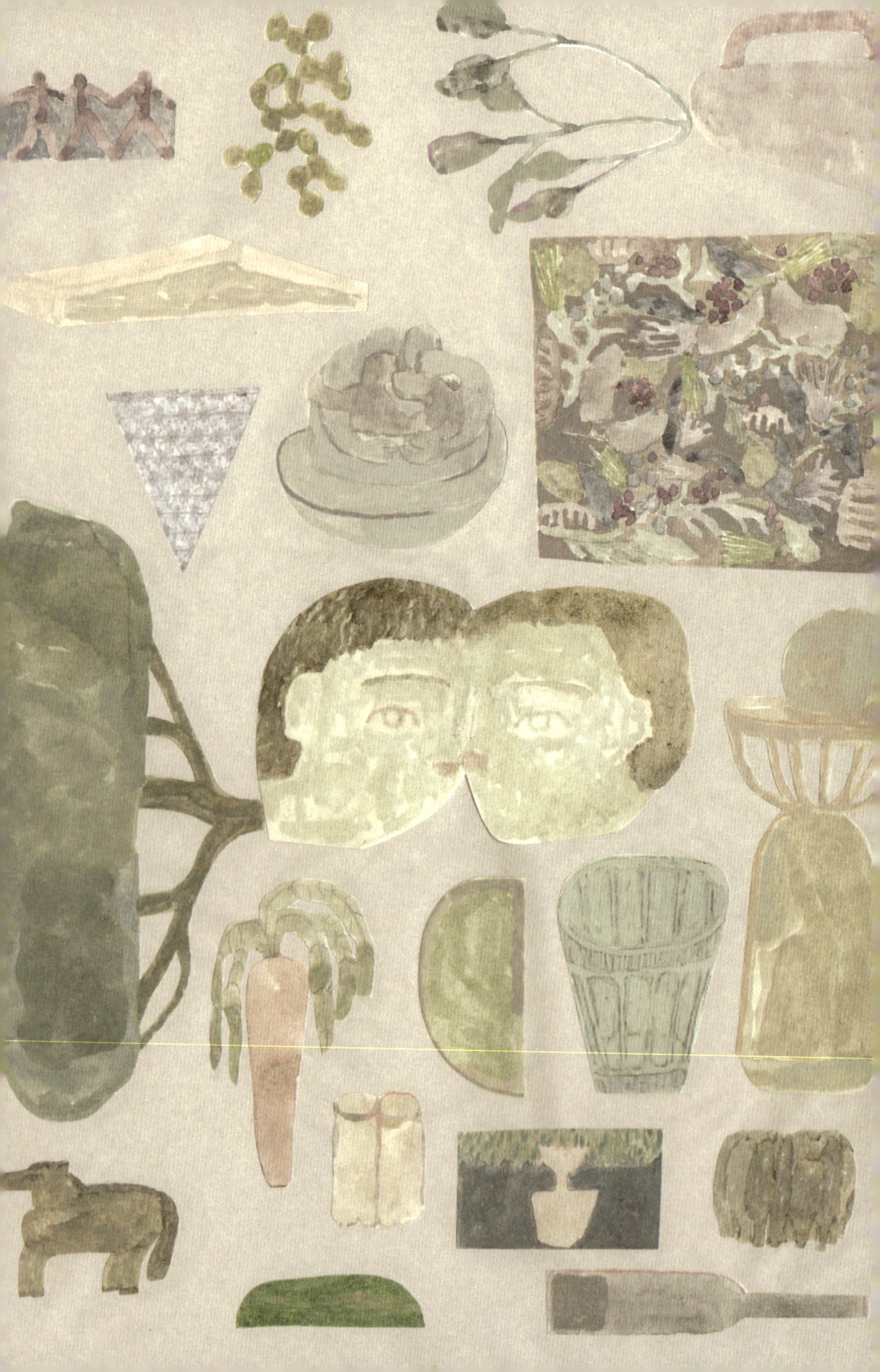

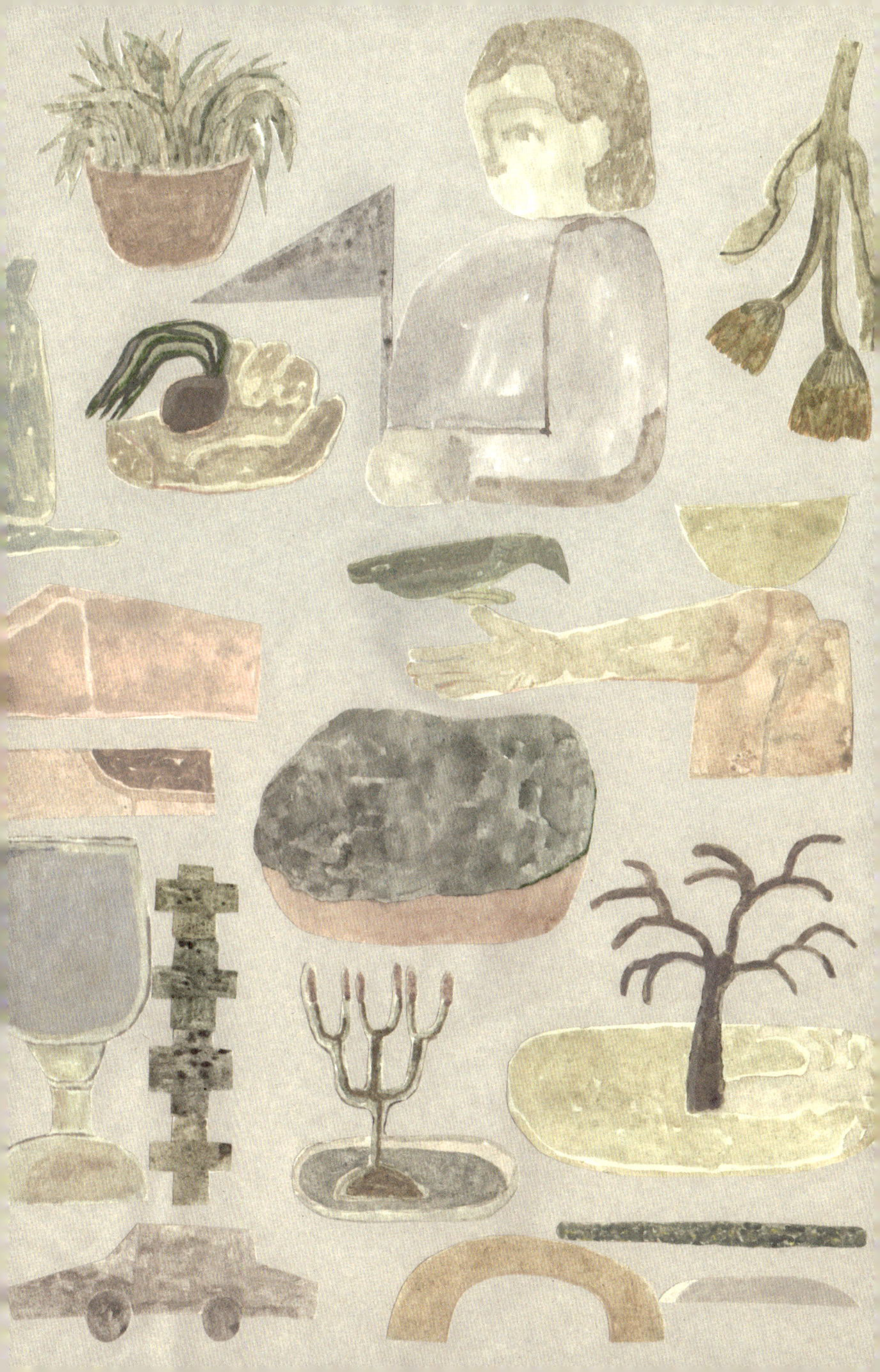

no.79

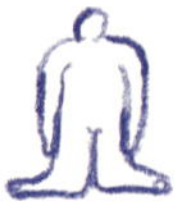

# ストレッチでアゴの力を抜く

精神が不安定になったりパソコン画面に集中しているとき
人は歯をくいしばりがち。思い当たる人は
**アゴの力を抜いて**リラックスしましょう。

まず下のアゴを左右に5回動かします。
さらに下のアゴを5回、前後に動かします。
そして口を大きく開いて5秒キープしたらアゴを戻します。
この動きを数回繰り返すと緊張がゆるみます。

**＊顎関節症《がくかんせつしょう》**
アゴが痛む、口が開かない、アゴを動かすと音がするなどの症状が出る病気。気になる場合はセルフケアはもちろん歯科で診断を受けましょう。

no.80

# 眠りの儀式を決める

自分だけの眠りの儀式を見つけましょう。

「100回ブラッシングをする」

「大好きな写真集を眺める」

「ホットミルクを飲む」

簡単なことを、3つくらい。

シンプルにできることを、毎日行いましょう。

習慣化すれば、安眠スイッチに。

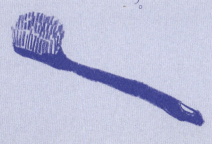

no.81

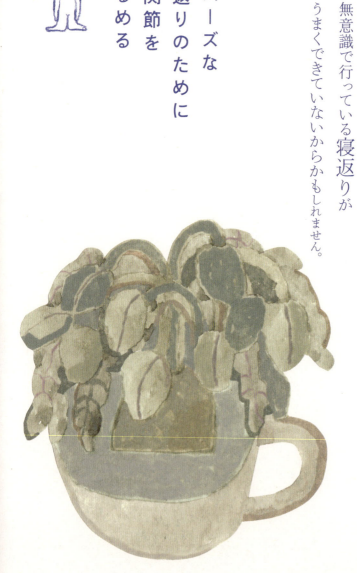

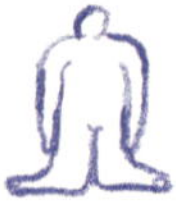

# スムーズな寝返りのために股関節をゆるめる

朝起きたときに熟睡した気がしないのは
無意識で行っている寝返りが
うまくできていないからかもしれません。

寝返りには、老廃物を流したり
体にこもった熱を逃がして体温調節したり
体のゆがみを整えるといった大事な役割があります。

腰の筋肉が固まっていると寝返りがスムーズに行えないので
股関節と腰をほぐすストレッチを。

体育座りをしたら、手の指を組んでお祈りのような形にします。
そのこぶしをひざの間に挟み、
外側からギュッと締めつけてキープ。
そのあと両ひざの力をゆるめましょう。
繰り返すことで下半身がほぐれスムーズな寝返りにつながります。

no.82

# 鎖骨の下を押してほぐす

眠る前に鎖骨の下の筋肉を押して
痛い部分をほぐしましょう。

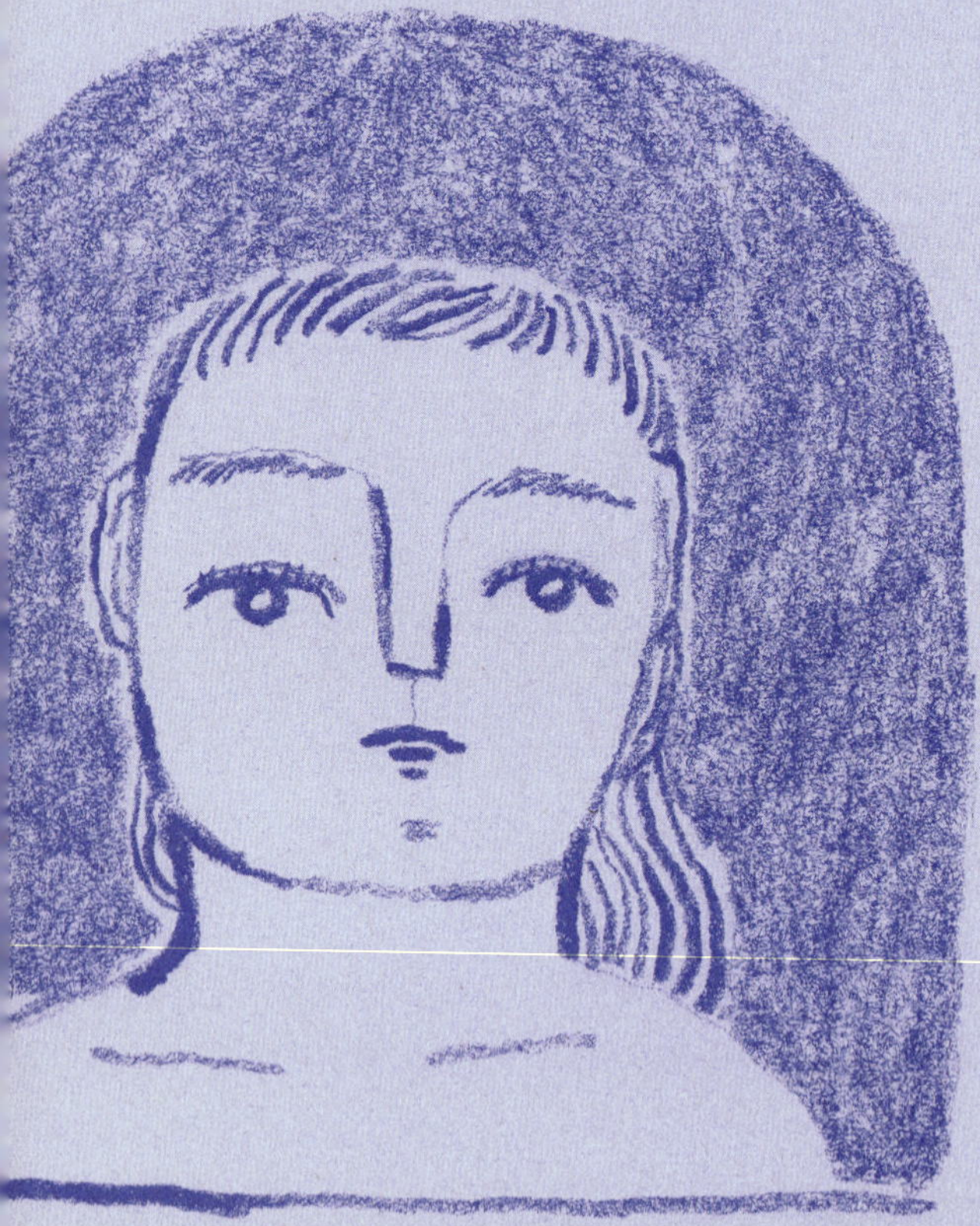

特に痛かったり硬くなっているところは
指で強めに押し、そのまま腕を上下に動かします。
さらに手をグーにして、左右交互にトントンと
鎖骨の下をリズミカルにたたきます。
最後に4本の指を使って、鎖骨の下を
内側から外側へなぞってリンパ液を流します。

鎖骨の筋肉がゆるむと首がほぐれ
胸が開くので、深い呼吸が可能になります。
またリンパの集まる鎖骨は老廃物が溜まりやすいので
入浴時に行うとデトックスや美容の効果も。

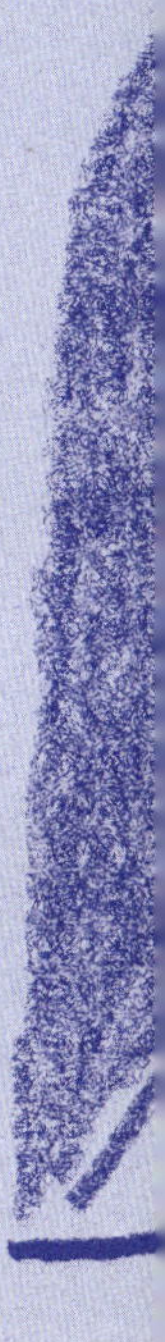

**＊胸鎖乳突筋《きょうさにゅうとつきん》**
鎖骨の内側から耳の下あたりまでつながる筋肉。ストレスを緩和してくれる自律神経と関わっています。鎖骨をほぐすことで、この筋肉も同時にほぐれリラックスできます。

no.83

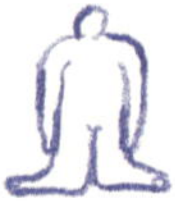

# 目を閉じて指先で数字を書く

「明日の仕事うまくいくかな…」
「あの人に会うのは緊張するな…」
翌日の「どうしよう」で頭がいっぱいになって
眠れないことってありますよね。

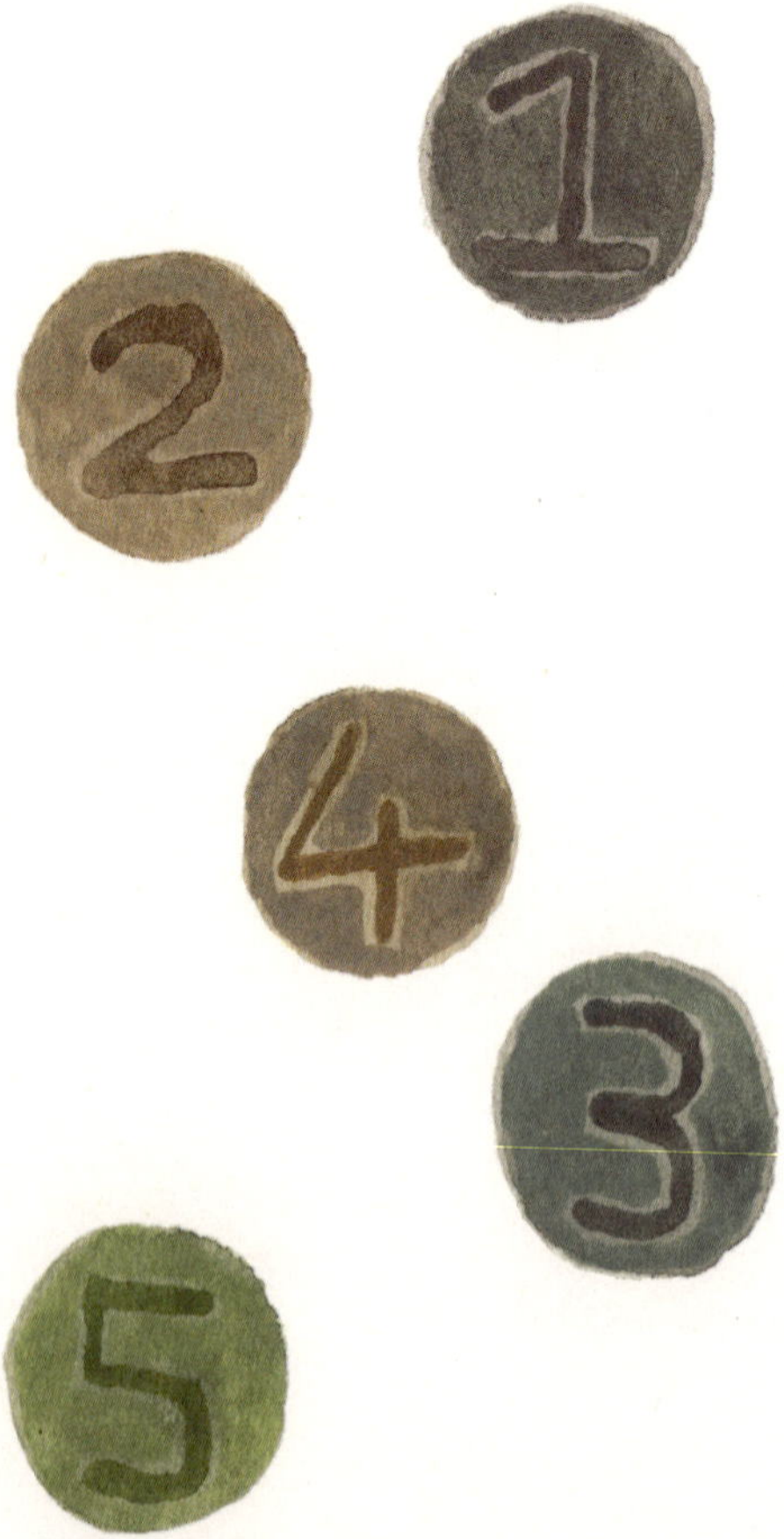

**＊数字は何でもOK**

ここでは単純なカウントアップ→カウントダウンですが、お気に入りの数字列やラッキーナンバーなどでも構いません。

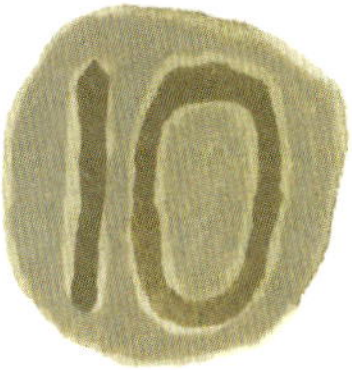

そんな風に考えすぎてしまうときは、

目を閉じてベッドに手足を投げ出します。

両手の指で同時にシーツの上に

数字の1を書き、丸で囲いましょう。

①を書いたら、次は②、③、④、⑤、⑥、⑦。

⑩まで書いたら、

⑨、⑧、⑦と戻して①まで…を繰り返します。

単純な動作を行うことで、脳の思考がゆるやかになります。

考えすぎが止まったら、そのまま眠ってしまいましょう。

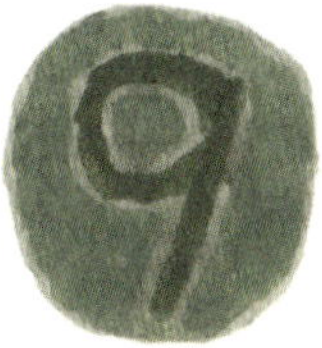

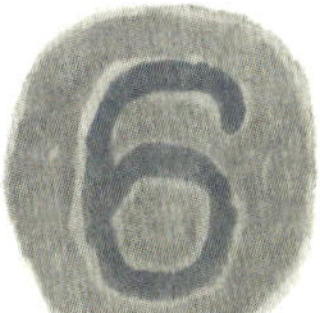

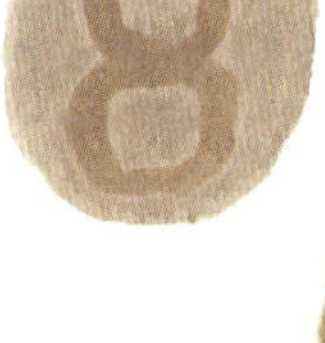

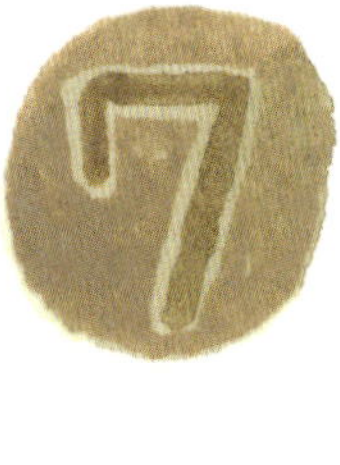

ベッドの中

no.84

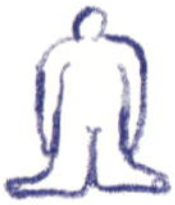

# いびき対策に「舌の筋トレ」をしてみる

いびきは、パートナーや家族だけではなく
自身の眠りもさまたげてしまいます。

いびきは喉の空気の通り道・気道が
狭くなって起こります。
原因は飲酒、鼻づまり、肥満などのほか、
「舌の筋肉の衰え」が原因であることも。

「舌まわし」で筋肉を鍛えましょう。
唇を軽く閉じ、舌の先でほほの内側を
押すように舌をまわします。
ほうれい線や二重アゴ対策にも効果があります。

no.85

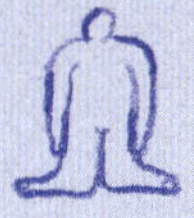

# 歯ぎしりにはマウスピースを試してみる

歯ぎしりの原因ははっきりとはわかっていませんが、
ストレスというケースが多いよう。

思い当たることはありますか？
心理的なストレスのほか、
アルコールやタバコのニコチンによる
体のストレスも考えられます。

歯ぎしり自体を止めることはできませんが
マウスピースをすると、歯を守り
眠りの質も高めることができます。
一度歯科医に相談してみましょう。

no.86

# 耳に指を入れてハミングする

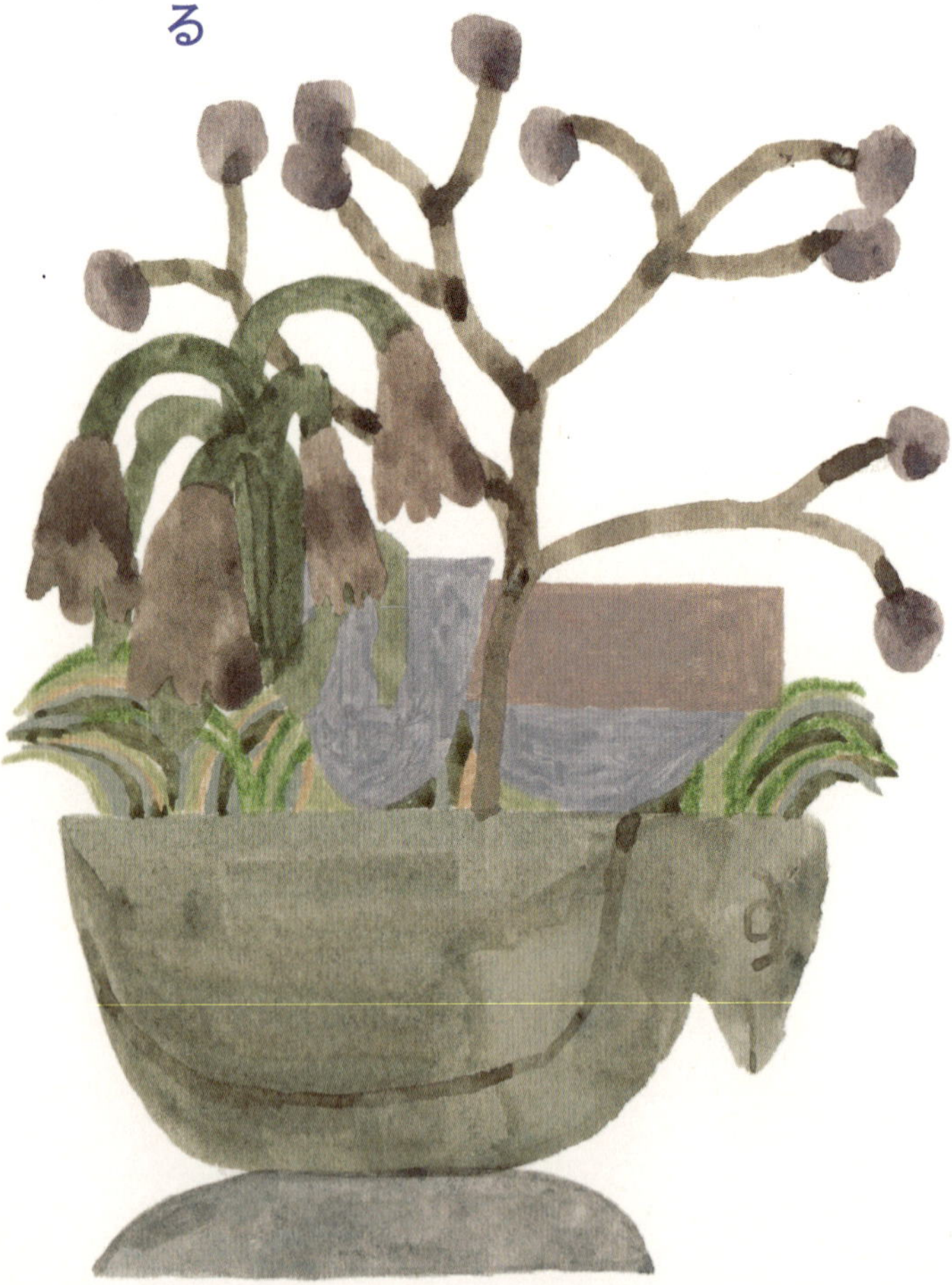

＊ブラーマリー
ブラーマリーとはサンスクリット語で「メスのハチ」という意味です。ハミングの音がハチの羽音に似ていることから、この名前がついたそう。

ヨガには「ブラーマリー」という呼吸法があります。
寝ていても座っていても構いません。
目を閉じて、歯はかみしめずに少し開いて。
軽く唇を閉じてください。

指で耳をふさぎ、声を出して
「ん〜〜〜」とハミングを。
息継ぎしながら1分程度続けて指を離します。
頭の骨に振動を与えることで、
考えすぎる思考をストップ！
心の不安定さを取り除きます。

no.87

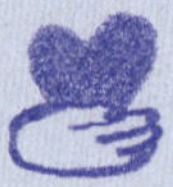

# 頭の中で「あ・い・う・え・お」を叫ぶ

ベッドに入っても不安や怒りの感情で
うまく眠気の波に乗ることができないときは、
目を閉じ頭の中で
「あ・い・う・え・お」を叫んでみて。

「あーーーー」「いーーーーー」「うーーーーー」

といったように、ロングトーンで。

長さに決まりはありません。

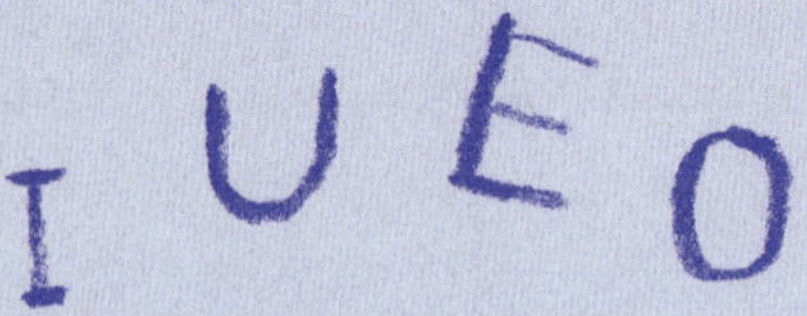

＊ロングトーン
ひとつの音を長くのばす発声方法。腹式呼吸を意識しながら行うと、体幹が鍛えられます。長く息をはく深い呼吸には安眠効果もあります。

笑って脱力しそうな
「ぴゃ行」や「にゃ行」でも。

繰り返し脳内で叫ぶことで
思考がシンプルになり、負の感情が落ち着いてきます。

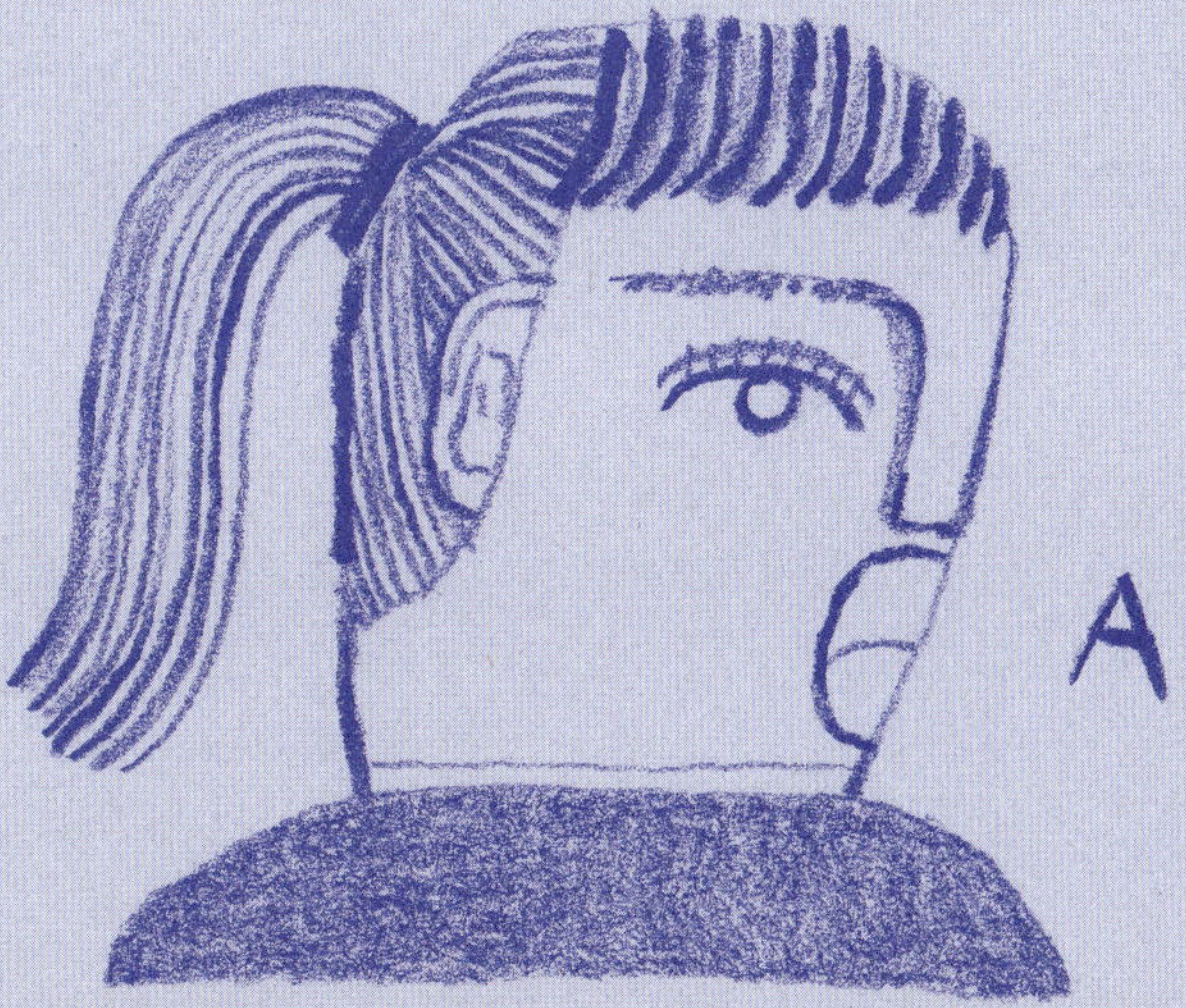

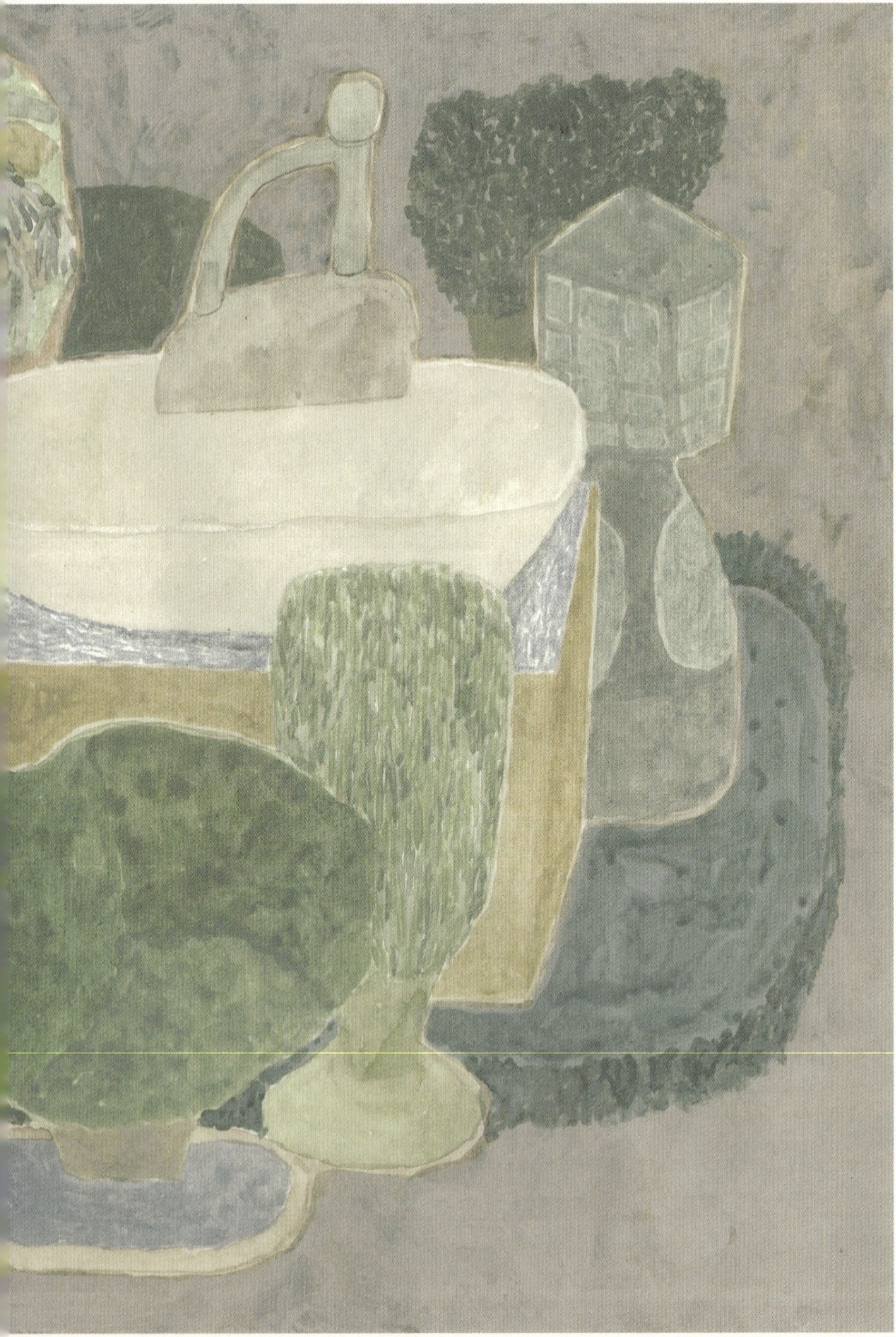

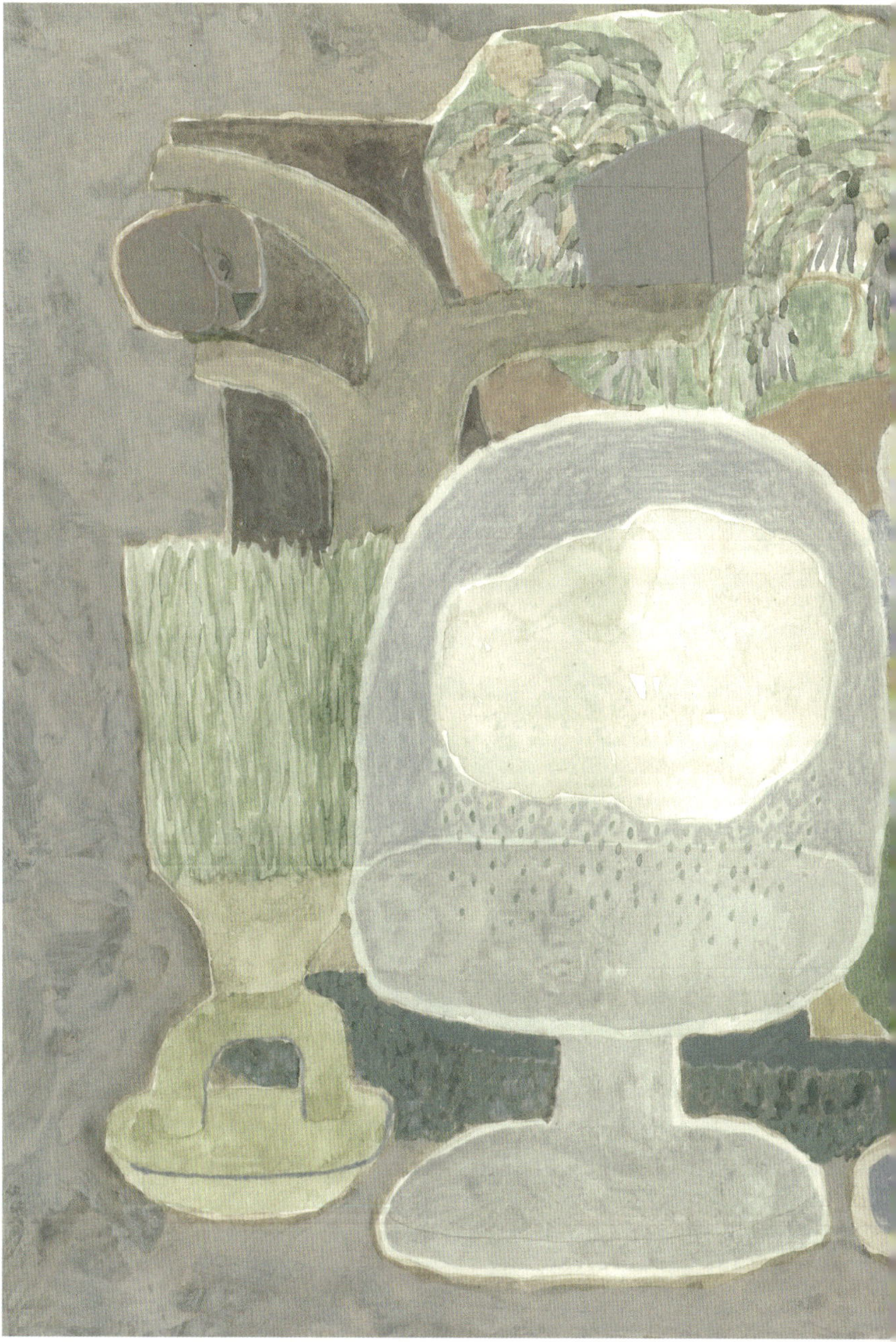

no.88

# 100から数をカウントダウンする

入眠時に羊を数えたりしますが、
もっとシンプルに
数字を100から逆順に数えてみて。

なるべくゆっくり数えましょう。

「100（ひゃ〜く）、99（きゅ〜じゅ〜きゅ〜）、98（きゅ〜じゅ〜は〜ち）」

と3秒にひとつくらいのペースで。

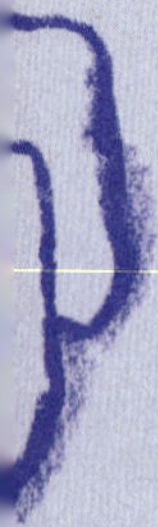

どこまで数えたかわからなくなったときや、
1まで数え終えたときは、もう一度100から。
数字を逆から追いかけることで、
ベッドでの考えごと予防になります。

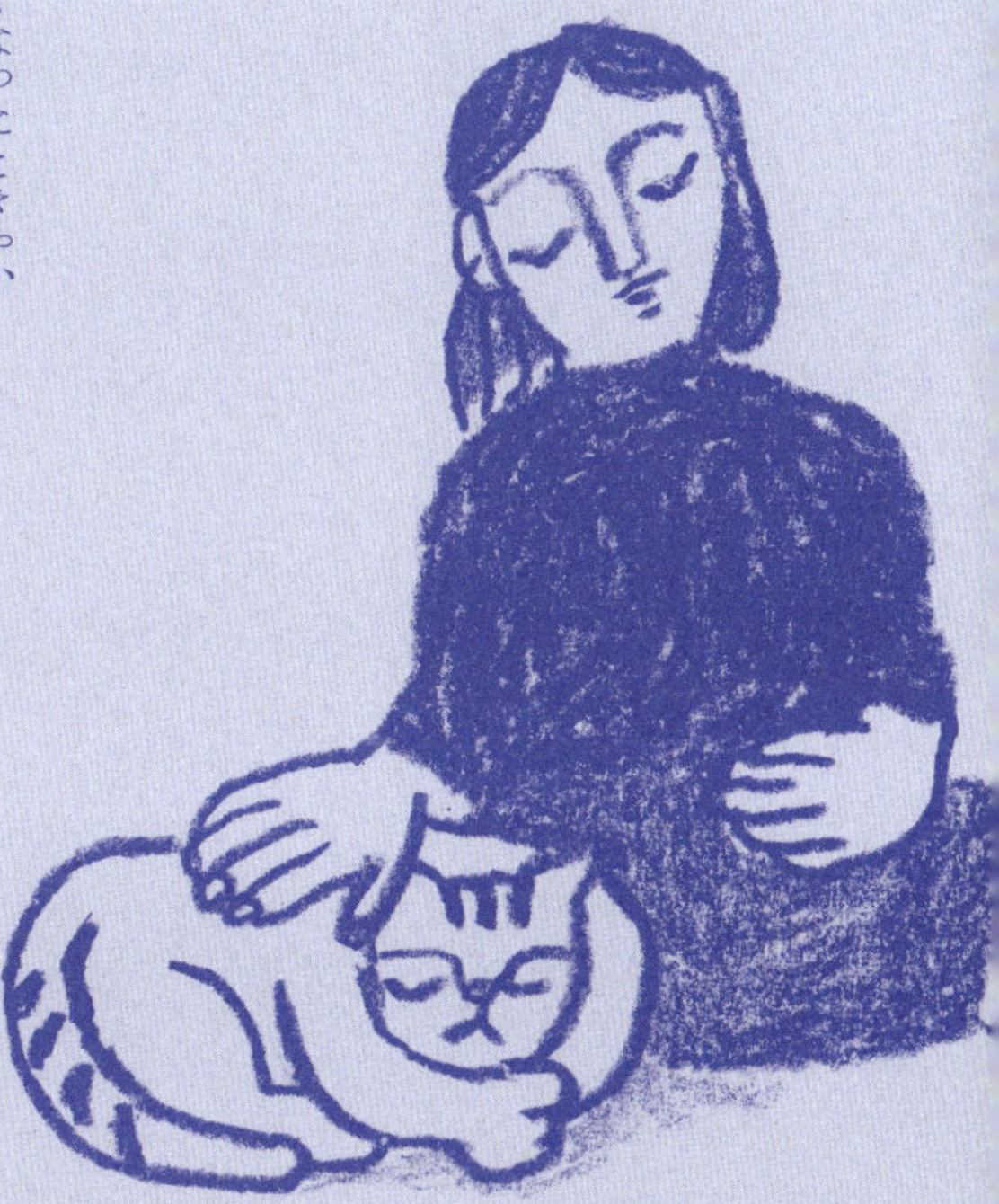

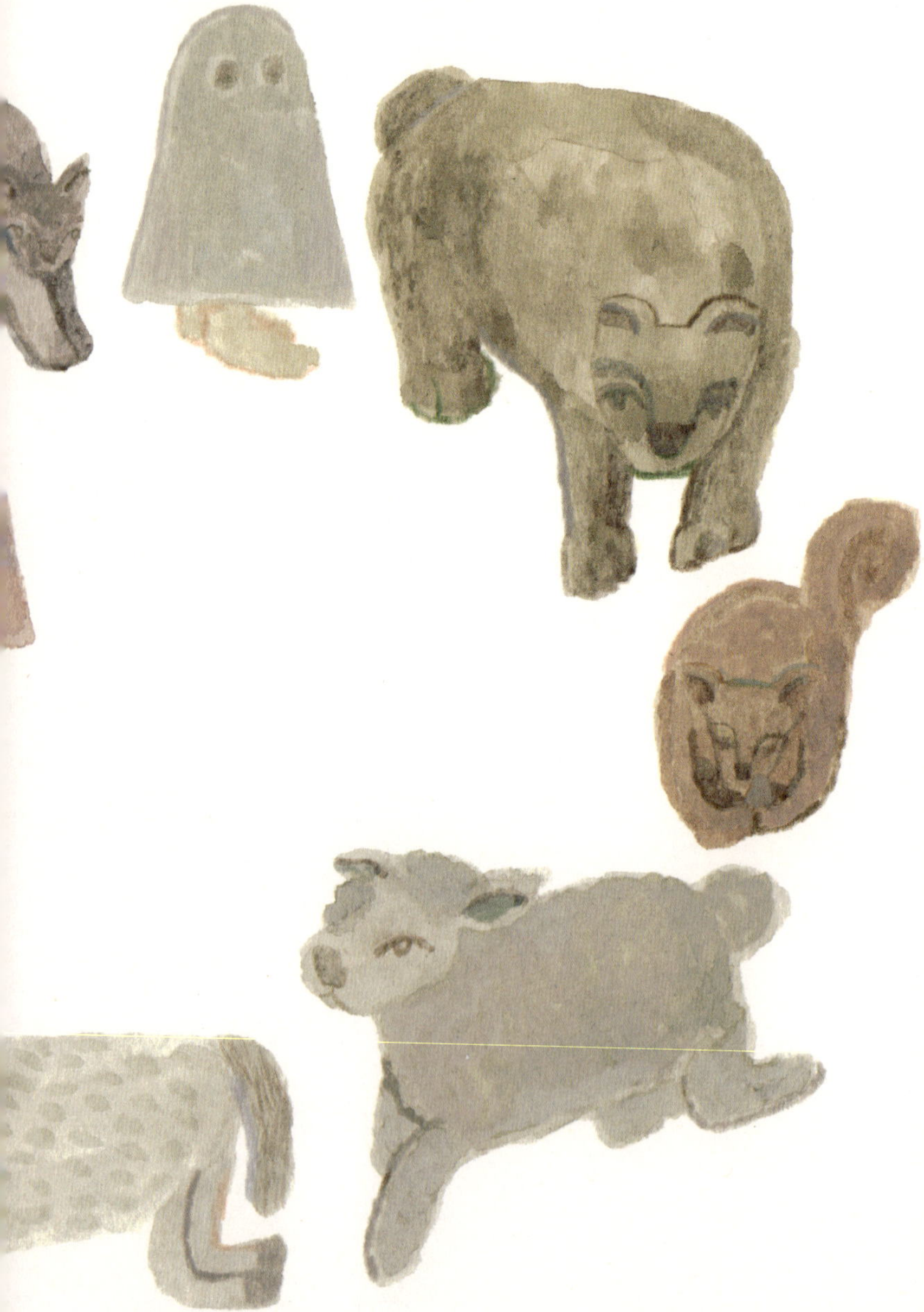

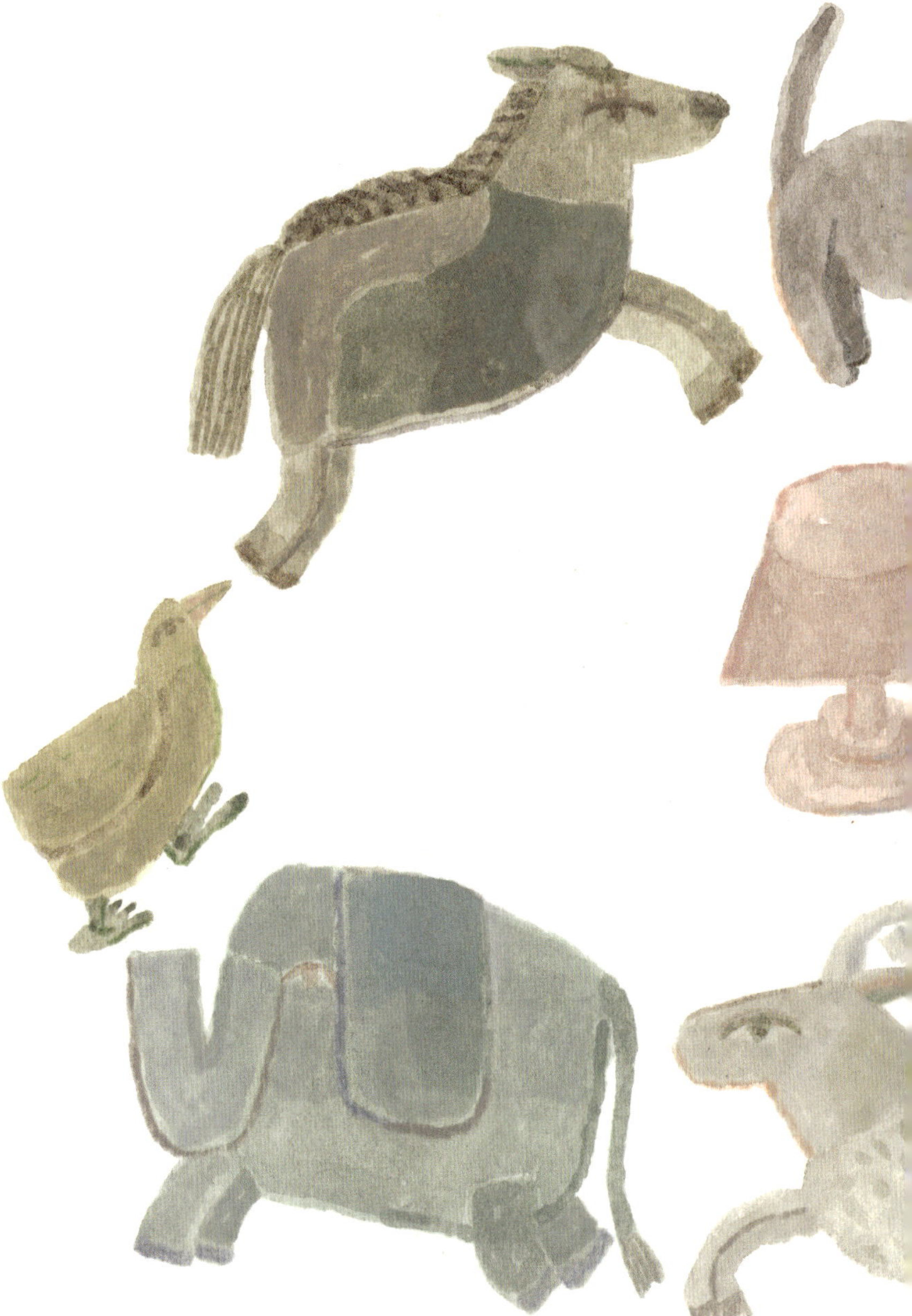

no.89

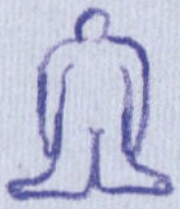

# 息を8秒はき
# 3秒止め
# 5秒吸う

緊張や不安を取りのぞくには、深呼吸がいちばん。
いきなり吸うのではなく、深くはいてから始めると
楽に深呼吸できます。

頭の中で「1・2・3・4・5・6・7・8」
とカウントしながら、8秒間息をはきましょう。
次に「1・2・3」とカウントしながら
3秒間、息を止めます。
さらに「1・2・3・4・5」で
大きく5秒間、息を吸います。

これを2～3分間繰り返し
最後は息をはいて終了します。
吸うときはスーっ、
はくときはハーっと
大きく音を出して行うのがコツです。
入眠の際はもちろん日中、
緊張したときにもぜひ。
3回くらい行うと集中力が高まり、
長く繰り返すとリラックス効果が。

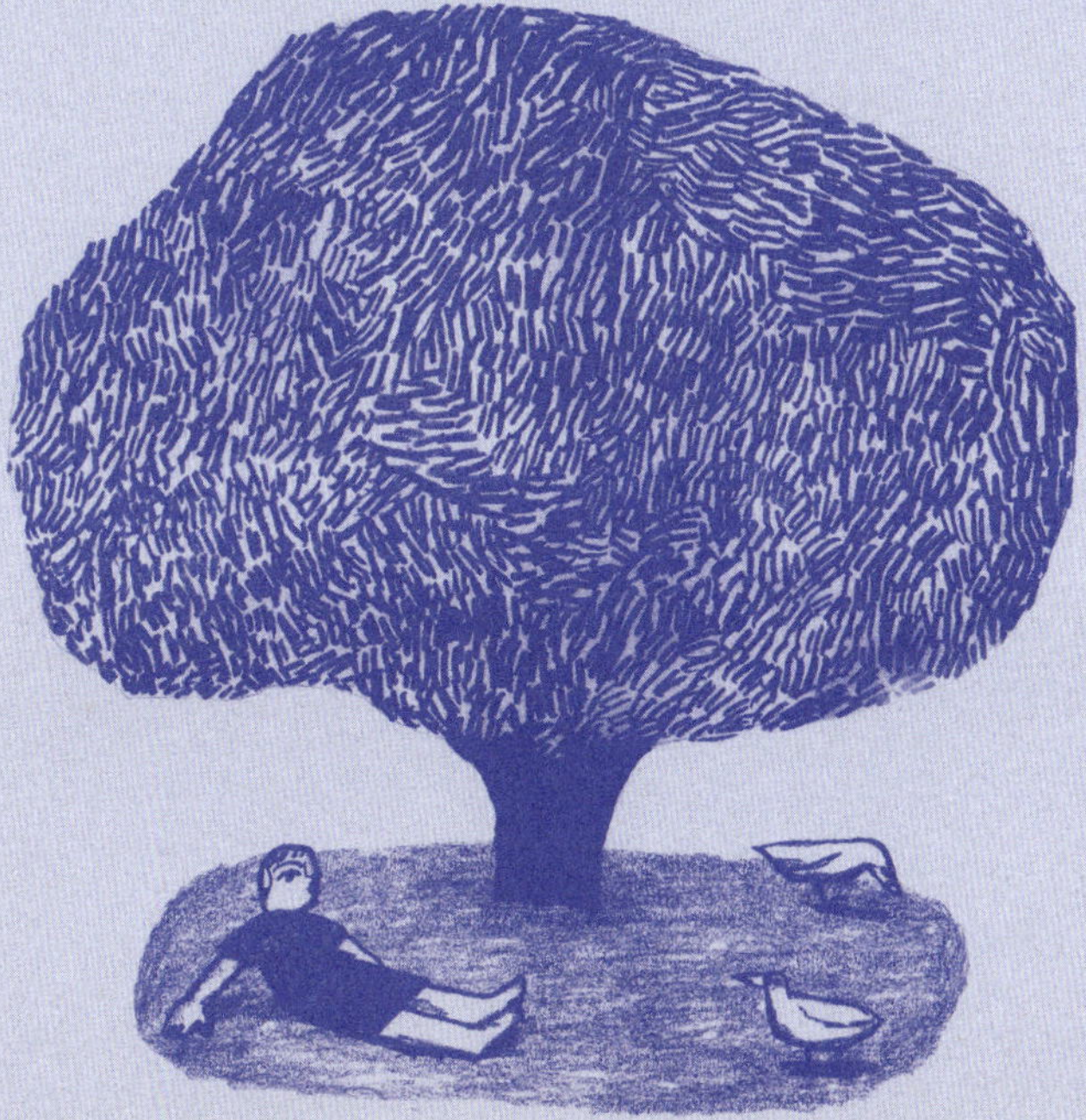

no.90

# 頭の中で連想ゲームをする

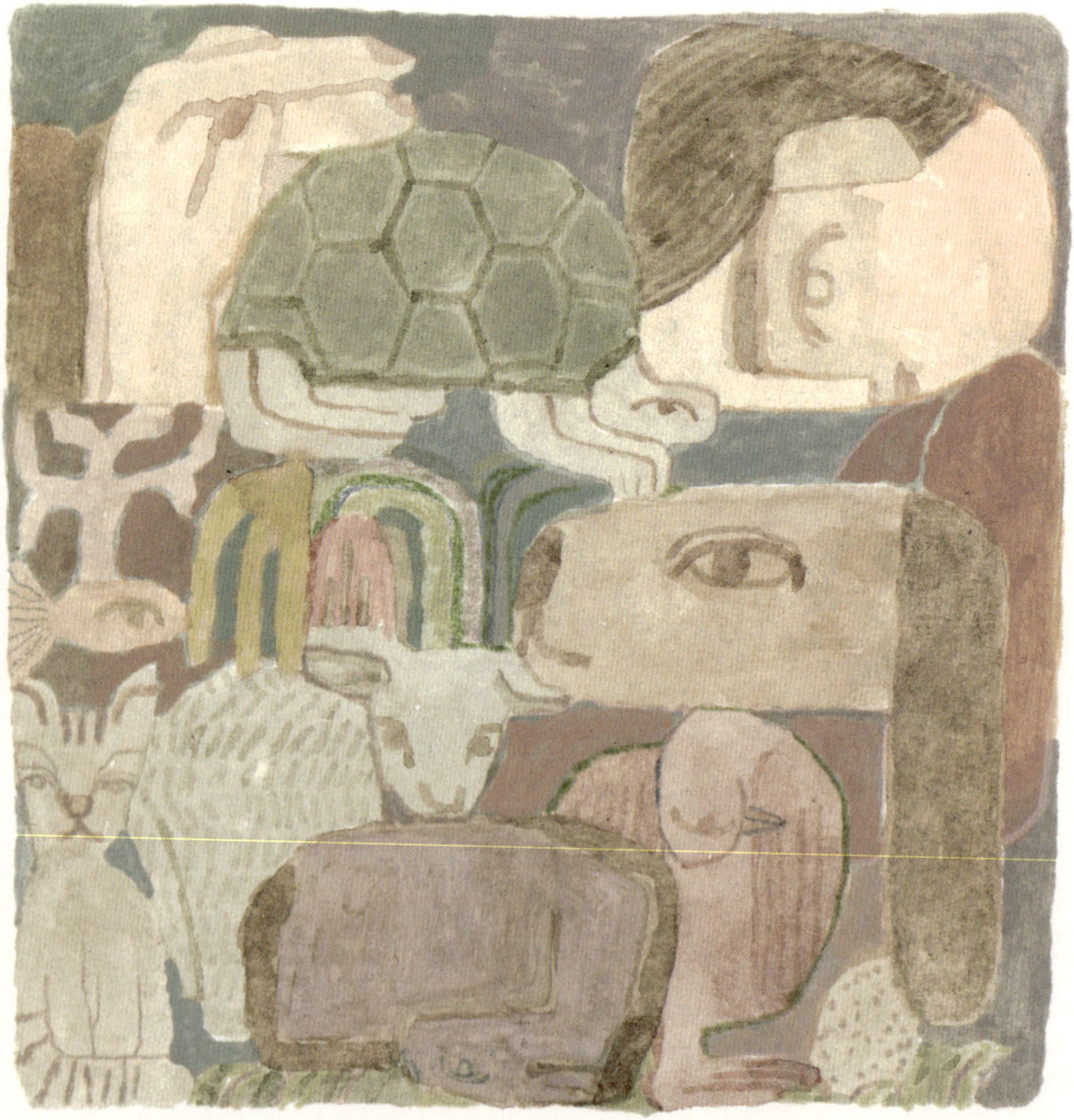

1つの単語から、違う単語を連想していく方法も、
ゆるやかな眠りへと導いてくれます。

シンプルな言葉を1つ思い浮かべましょう。
たとえば「ひまわり」。
「ひまわり」の〝ひ〟から単語を連想しましょう。
「光」や「ひぐらし」。
次は〝ま〟から、「マンゴー」、〝わ〟から、「ワイン」
といった具合です。

脳は多くのことを1度に考えられないので、
日常のあれこれを頭から追い払えます。

no.91

# 難解な本を読む

難しい授業を聞いたり参考書を読んでいたら
ついついあくびが…
という経験ありますよね。

眠れないときには、
専門書や哲学書といった少し難しい本を
読むのもオススメです。

理解困難な文章は内容が頭に入らず
ただの「目で字を追う作業」になり、
単調な作業が眠りを誘います。

no.92

# 単調な音楽を流す

電車のガタンゴトンという音。

一定のゆれに座りながらウトウト…。

難しい本と同様「変化のない単調な音楽」も眠りを誘います。

「サー」というホワイトノイズや

「ぽつぽつ」という雨音。

音楽なら同じフレーズの繰り返しを…。

うまく脳を飽きさせて眠りを呼び込みましょう。

*モノトナス

変化がなく単調な様子、一本調子、退屈…そんな意味をもつ英単語「monotonous」。視覚や聴覚に取り入れて。

no.93

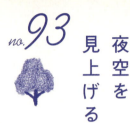

# 夜空を見上げる

星空を眺めると、寝つきが良くなり
深く眠ることができるそうです。
ですから、どうしても眠れないときは
スマホを置いて、夜空を眺めましょう。
遠くを眺めることで目の筋肉がゆるみます。

満点の星とまではいかなくとも
夜風を感じるだけでも気持ちが落ち着くもの。
寒い時期はあたたかくして！

窓を開けてもビルの壁…という人は、
夜空の写真集を。

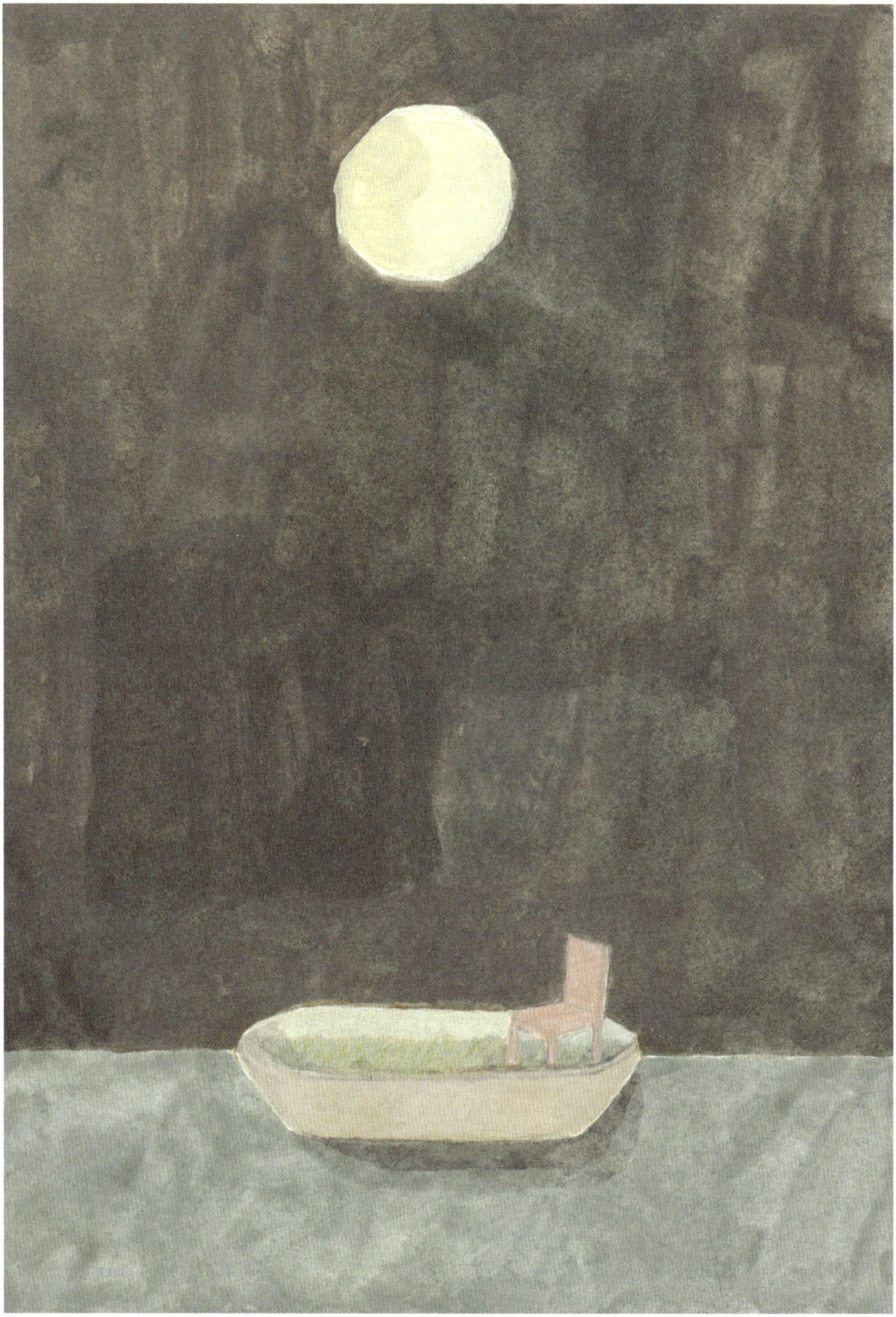

no.94

# ベッドではスマホを触らない

眠れないとき、ついつい手をのばして
ベッドでスマホを見ている人、多いと思います。

パソコンやスマホのブルーライトが
太陽の光に似ているので、
脳が昼と勘違いして眠れなくなる
…というのは有名な話。

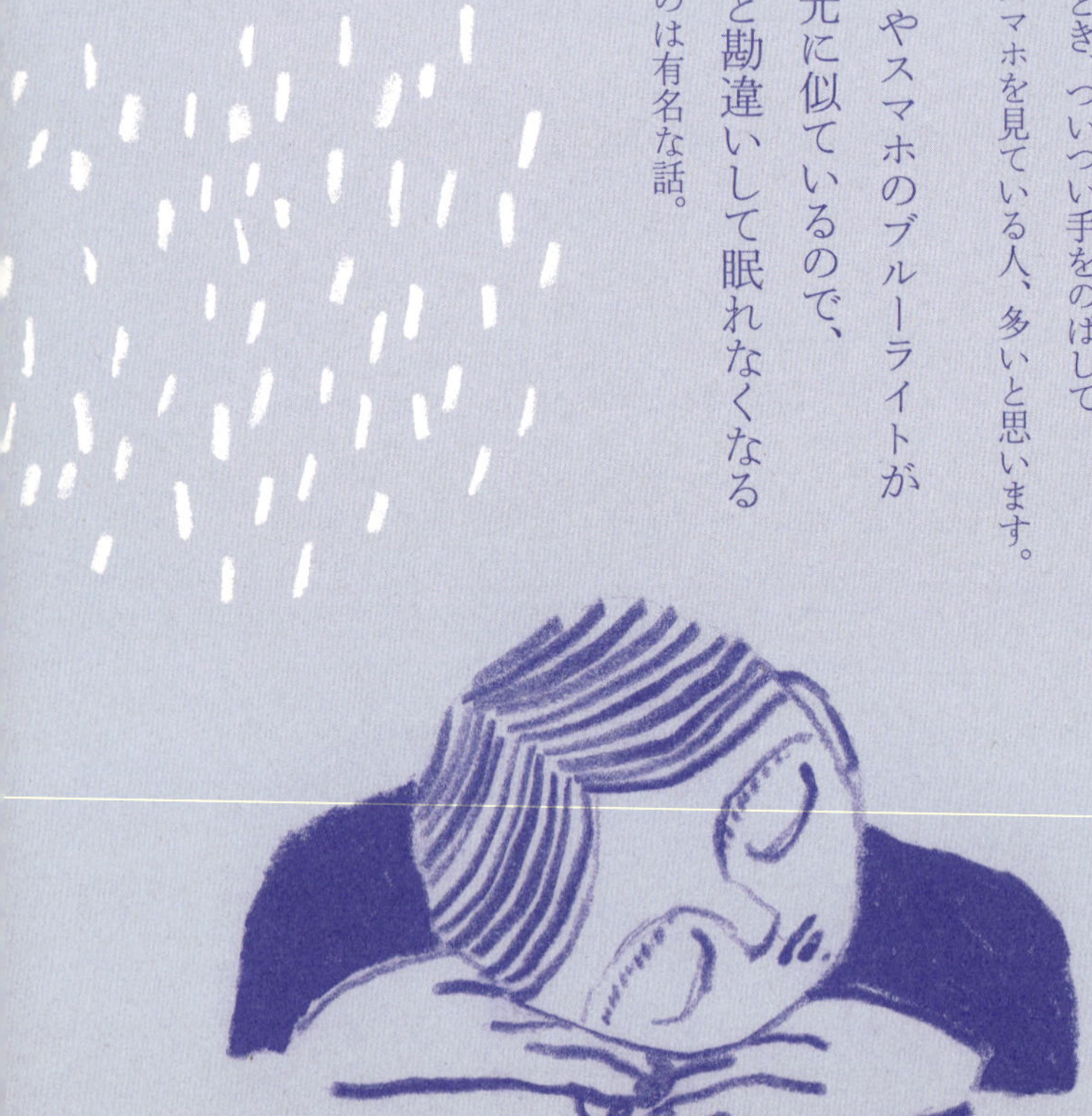

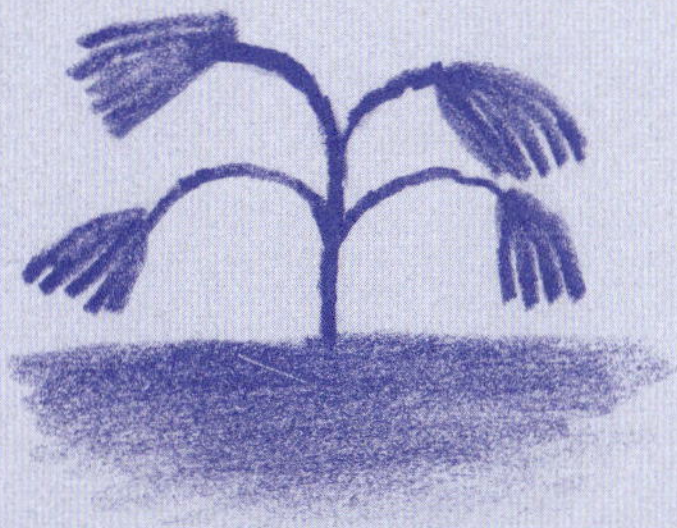

神経質になりすぎる必要はありませんが、
やっぱり真っ暗な部屋でスマホを長時間見るのは、
睡眠のさまたげになるので止めましょう。
理想は**就寝1時間前**には切り上げたいですね。

**＊ブルーライト**
380nm〜495nmの波長を持つ青色光。PCやスマホなどのLEDディスプレイから多く発せられています。脳が太陽光と勘違いして体内時計が狂うことも。

no.95

# 1人でできるリラックス法を試してみる

眠れないだけでなく、少しうつっぽかったり
イライラするなど、自律神経が乱れているな…
と思うあなたには、
ドイツの精神科医が考案した
「自律訓練法」を少しだけご紹介します。

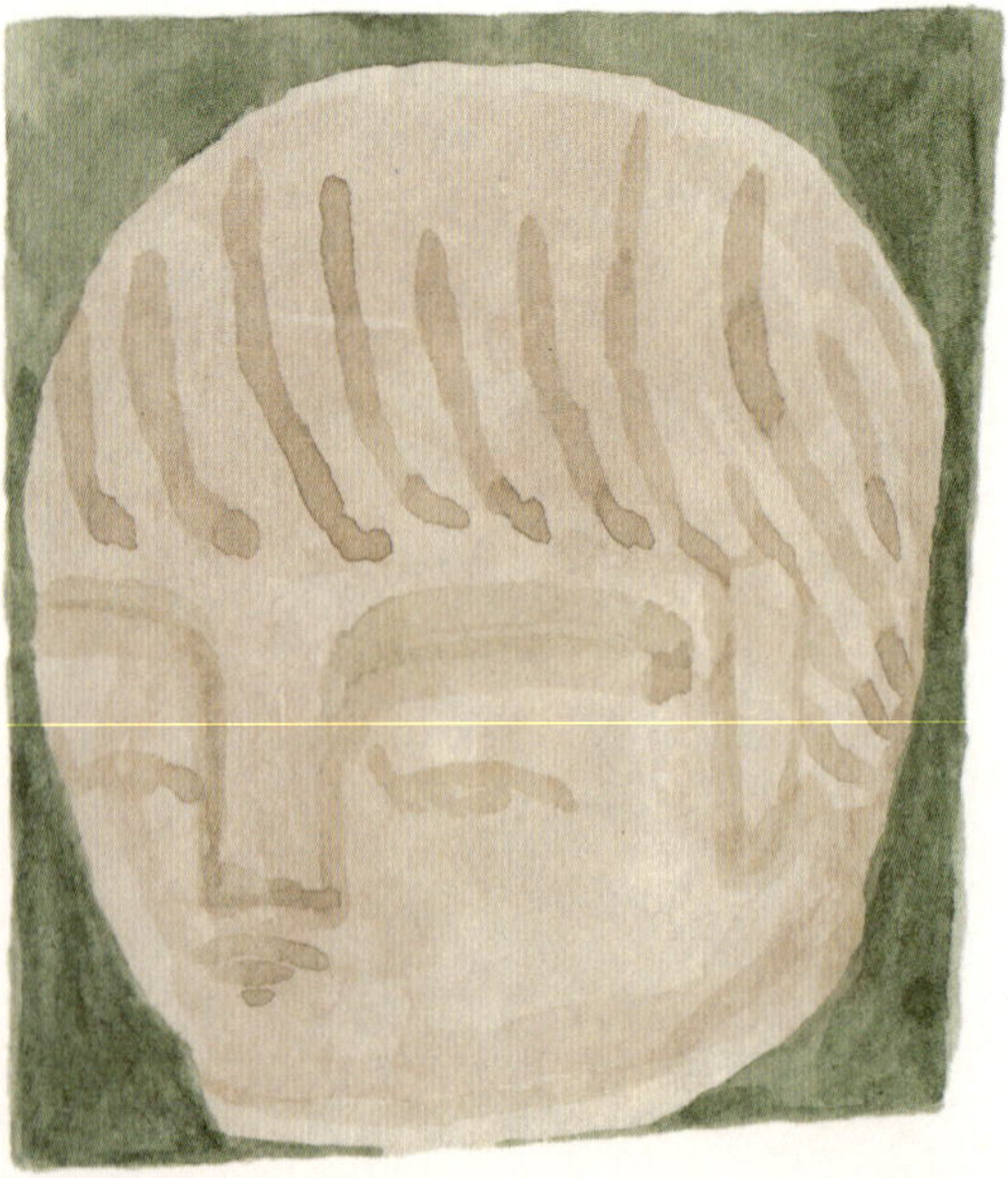

目を閉じて、あおむけで寝ます。

「気持ちが落ち着いている」と自分に語りかけ、
ほんとうに落ち着いてきたら、

「右手が重たい」、「左手が重たい」「両足が重たい」

と心でとなえ、自然と手足が重たくなるのを感じます。

「右手があたたかい」「左手があたたかい」

「両足があたたかい」と心でとなえ、
自然と手足があたたかいのを感じます。

自分で自分に暗示をかけそのまま眠りにつきましょう。

no.96

# 著名人の眠り方をチェック

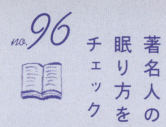

ここでちょっと**雑学**。忙しい世界の著名人は
どんな睡眠タイムを過ごしているのでしょう。

アップルのスティーブ・ジョブズは
睡眠時間を半分に分けて**2度寝**していたそう。

イギリスの元首相のウインストン・チャーチルは、
朝8時に起きて夜中の3時に寝て、積極的に**昼寝**をしたそうです。

アメリカン・エキスプレスCEOのケネス・シェノールトは
**「明日、やるべきこと」**を
眠る前に3つ書き出していたそう。

マイクロソフトのビル・ゲイツは、
眠る前に**「1時間読書」**をしているそうです。

忙しい毎日を支えてくれる睡眠。
自分なりのルールやリズムを見つけるのが
大切なことなのかもしれません。

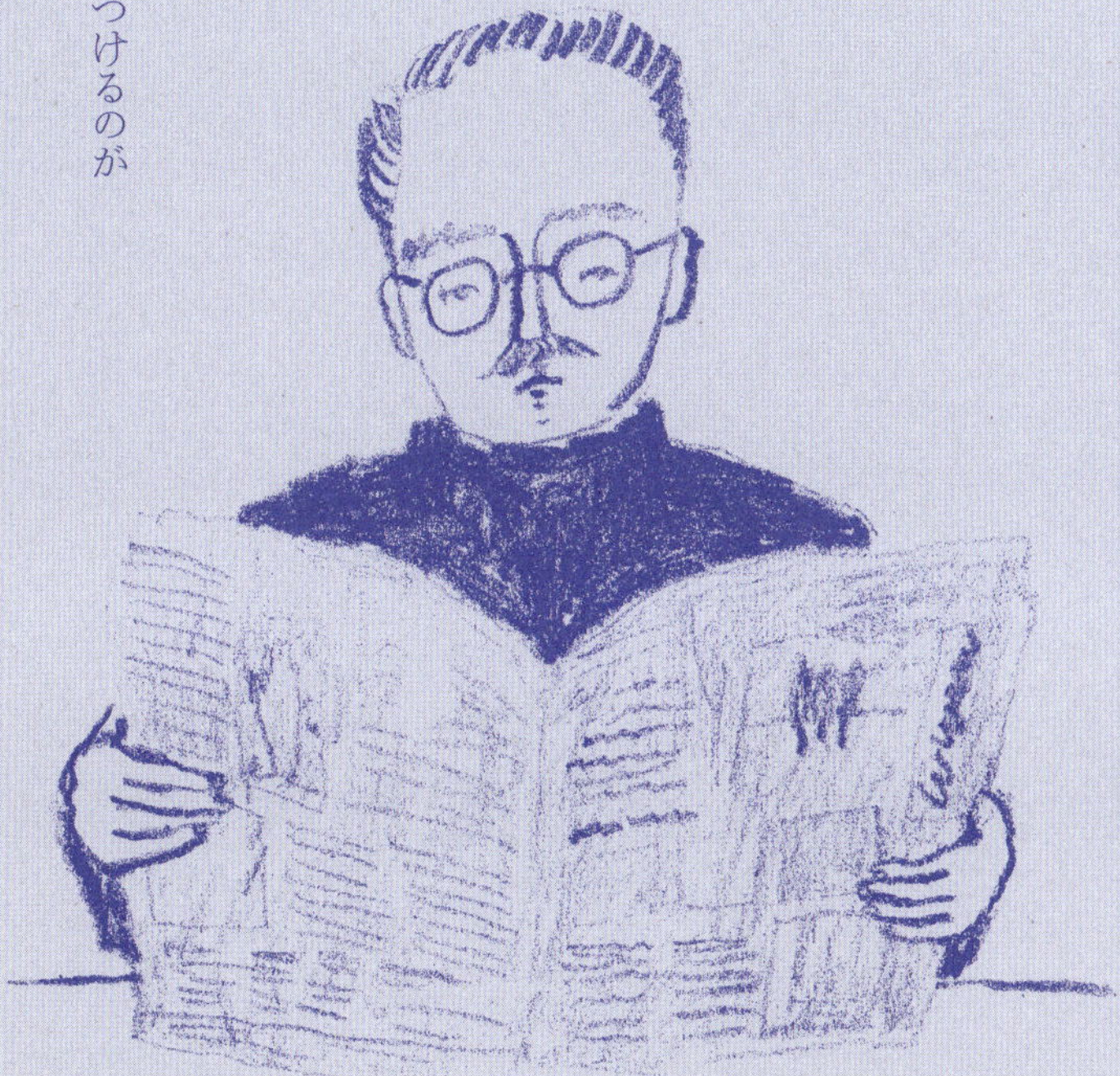

no.97

# アプリで睡眠日記をつけてみる

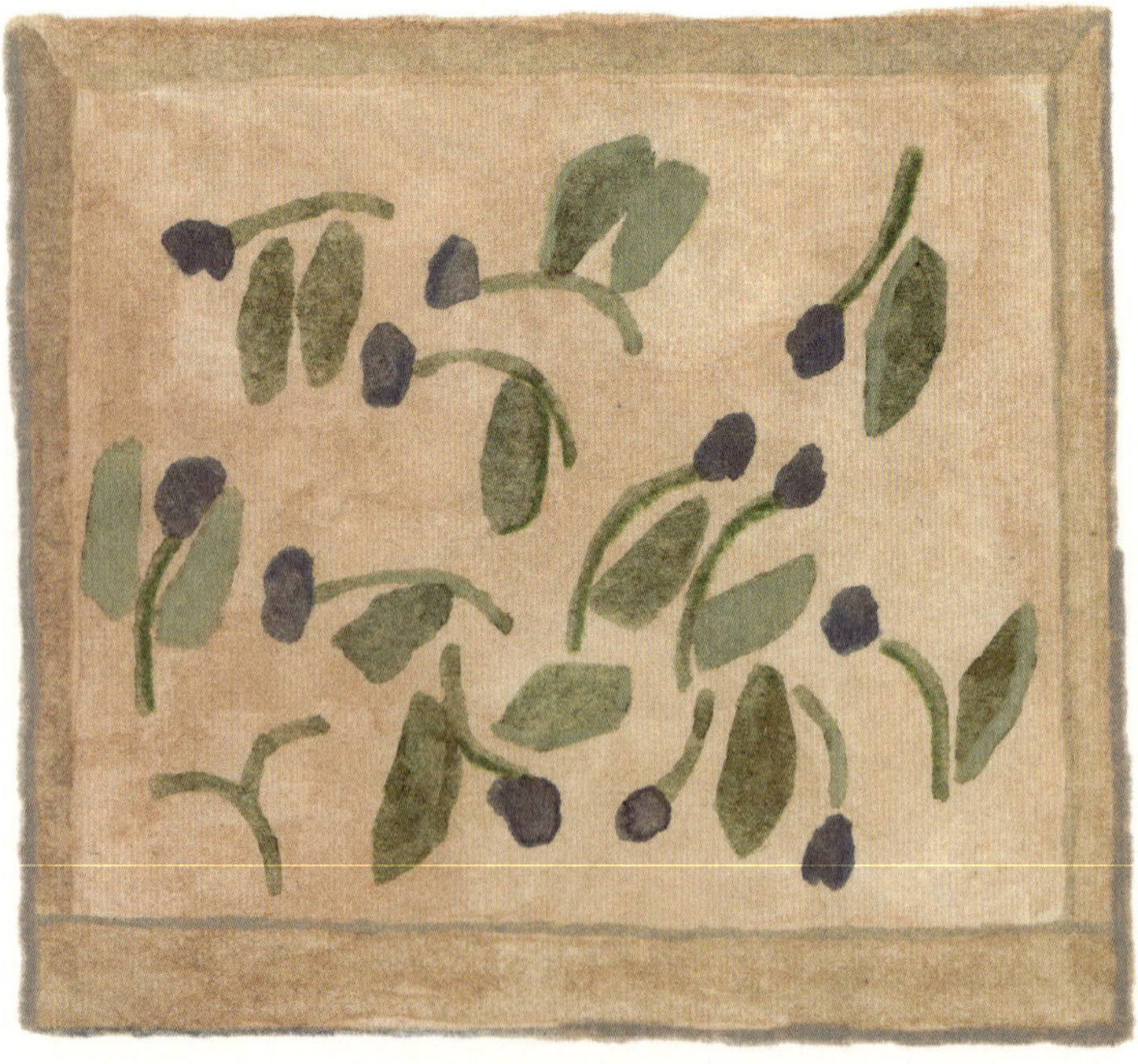

快眠のためのスマホアプリ。
いろいろな種類がありますが、
睡眠時間や眠りの深さ、
途中の目覚めをデータ化してくれたり
寝言やいびきを記録できるものも。

記録を続ければ**睡眠日記**になります。
記録を元に**「ベストな睡眠時間」**
「何時に寝て何時に起きれば良いのか」といった
あなただけの**睡眠のリズム**を知ることができますよ。

no.98

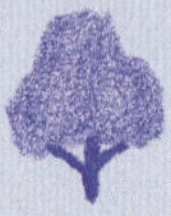

# 寝つけないときは1回ベッドを出る

ベッドに入っても寝つけず悶々…。
誰しも経験することではありますが、
あまり長いと精神的につらいですよね。

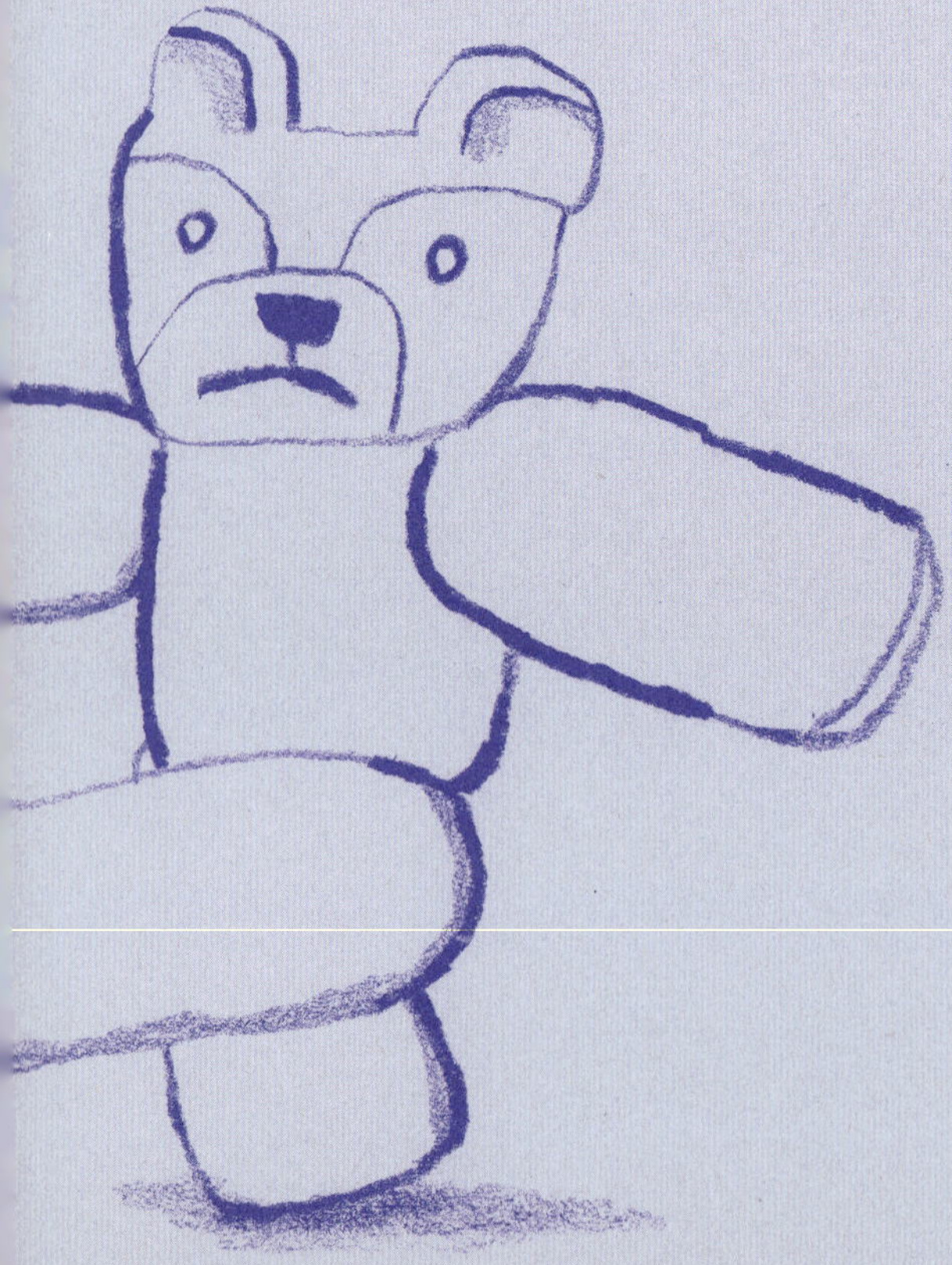

そんなときは、いったんベッドを出てみましょう。
「眠れなくても死なない」と割り切って
気分転換をしてみるのも手です。
本書から気になるリラックス法を選んで試してみて。

眠れない原因が日中のできごとにあるなら
「今日はショックなことがあったから眠れなくてもしかたない」と
割り切ってみることも必要です。

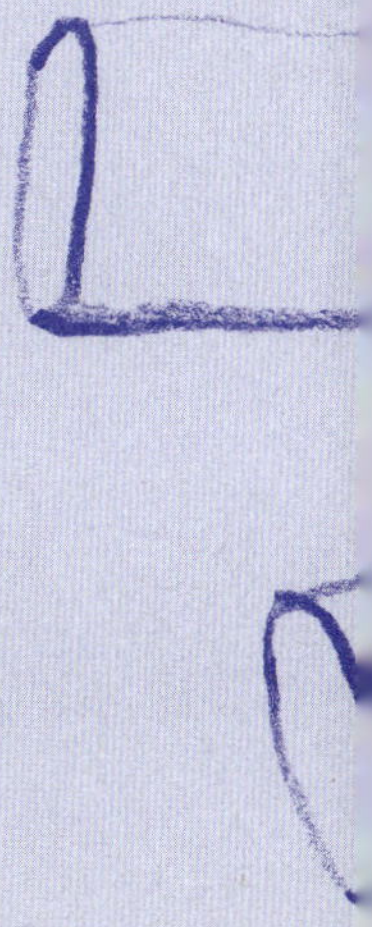

no.99

# 裸で寝てみる

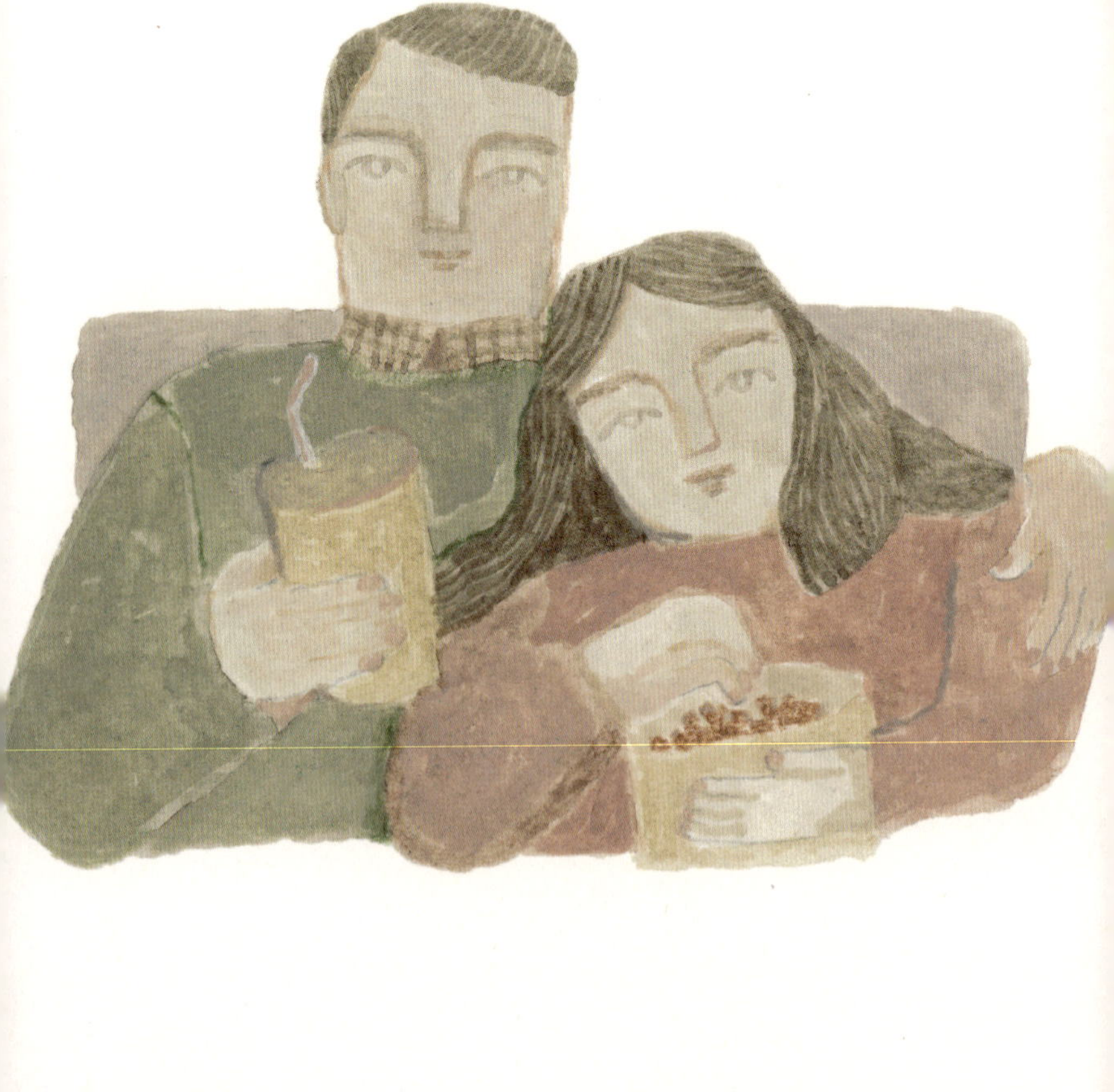

世界各国にはさまざまな睡眠事情があります。
洋画を観ていると、
裸でシーツにくるまる人物が登場したりします。

実はイギリスやアメリカなど
欧米では、裸で寝る人が多いそう。
湿気が多く、毎日ベッドメイキングする
習慣のない日本ではあまり聞きませんが、
解放感があり、体温調節にも良いとの説も。
暑がりのあなたは一度試してみては。

no.100

# どうしてもの夜間作業は90分仮眠してからやる

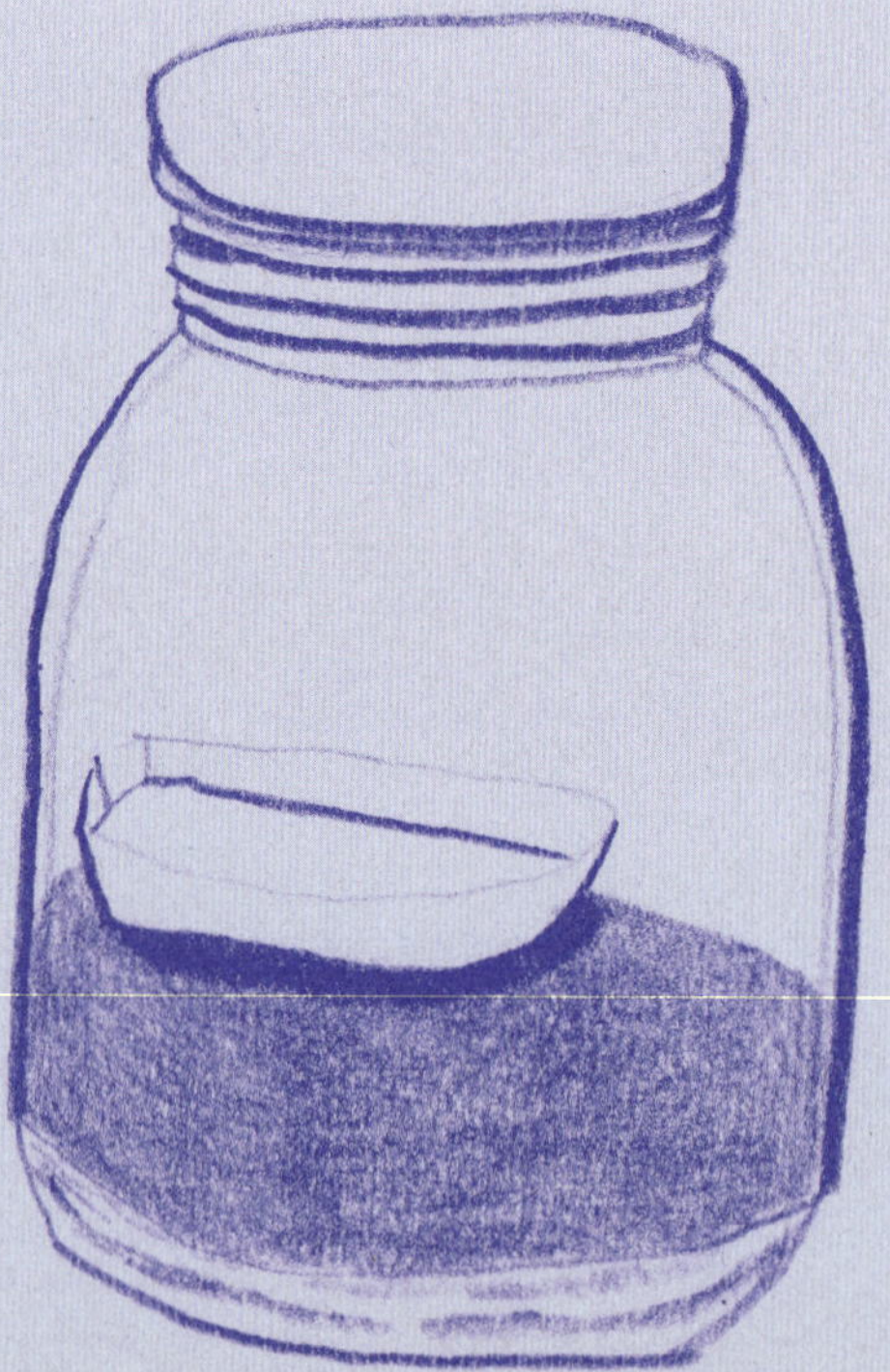

仕事が終わらず今日は徹夜かな…
というときは、思い切って
90分間だけ仮眠してからやるようにしてみて。
徹夜は作業効率が下がってしまうので
いったん寝てからのほうが生産性がＵＰします。
また、ダラダラとやるよりも早寝して
早朝いっきにやったほうがスムーズなことも。

**＊リバウンドスリープ**
前日の徹夜や睡眠不足のあとに熟睡することをリバウンドスリープといいます。不眠が続くと、疲れが溜まって深い眠りの時間が増えるのです。

no.101

## 子どもの寝かしつけ①
# 赤ちゃんは背中を丸める

新生児に近い赤ちゃん。
かわいいけれど寝かしつけに苦労しますね。
抱っこでやっと寝たと思って布団に寝かせたとたんギャーっと泣く。
**「背中スイッチ」**なんていわれるもので
こっちが泣きたいよ～というお母さんやお父さんも多いのでは。
赤ちゃんはお母さんのお腹の中で体を丸めて過ごしています。
ですから、**自然に背中が丸まるように**
**寝かせてあげると安心**するそう。
意識してみましょう。

no.102

子どもの寝かしつけ②

# 眠りの儀式を決める

子どもとの「眠りの儀式」を作りましょう。
パジャマを着る、歯磨きをする、
音楽、絵本など、何でも構いません。
毎日同じことを続けると
お子さんも「寝る時間」と自覚してくれます。
遊びの要素が入りすぎると
「もっともっと」と眠れなくなるので
静かな時間になるようにして。
手をつなぐ、足をさするといった
スキンシップも良いですね。

ベッドの中

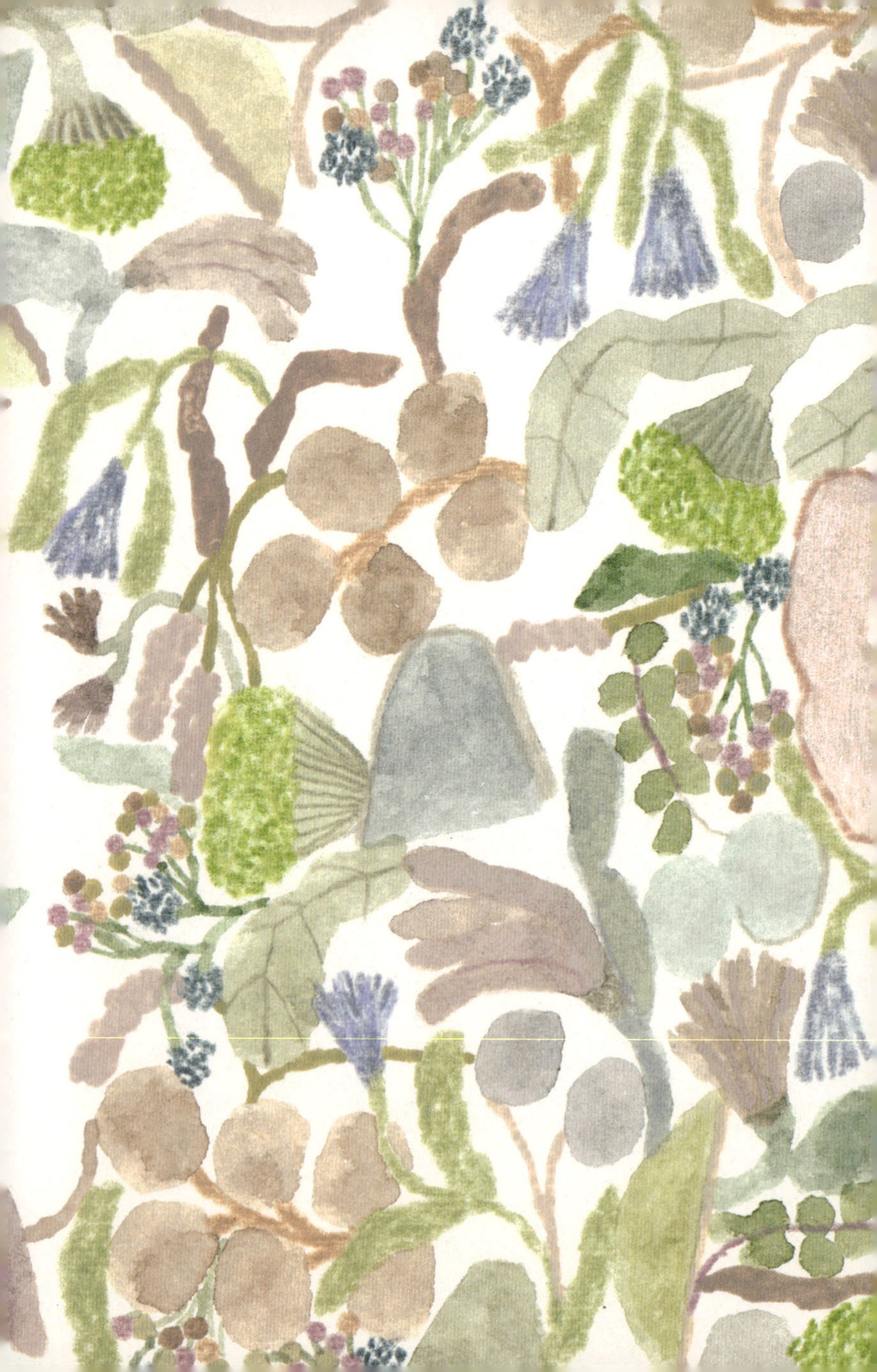

# Part 4

# 真夜中

深夜や早朝に
目が覚めて
しまったときの
対処法に加えて
睡眠外来や夢について
まとめています。

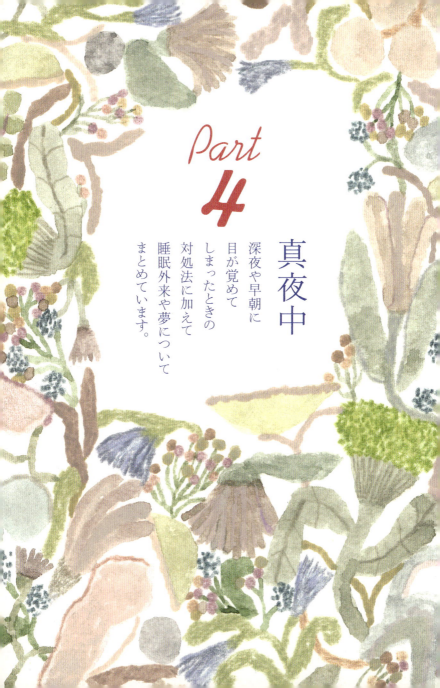

no.103

# ノンレム睡眠とレム睡眠について知っておく

睡眠の質についておさらいしましょう。

眠りには深い眠り「ノンレム睡眠」と浅い眠り「レム睡眠」の2つの状態があります。

この状態は交互に訪れ、人の眠りは浅くなったり深くなったり周期を繰り返します。

ノンレム睡眠は脳のお休みタイム。

このとき成長ホルモンが分泌され疲労が回復します。

いっぽう、レム睡眠のときには、夢を見ながら記憶のデータ整理を行っています。

このとき体の筋肉は弛緩していて、
体のお休みタイムでもあります。

一晩に何度も形作られる眠りの周期。
2つのリズムが整うことで眠りの質が上がり
体も心も癒されていくのです。

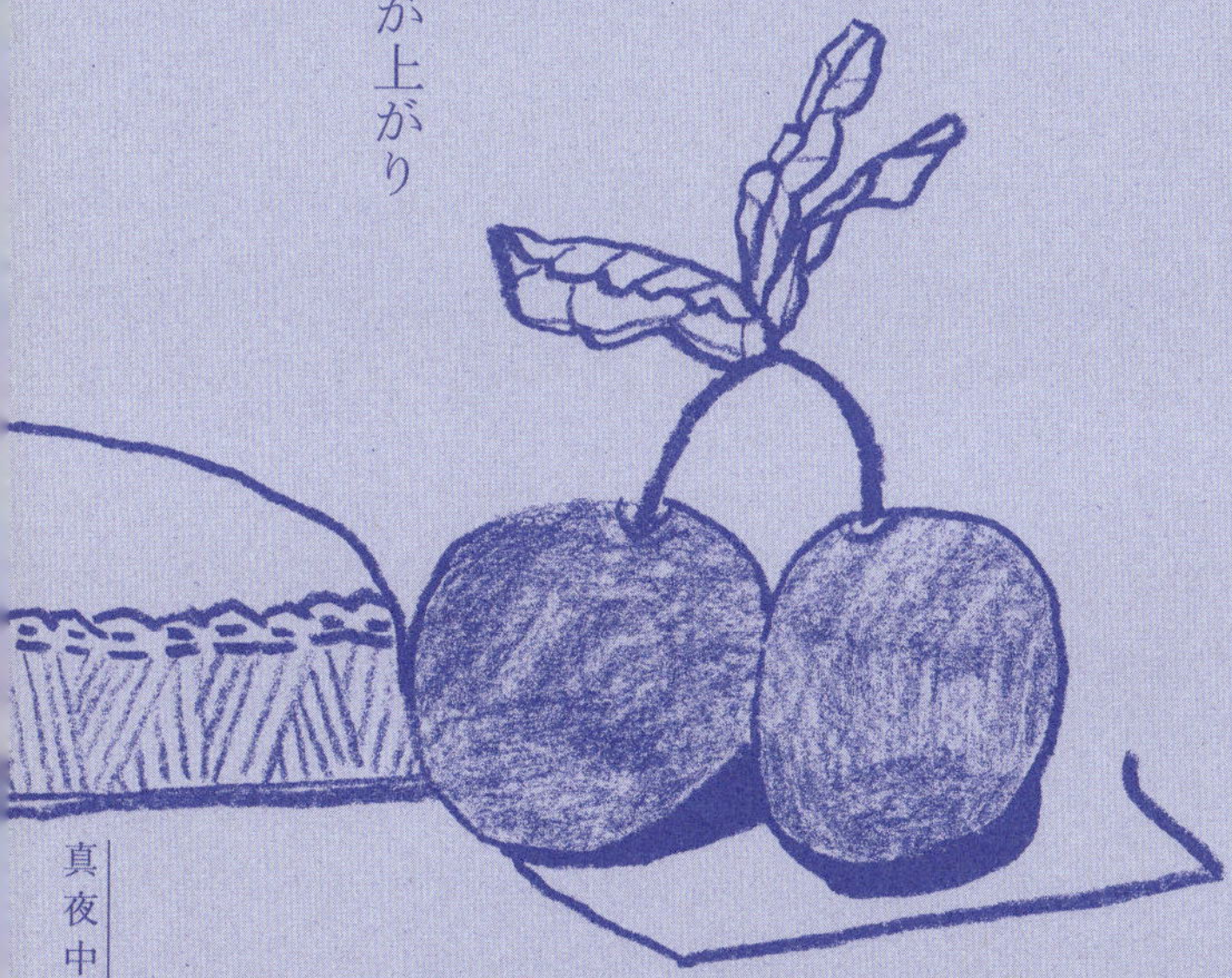

**＊成長ホルモン**
その名の通り体の成長に関わるほか、代謝をコントロールするホルモンでもあります。脂肪を燃やし、細胞を再生して疲労を回復します。寝てから3時間までに多く分泌されます。

no.104

# 入眠して90分間を大切にする

入眠して最初にやってくるノンレム睡眠は
一晩でもっとも深い眠りの時間。
多くの成長ホルモンが分泌され
代謝がアップするゴールデンタイムです。

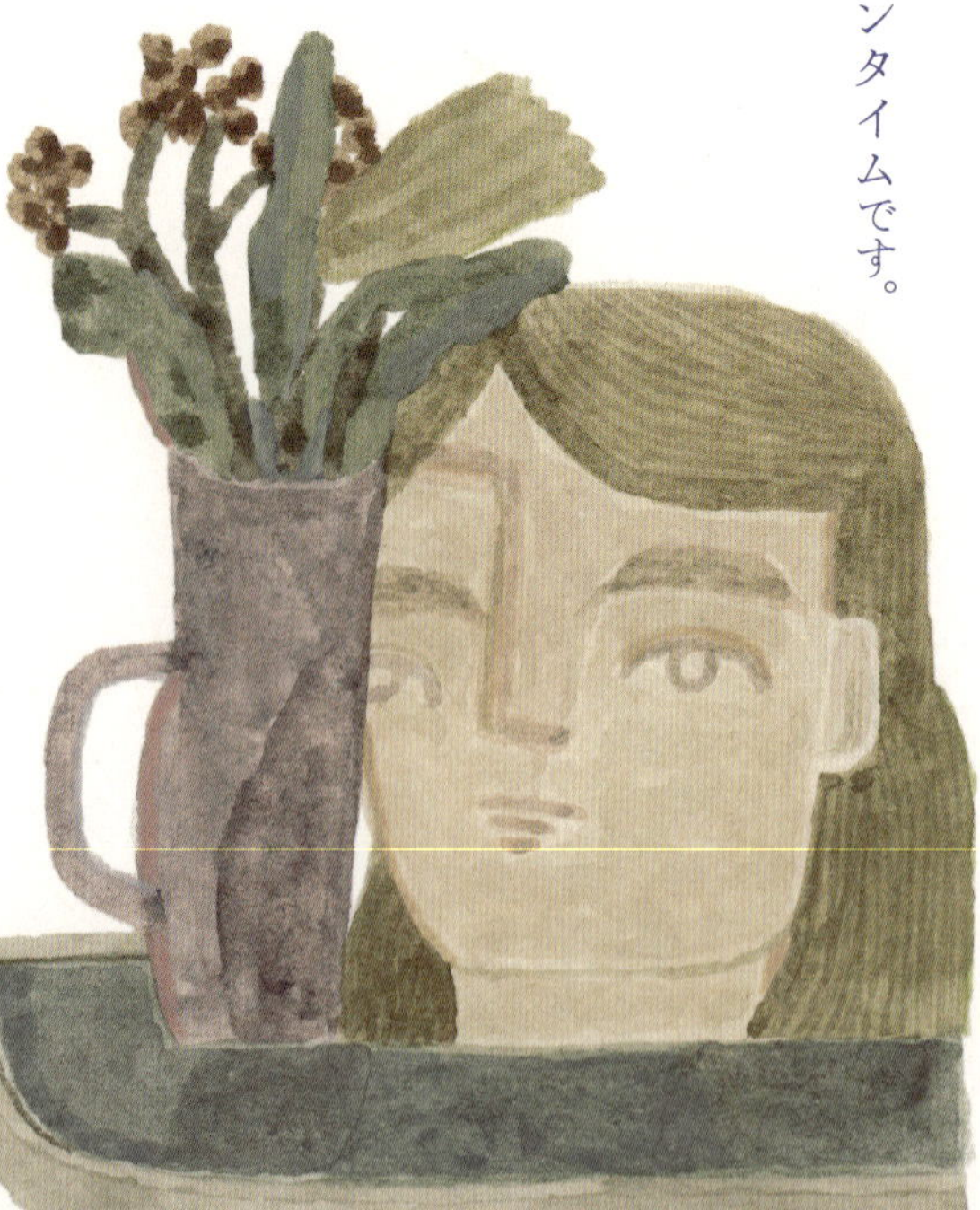

*金縛り
レム睡眠のとき、脳は活性化するいっぽう、体は弛緩します。そのタイミングで眠りから覚めてしまったとき、金縛りが起こるのではないかといわれています。

個人差はありますが、ノンレム睡眠とレム睡眠の周期は90分程といわれています。
ですから入眠から90分間はしっかり眠ることが大切。

ここで深く眠れると、続く周期もスムーズに。
リズムが自然に整い、脳や体を十分に休ませられます。

ゴールデンタイムを充実させる方法はいたってシンプル。
毎日、同じ時間に起きて
同じ時間に寝ることです。

簡単なようですが、
忙しい現代では難しいことかもしれませんね。

# no.105 夜中に目が覚めてしまったら寝室を出る

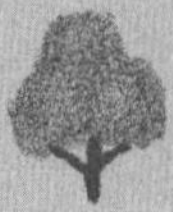

日中の気の高ぶりが続いていたり
ストレスや怒りを抱えていたり
加齢で眠りが浅くなっていたり。
さまざまな理由で眠りの深さが足りないと、
夜中に目が覚めてしまいます。

すぐにもう一度眠れると良いのですが
目が冴えてしまって困ること、
ありますよね。

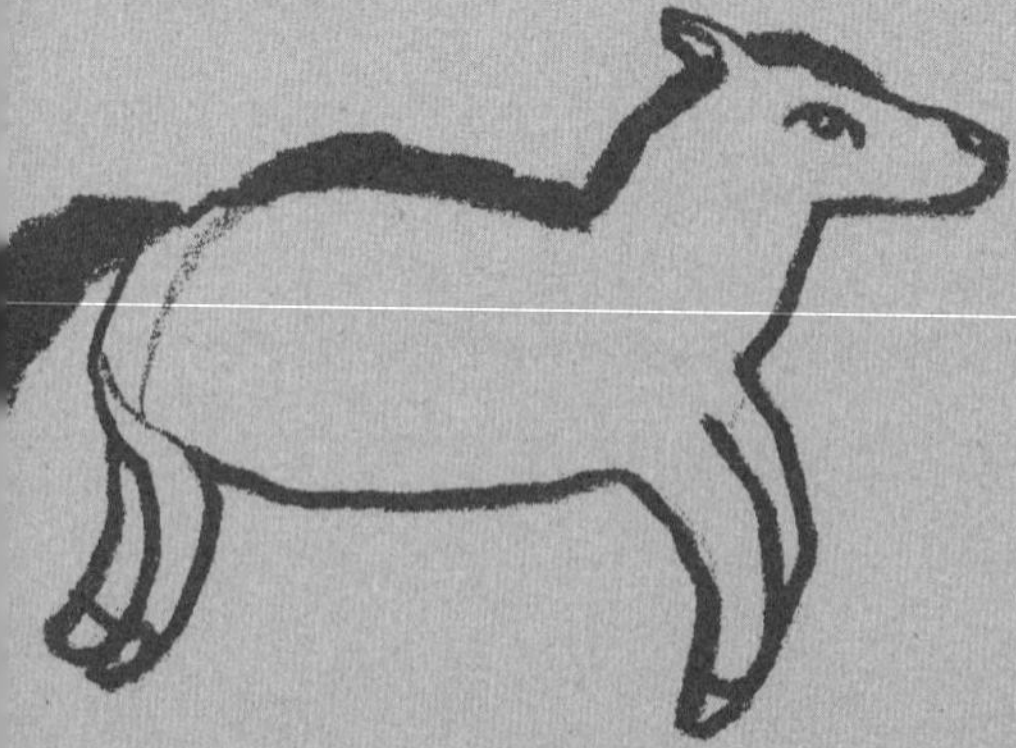

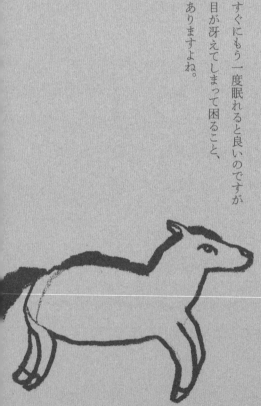

**＊中途覚醒**
睡眠の途中で何度も目が覚め、眠れなくなってしまう中途覚醒。誰しも経験することですが、日常生活に支障が出たり、長く続くようなら医師に相談を。

こんなときは
ベッドで悶々と
するよりも布団を出て
別の部屋へ移動して。
いつまでもベッドで
眠れずに苦しむと
寝室＝不眠でつらい場所に
なってしまいます。
寝室は眠るための場所にしておき、
ふたたび眠くなるまで
リビングなどで静かに過ごしましょう。

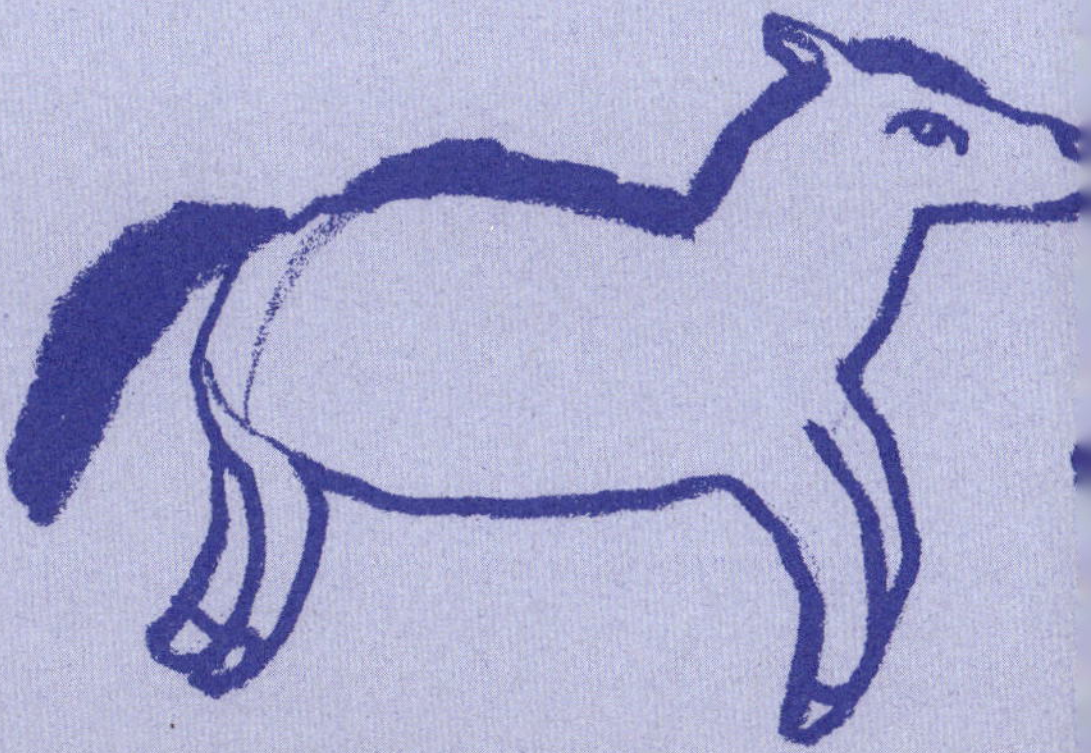

no.106

# 眠れないことを気にしすぎない

「ああ、今日もあまり眠れなかった」
「また夜中に目が覚めたらどうしよう」
「明日は朝早いのに…なんとか眠らないと…」

こんなことを考えていませんか？

眠れないことを気にしすぎると、心はどんどん焦っていくばかり。
悪循環でさらに眠れなくなってしまいます。

もし睡眠不足で何かミスがあったとしても
命を取られるわけではありません。

一生眠れずに死ぬことはない。

そう思って、敏感になりすぎないよう、おおらかな気持ちを心がけて。
ときには眠れないのも人生です。

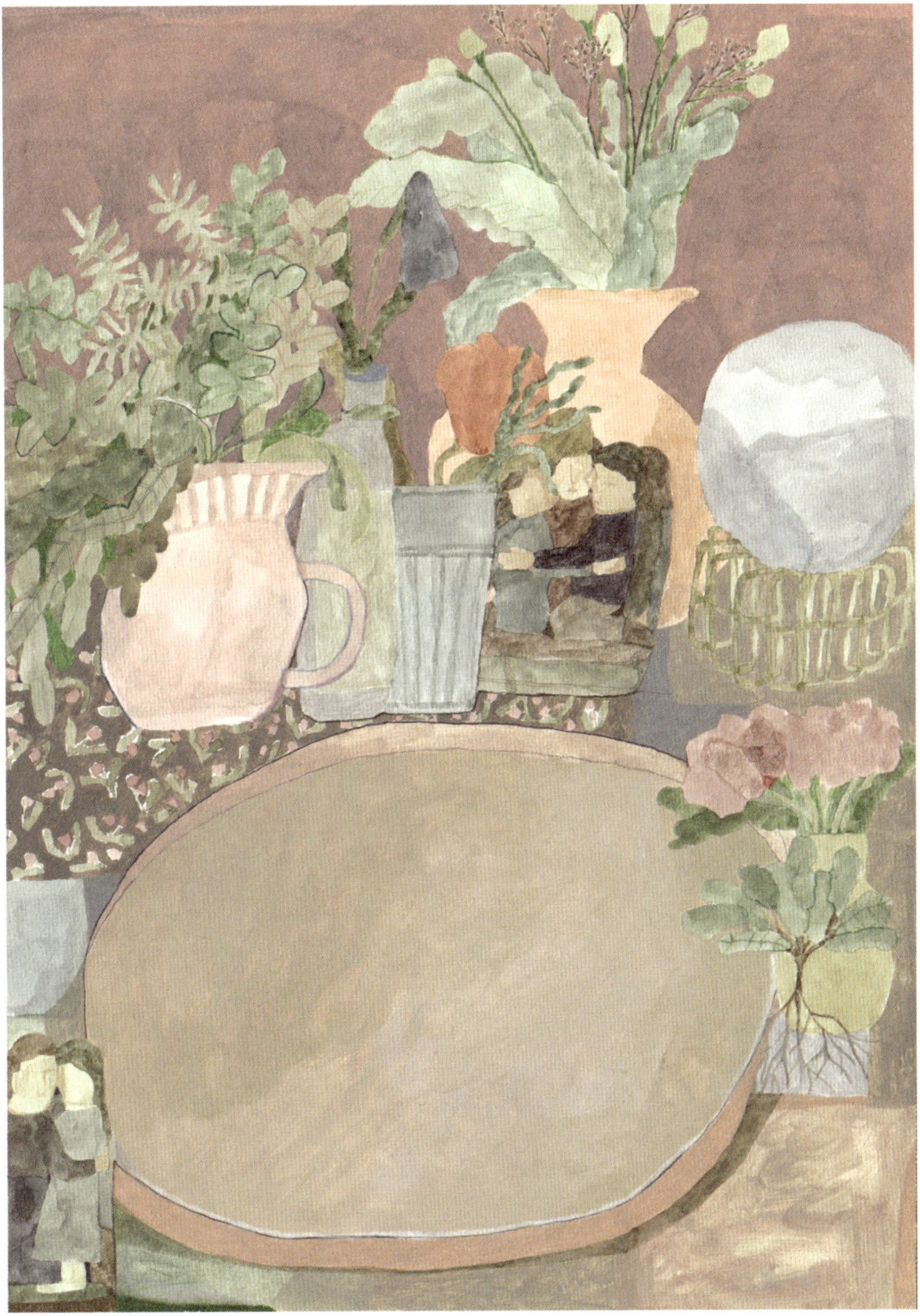

no.107

# 真夜中には考えごとをしない

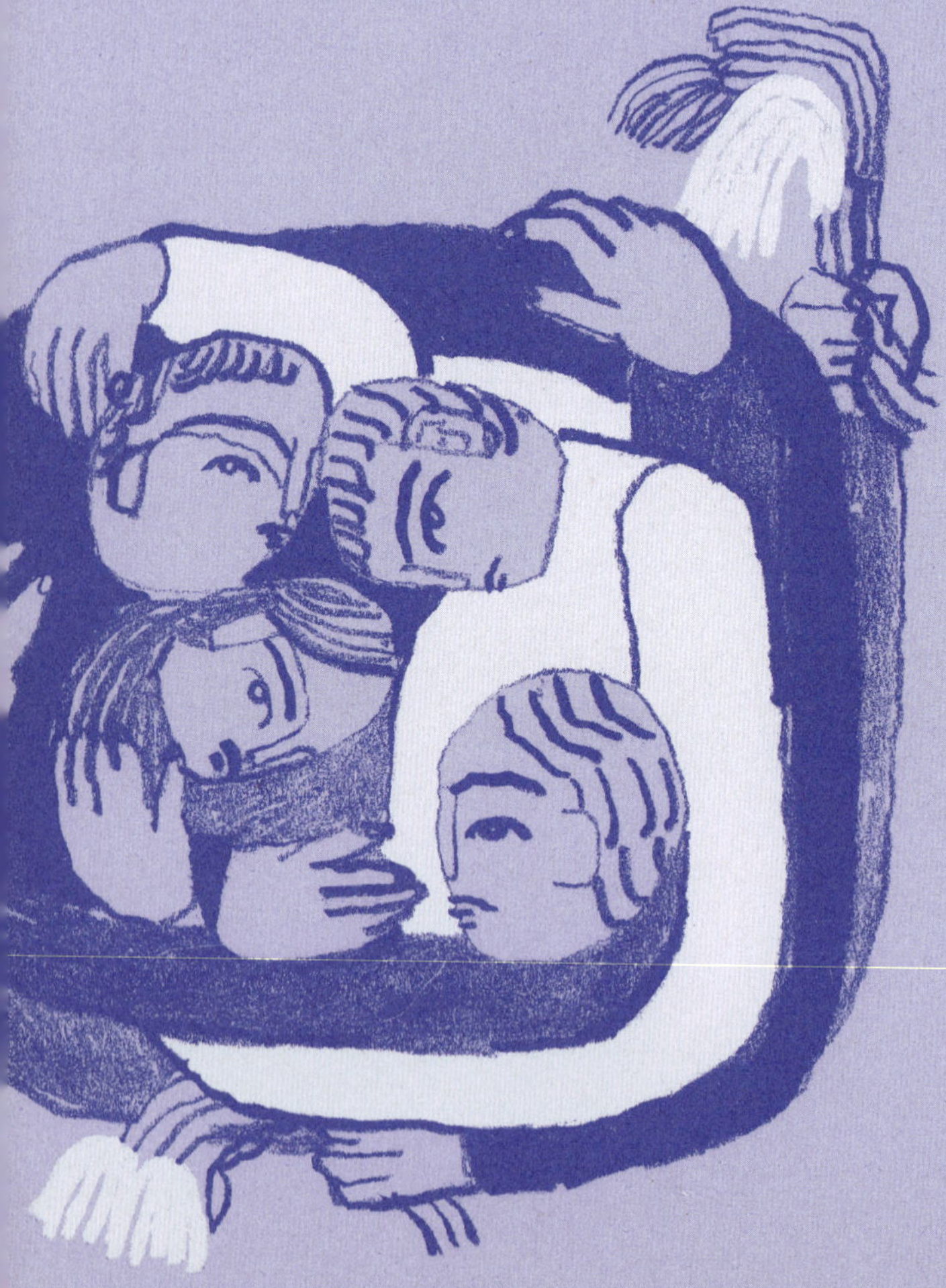

真夜中の考えごとはやめましょう。

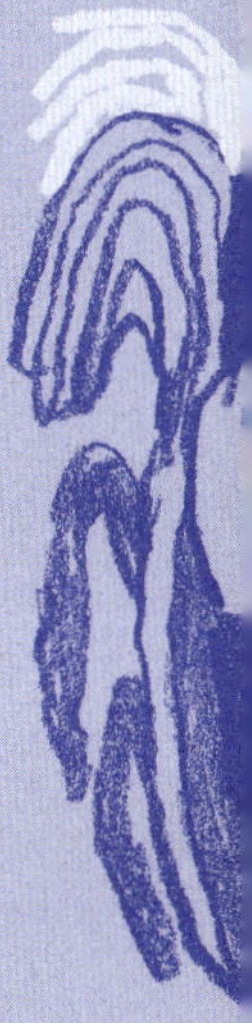

暗い中でたった1人でいると
誰しも孤独な気持ちになります。

昨日の反省、明日の心配。
遠い過去にあった嫌なこと、いまも許せないあの人のこと……。
果ては遠い将来にまで悲観的になり、良いことがありません。

負のループを感じたら
ゆっくり呼吸をして。
大丈夫、ちゃんと朝はきます。

no.108

# 病院に行く目安を知る

**＊睡眠外来**
睡眠障害を専門とする診療科または病院。いびきや無呼吸ほか、過眠や不眠など睡眠に特化した診療を行います。

眠れなくて困っているけど「病院に行くのは怖くてちょっと…」
と敷居の高さを感じる方、多いのでは。

「どのくらいの症状で受診すべき?」
「病院で何をするの?」
と不安な点もあるかもしれません。

基本的には「日常生活に
支障が起きている状態」が3か月以上
続いているようなら睡眠外来の受診対象です。

病院ではカウンセリングや検査から
不眠につながる病気がないか、眠りの周期はどうかなどを調べます。

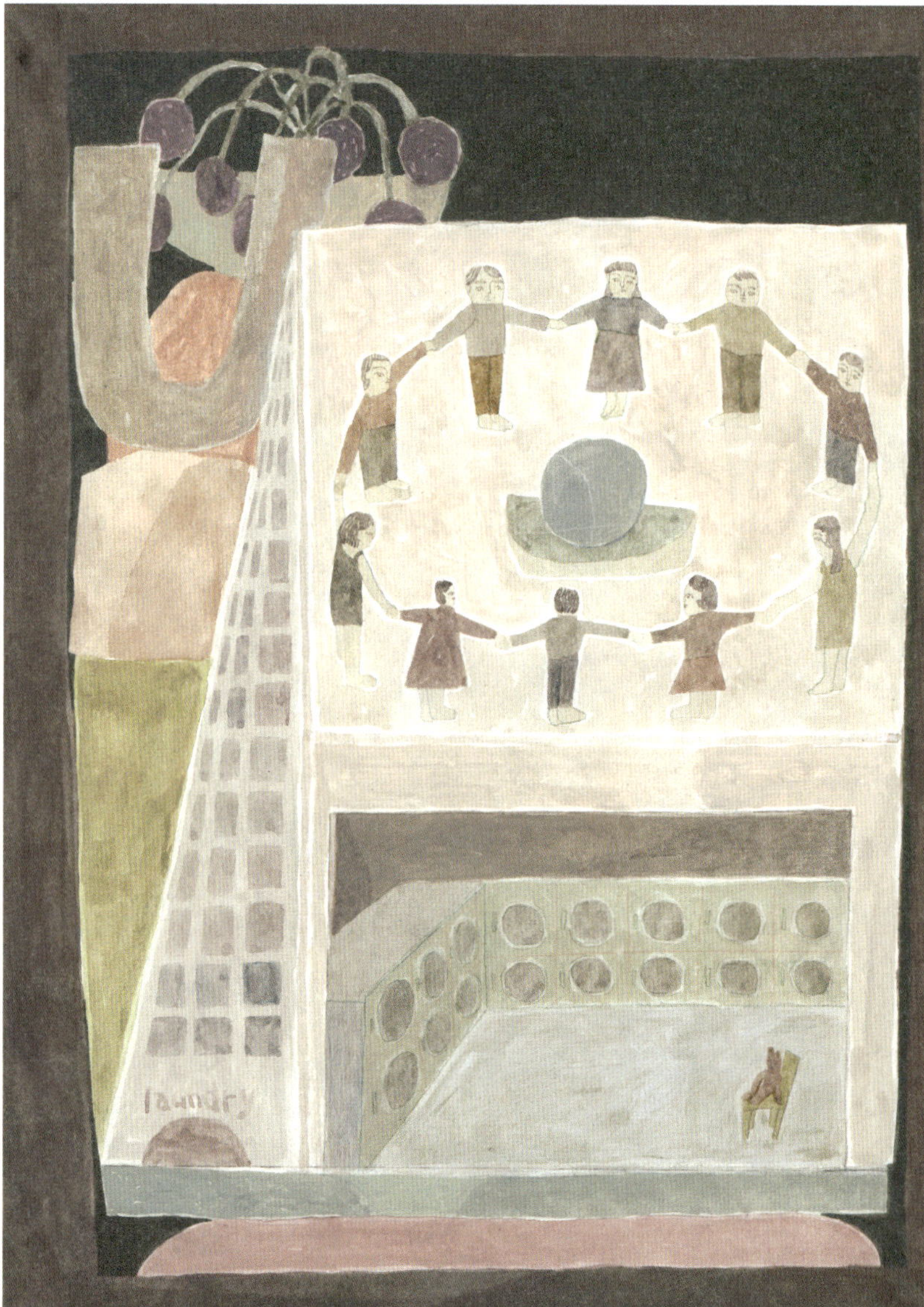
laundry

no.109

# 加齢による睡眠力低下を受け入れる

「眠るにも体力が必要」なんていいますね。
体力がある若いうちは、いつでもぐっすり眠れたのに、
年を重ねるうちに、早朝に目が覚めてしまったり
寝てもスッキリしなくなることも…。

残念ながら、人の睡眠力が
加齢とともに低下していくのは事実です。
深い眠りであるノンレム睡眠は
高齢になると若いときの半分にまで減るそうです。

最近眠れず不安で…という人は
もしかしてこれが加齢なのかしら？
と考えてみることも必要かもしれません。

もちろんあきらめるのではなく、
食生活を見直したりサプリを試したり
昼間の活動量を増やしたり、
やれることはたくさんあります。
受け入れて、それから対策を考えましょう。

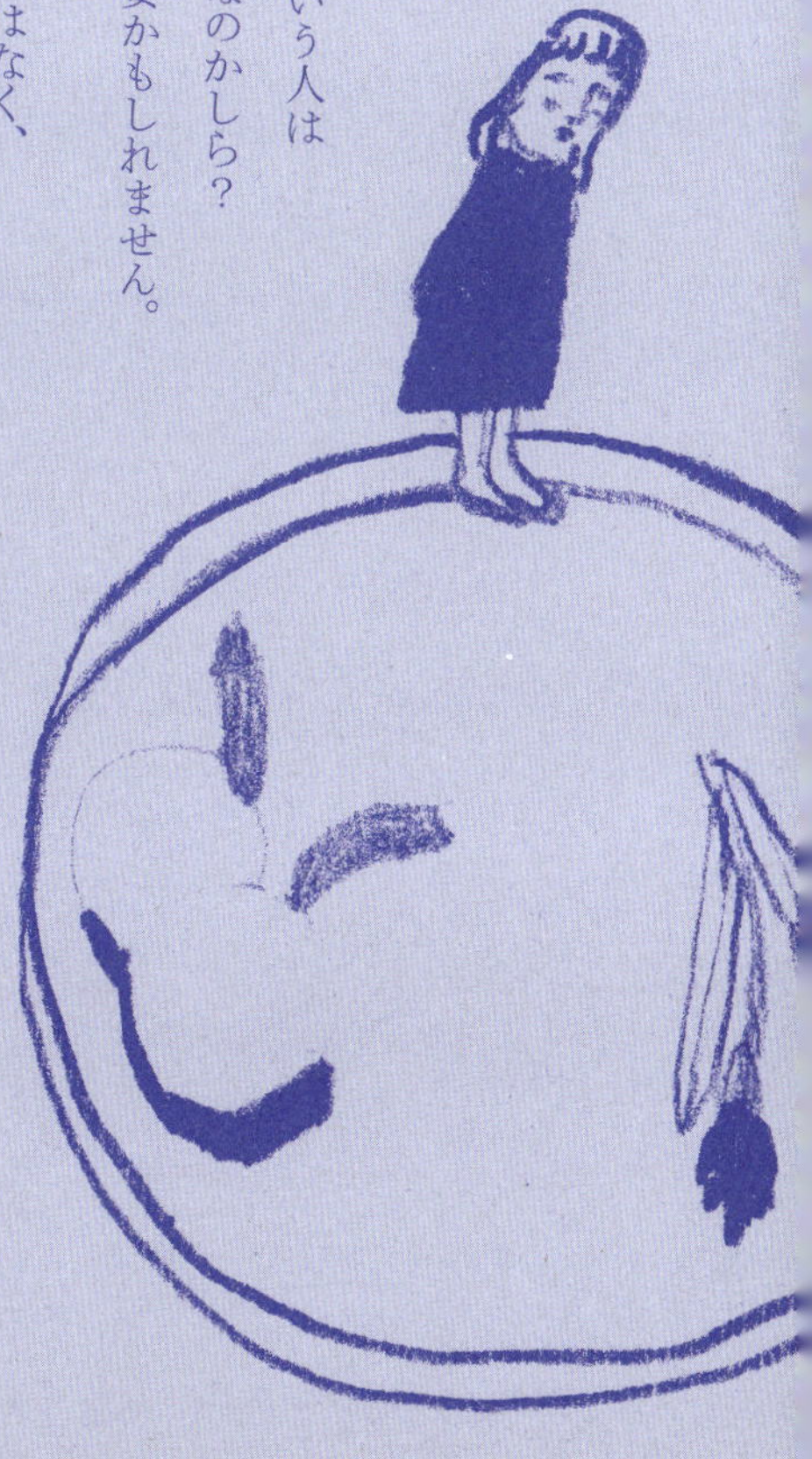

no.110

# 不眠につながる病気を知っておく

不眠の陰に病気が隠れているケースも。

●うつや統合失調症など心の病気
●認知症や糖尿病による睡眠障害

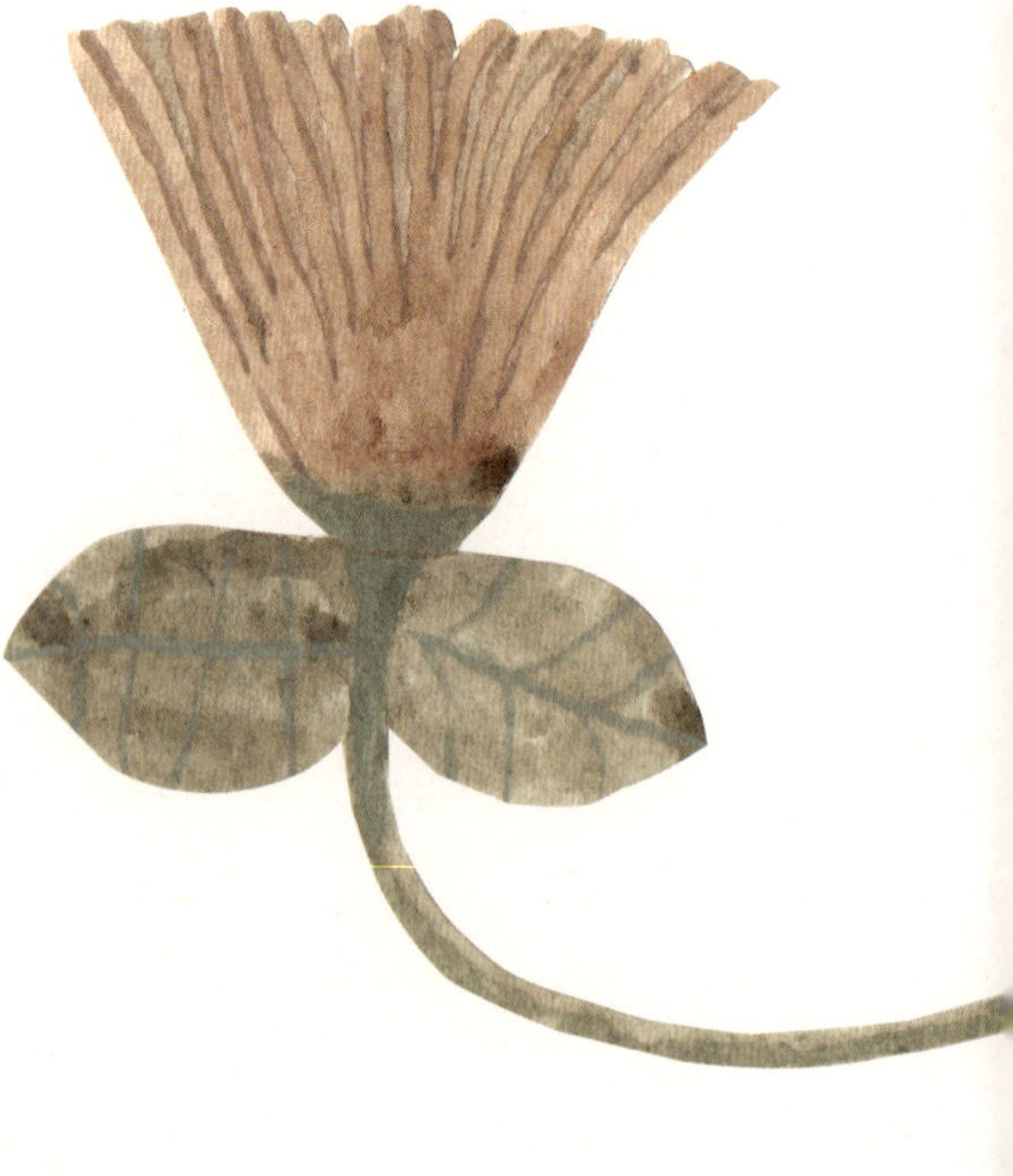

＊過眠症

夜寝ているのに、日中異常な眠気を感じる症状。ストレスから過眠傾向になるのは一般的なことですが、いきなり睡眠発作が起きて実際に寝てしまう、日常生活で困る…といったときは一度受診を。

●眠りが浅くなる無呼吸症候群
●入眠をさまたげる、むずむず脚症候群
●ぜんそくなど咳が続く病気
●眠りのリズムが崩れる概日リズム睡眠障害
●夜間頻尿を引き起こす病気

また、とても稀ですが
●過眠症状を引き起こすナルコレプシー
といった病気も。

体の不調から不眠にならないためにも、
「変だなと」感じたら受診し
早期解決できるようにしましょう。

no.111

# 薬について知っておく

「眠れずに病院にいったら
睡眠薬を飲まないといけないの？」
と二の足を踏んでしまう人も
多いのではないでしょうか。

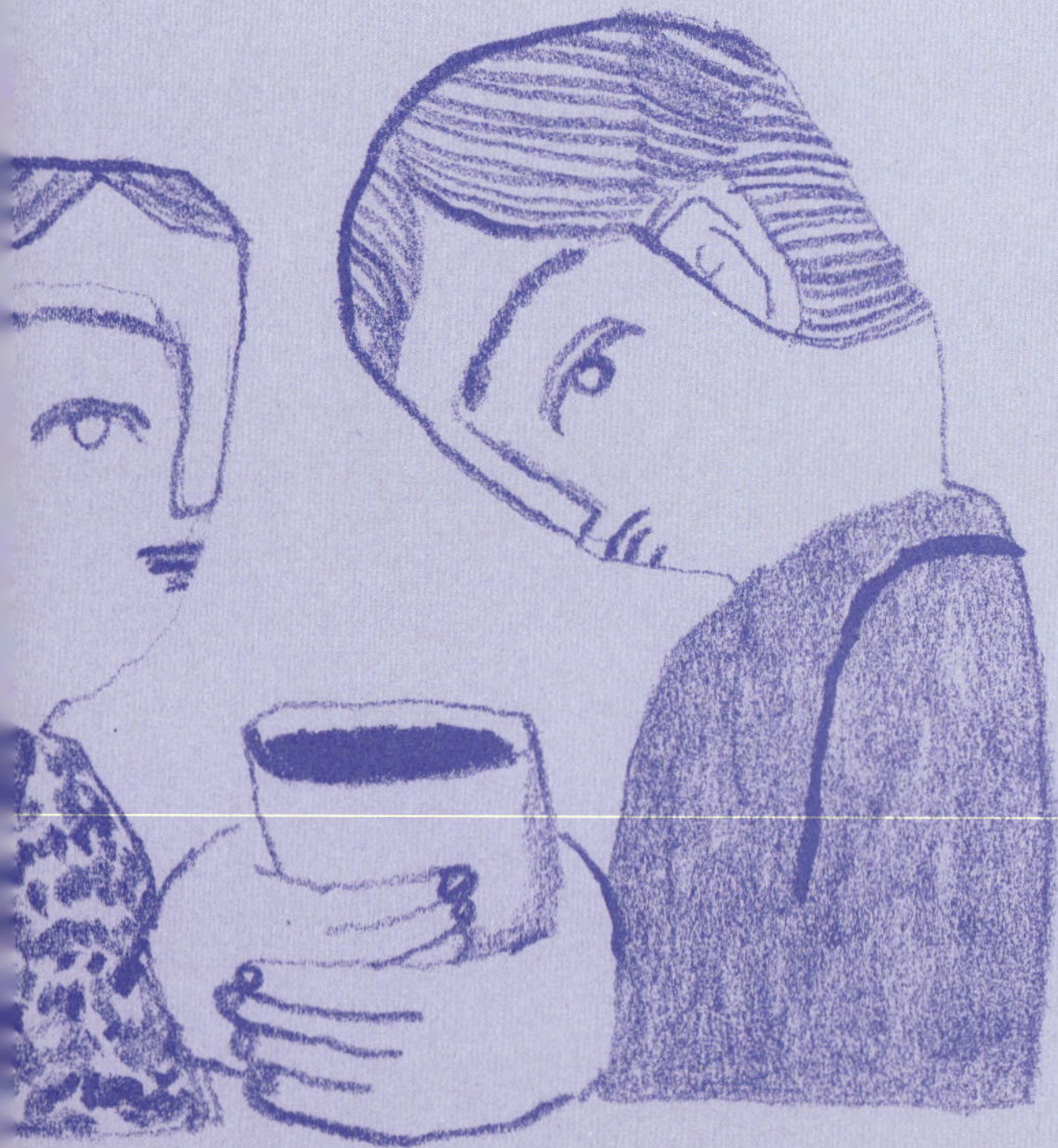

睡眠薬は「睡眠導入剤」や「眠剤」などとも呼ばれ
成分や効き方にはいくつかの種類があります。
実際に薬を処方するかどうかは医師の判断。
怖いイメージがあるかもしれませんが
医師の処方を守れば、常用性などはなく、
安全で副作用のないように作られています。
信頼できる医師に相談してみましょう。

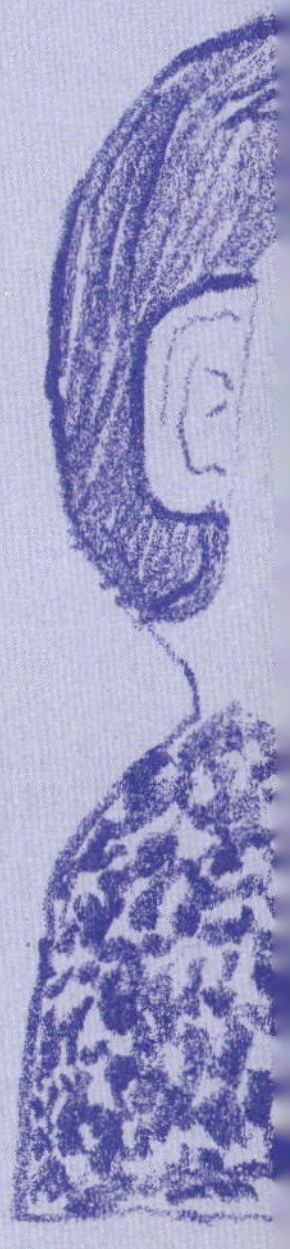

no.112

# 市販薬 漢方薬 サプリメントを 使い分ける

睡眠改善の市販薬、漢方薬、サプリなど
たくさんの不眠に効く商品が販売されています。
この3種類の違いは何でしょうか？

**市販薬**は継続的に使うのではなく、
ちょっと眠れないという初期症状に向いています。
**漢方薬**は即効性があるものではなく、
飲み続けることで体質改善をしてくれます。
サプリメントは健康をサポートする食品の分類です。

薬剤師さんのいるドラッグストアや
漢方の調剤薬局で相談してみると安心です。

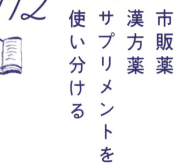

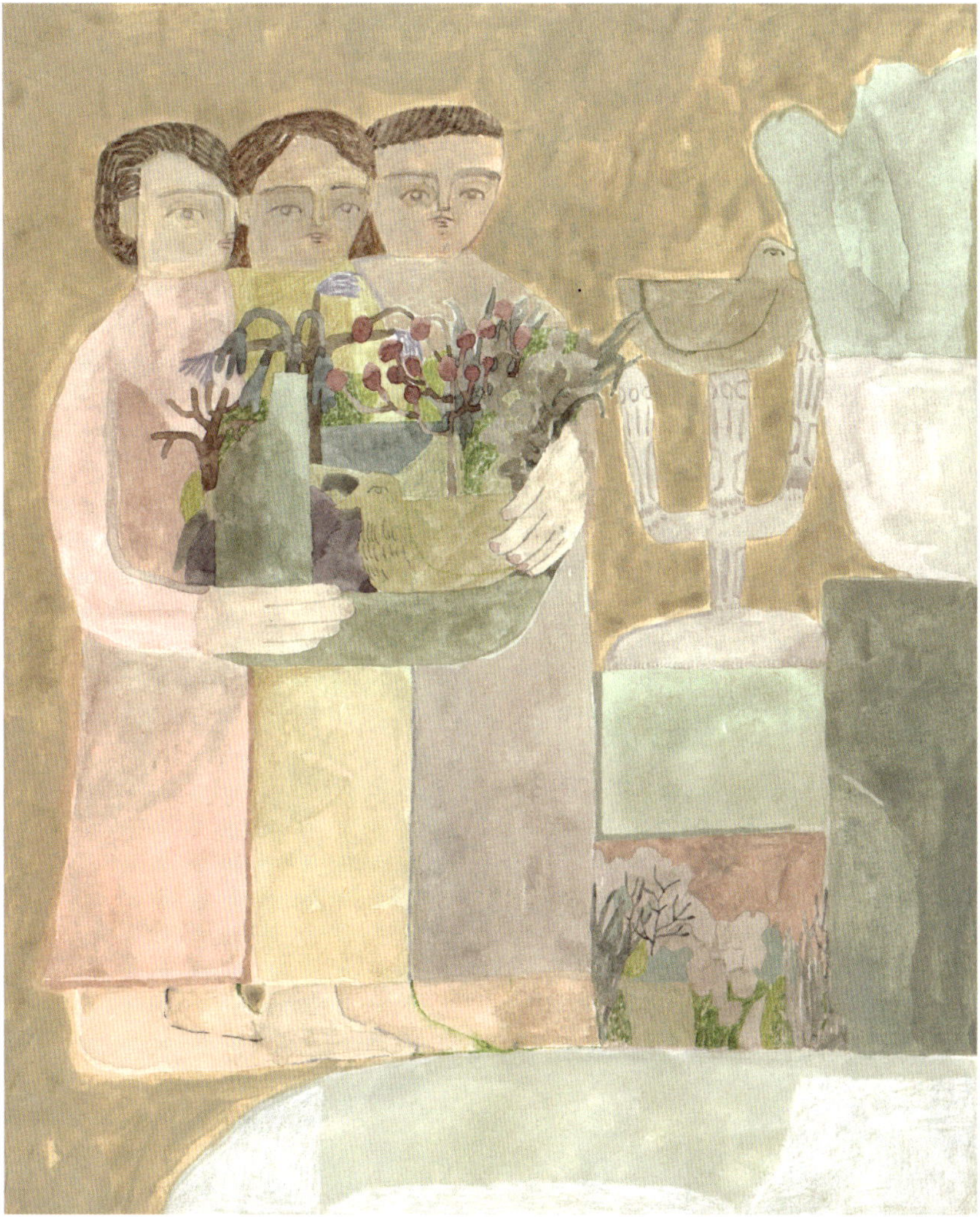

no.113

# 夢見が悪いときは自分の状況を見直してみる

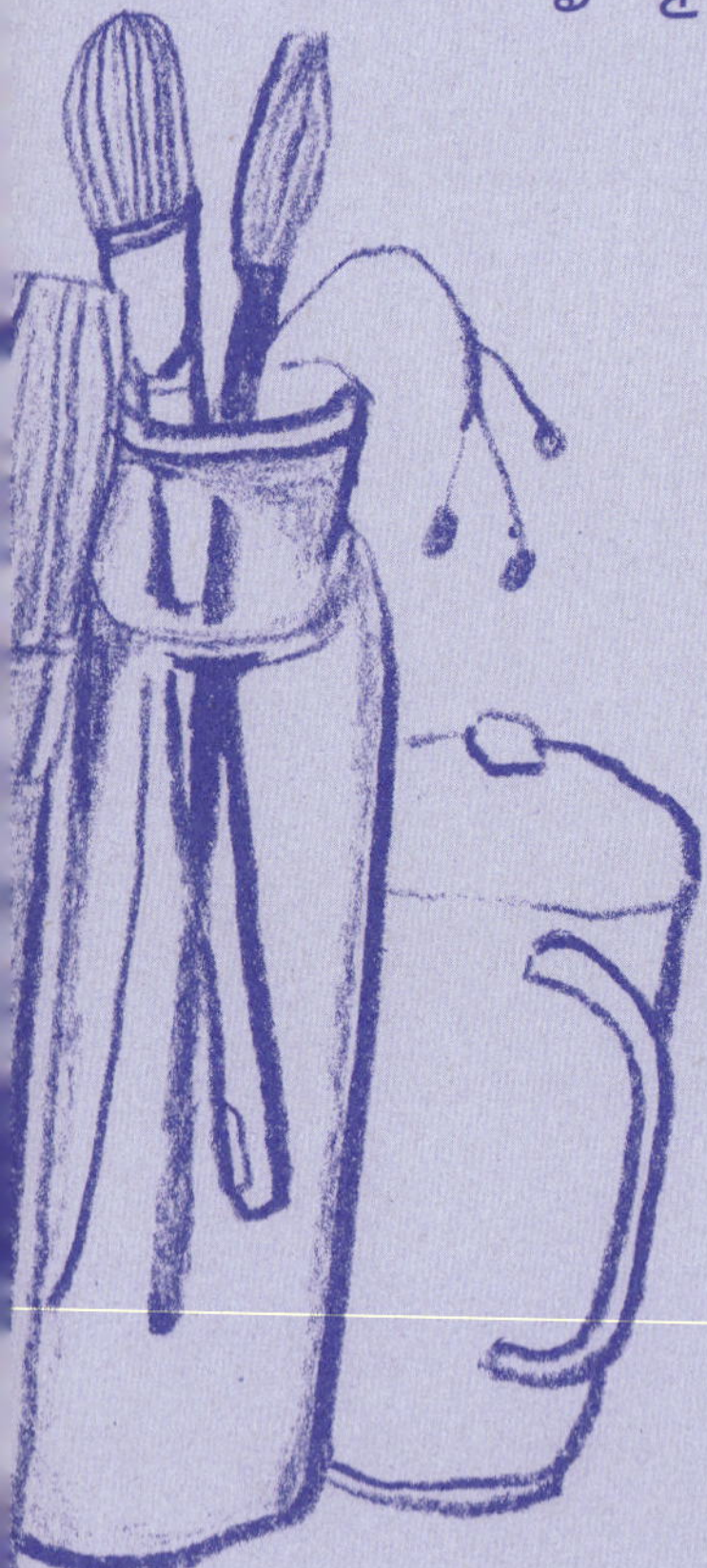

悪い夢を見て夜中にとび起きてしまう。
みなさん経験があるのでは。
目が覚めたあとも夢の内容を思い出し胸がドキドキ…。
怒りや悲しみで眠れないこともありますね。

**＊悪夢障害**
睡眠障害のひとつ。悪夢により中途覚醒を起こし安眠がさまたげられます。続くようならＰＴＳＤ（心的外傷後ストレス障害）の可能性もあるので、しかるべきところで相談を。

## 心理状態によって誰にでも起きることで

あまり気に病むことはありませんが、
悪夢は現実のストレスと直結している…という説も。
自分が置かれている状況をチェックして、
改善できることがないか、考えてみても良いかもしれません。

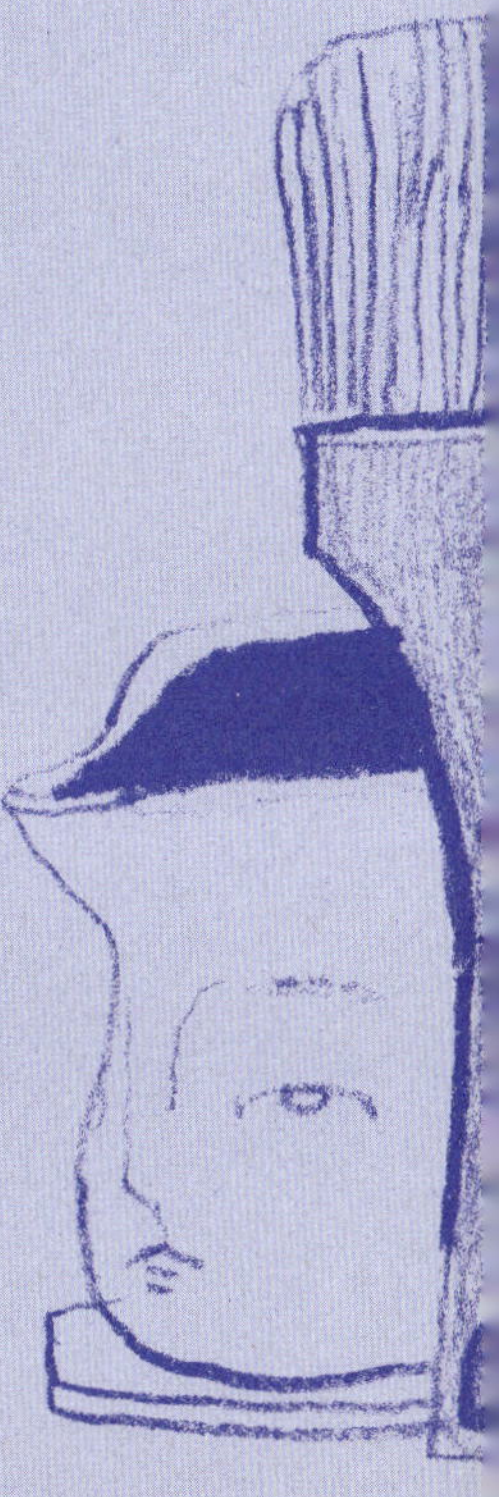

「夢は無意識からのメッセージ」

という考え方があります。

自分では意識していなかった気持ち、
未来の可能性、心配ごと、蓋をした感情…

さまざまなできごとの意味…。

no.114

# 夢をノートに書き出してみる

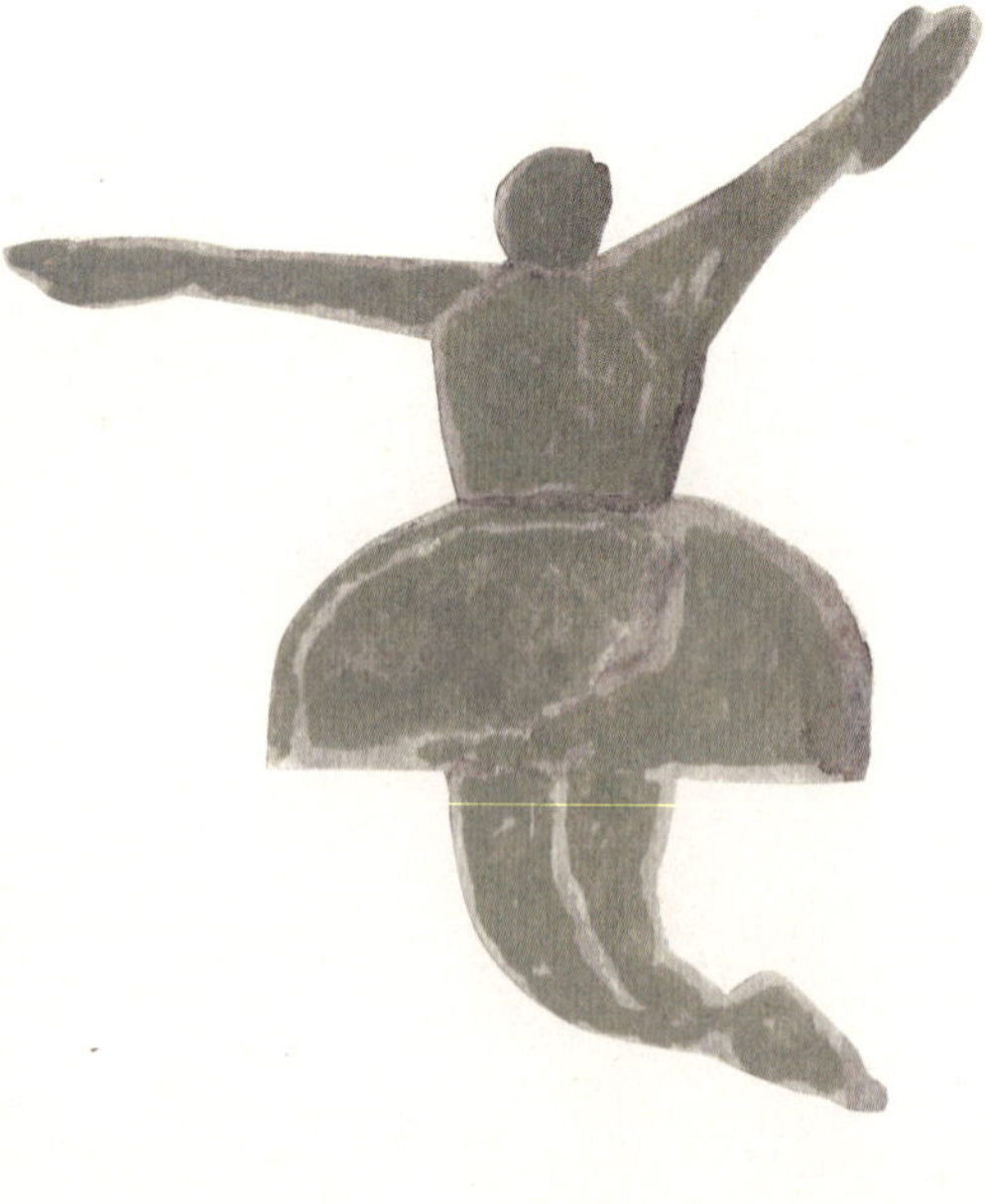

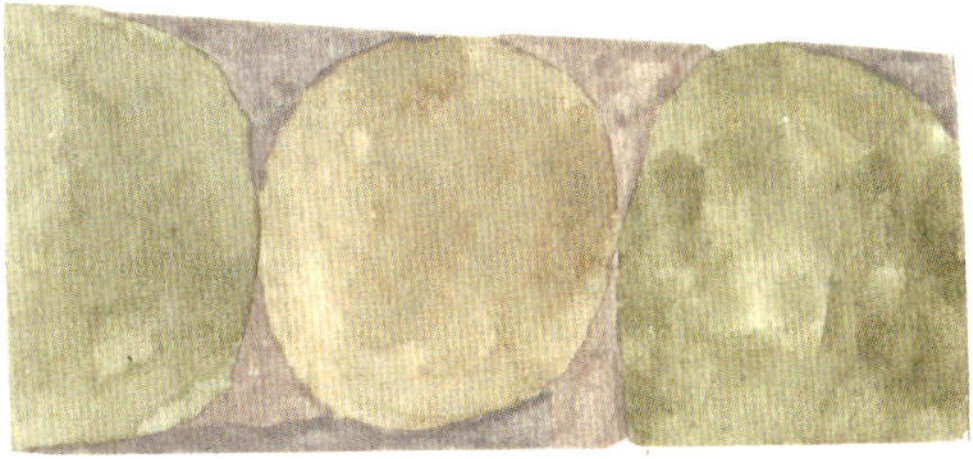

科学的ではありませんが、
夢が「その人にとって意味あること」を
教えてくれる場面はあるものです。
夢を見ることによって、心のわだかまりが取れたり
ほんとうの自分の気持ちに気がついたり。
眠ることは人の心を整理してくれます。
夢を覚えているうちにノートに書き出して、
自分にとってどんな意味があるのか
考えてみても良いかもしれません。

no.115

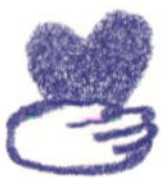

## 夢の意味を連想してみる①
# 追われる・逃げる・落ちる

ちょっと怖い夢を見ること、ありますよね。

一般的に、追われたり、逃げたりする夢は
焦りや日常の脅威、それら苦手の克服を
落ちる夢は、自信喪失や体調の不安を
意味するといわれています。

心配になってしまいがちですが
眠りを「日常の記憶を整理する時間」と考えると、
夢を見ることでストレスやつらい気持ちを
整理しているのかもしれません。

no.116

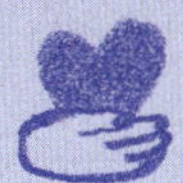

# 夢の意味を連想してみる②
# 空を飛ぶ・裸になる

夢は自由で大胆なもの。
夢のイメージを味わってみましょう

空を飛ぶ夢は、自由、創造、逃げたい気持ち
裸になる夢は、開放、人間関係、
本音を伝えたい心、
自分だけ裸なのは、社会的な疎外感や
自信のなさを意味するといわれています。

思い当たることはありますか？
立ち止まって考えてみましょう。

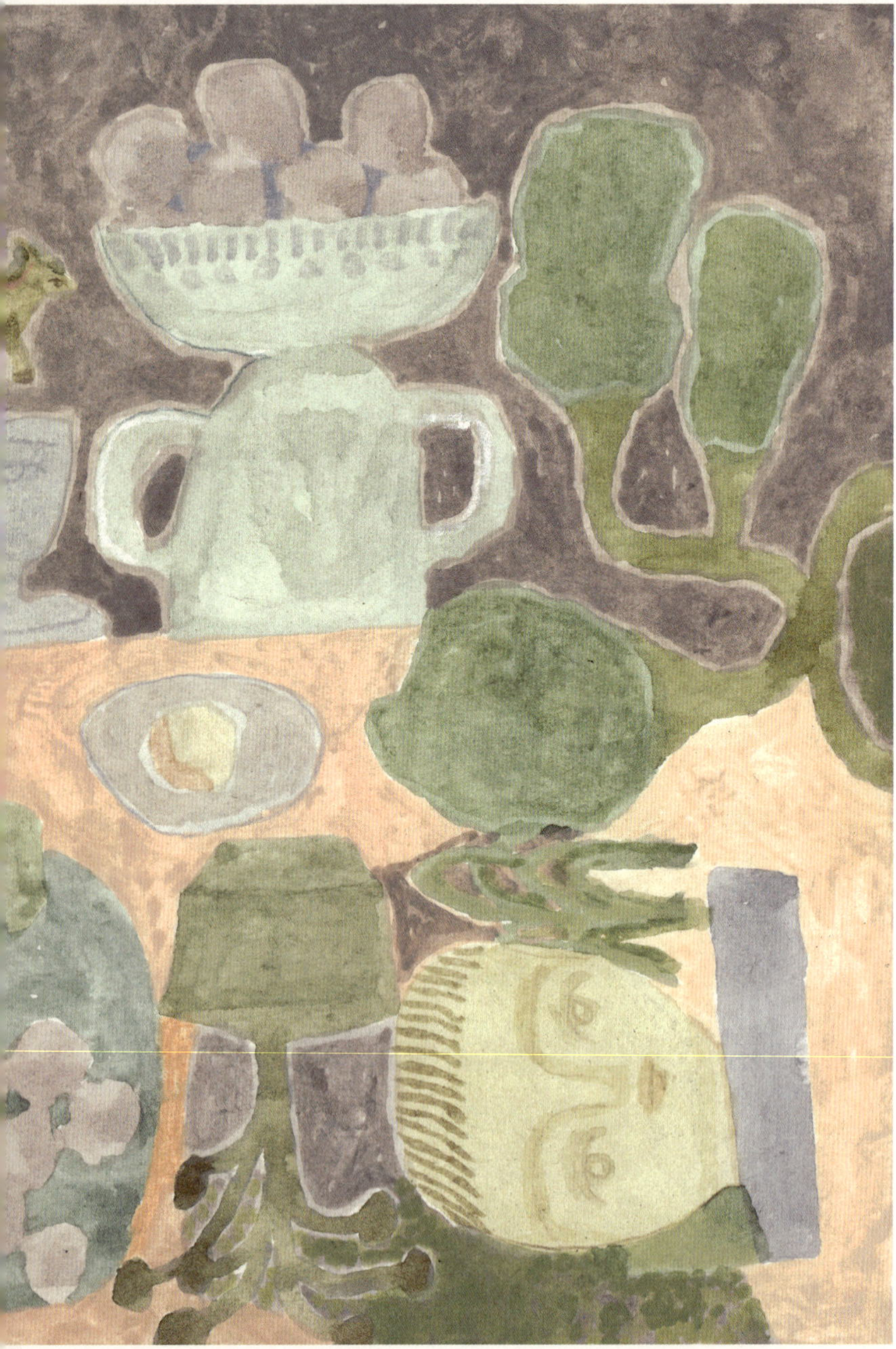

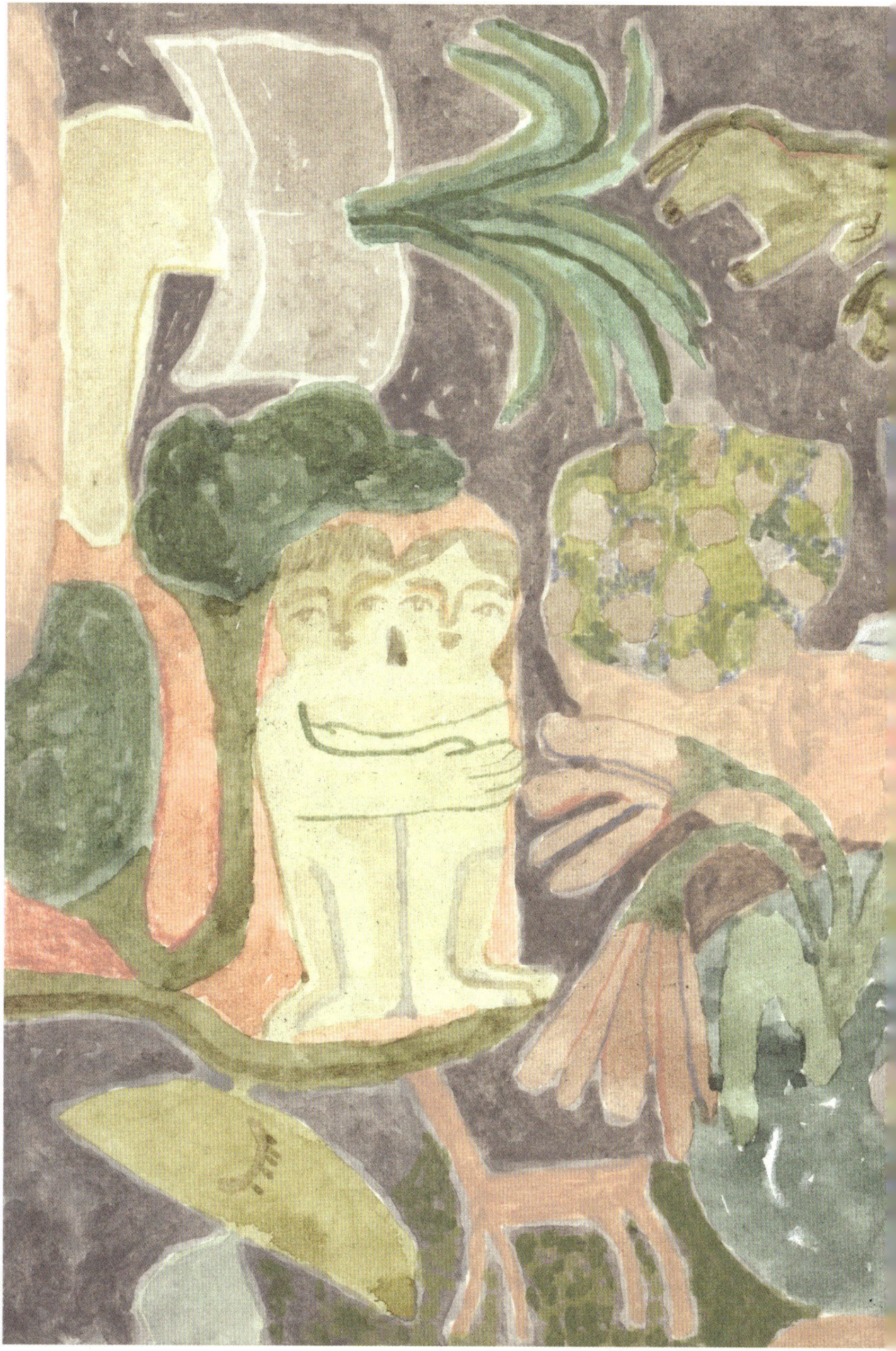

no.117

夢の意味を連想してみる③

# 動物

犬や猫など動物の出てくる夢。
その動物が好きか嫌いかなど
人によって抱くイメージは異なります。
ですから、一概に○○は○○の意味とは
いえませんが、参考に一般的なイメージを。

猫…女性、ライバル、恋愛
犬…家族、友人、純粋性、協力やアドバイス
ヘビ…生命力、結果、恐怖心の克服
鳥…自由、希望、円満

出てきた動物にあなたはどんな気持ちを抱きましたか？

no.118

# 夢の意味を連想してみる④ 自然

夢のロケーションから連想してみましょう。

空…可能性、素直さ、道が開ける

海…安定、絶好のタイミング、チャンス

山…目標達成、結果、喜び

森…自立、危険、自分を信じる

宇宙…想像力、感受性、地に足をつける

その夢の場面であなたはどんな気分でしたか？

*無意識
ユングが提唱する「自分では気づかない心の動き」のこと。同じ夢を何度も見るのは、意識すべき何かが、無意識の中に潜んでいるのかもしれません。

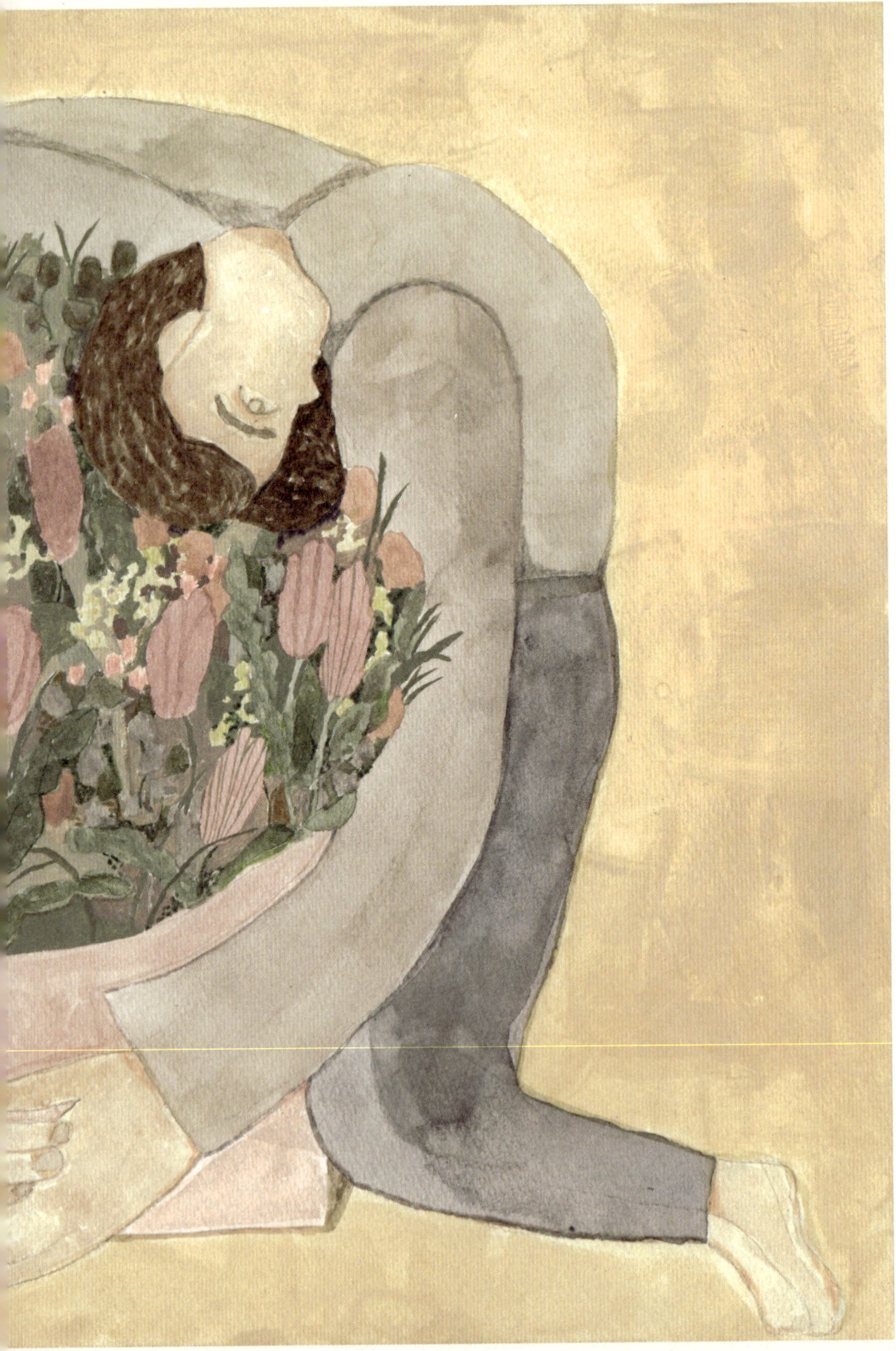

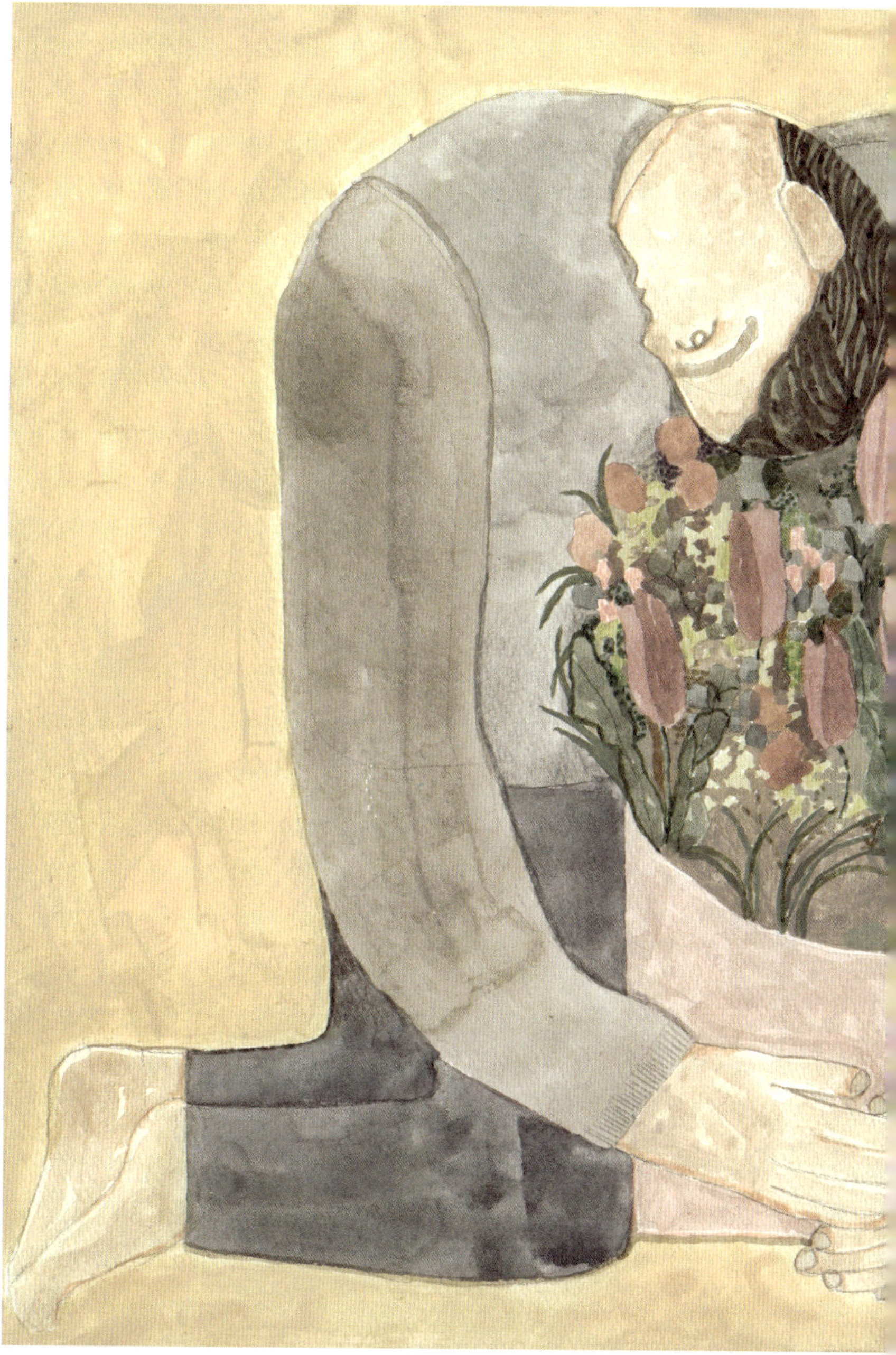

no.119

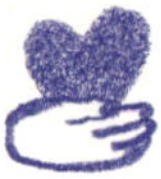

夢の意味を連想してみる⑤

# 人物

忙しさから自分の気持ちを無視していませんか？
夢の登場人物を思い出してみて。

嫌いだと感じる同性の人物は、
押し殺しているあなた自身の可能性を
好ましく感じる異性の人物は、
あなたの不足を埋めてくれる存在だといわれます。

あなたが気付かないところで夢の登場人物が、
心のバランスを整えてくれているのかもしれません。

no.120

## 夢の意味を連想してみる⑥
# 乗り物

＊ジークムント・フロイト
オーストリアの精神科医、心理学者。夢研究の書籍『夢判断』を発表しました。

思ってもみないアイテムが
登場するのも夢のおもしろさですね。
ここでは乗り物をみてみましょう。

車…行動力、成果、パワー、願望
自転車・バイク…目標、達成、バランスを取る
飛行機・船…タイミング、現実逃避、不安解消

ゆたかな夢が、しあわせな眠りにつながりますように！

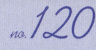

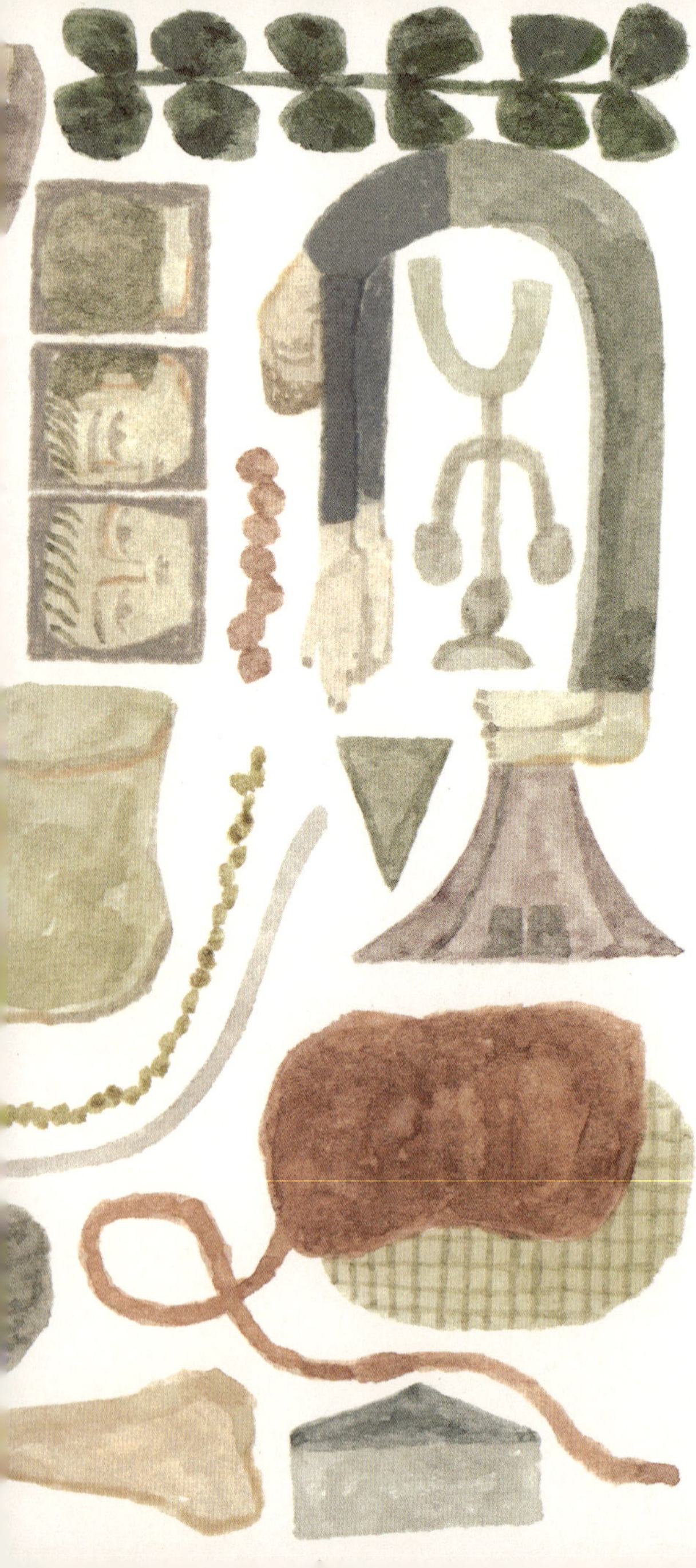

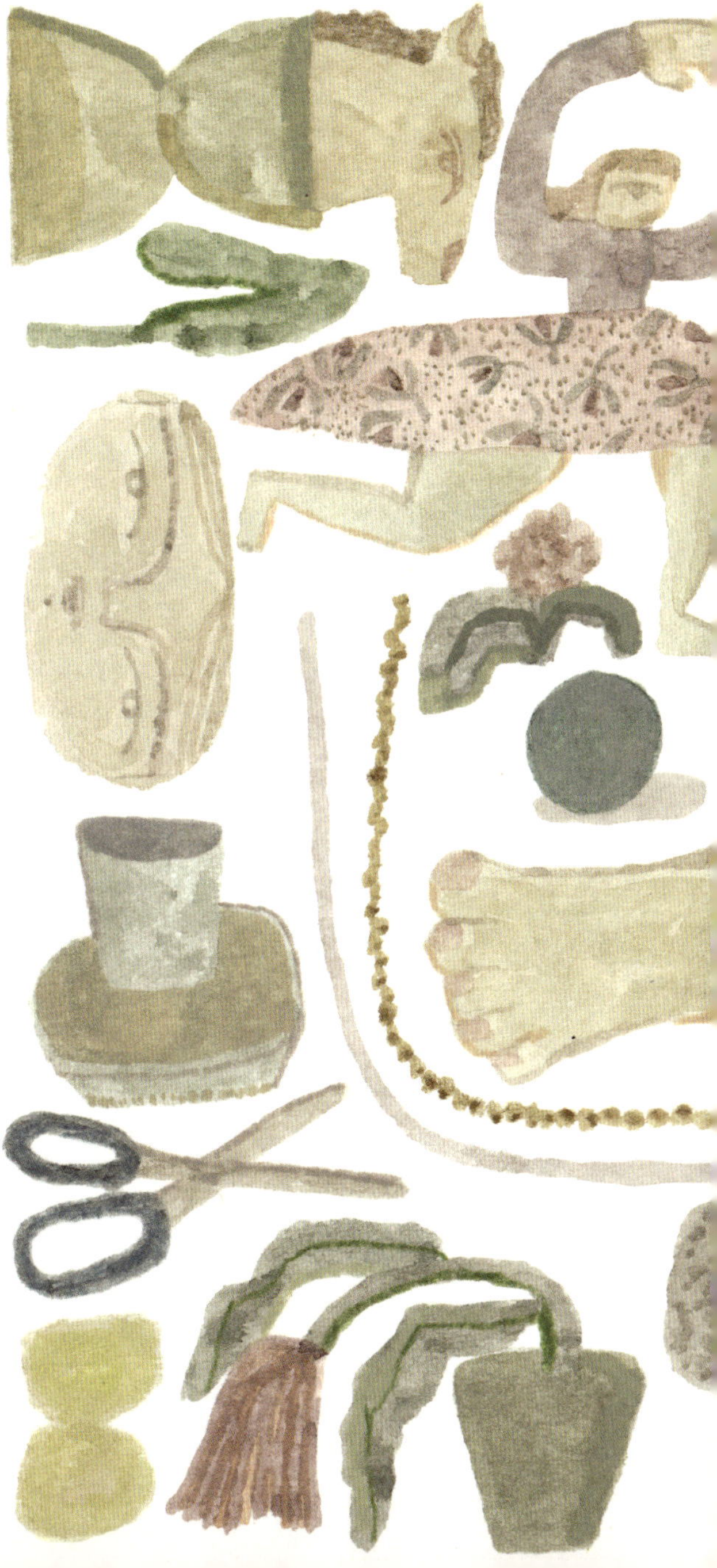

おやすみなさい

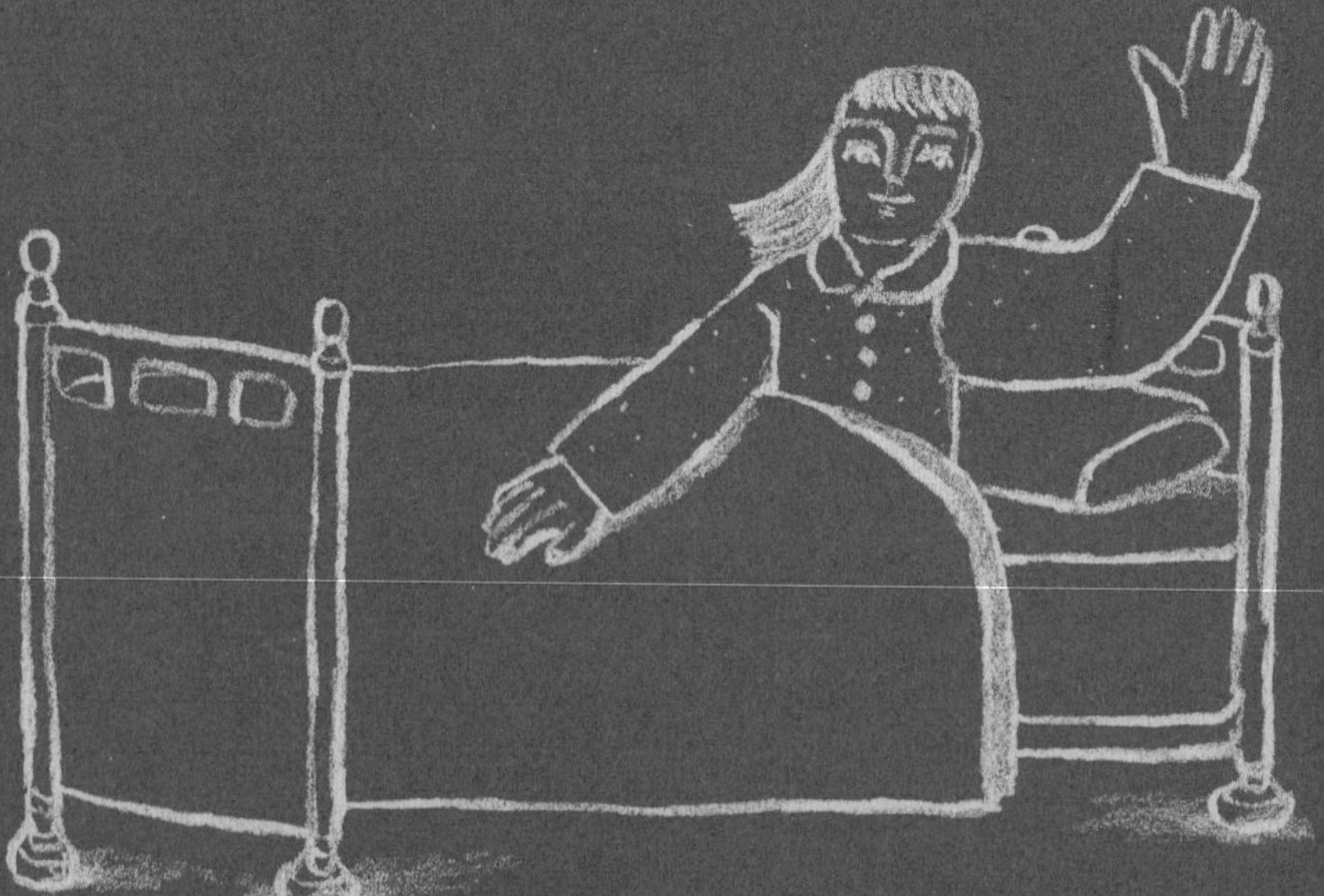

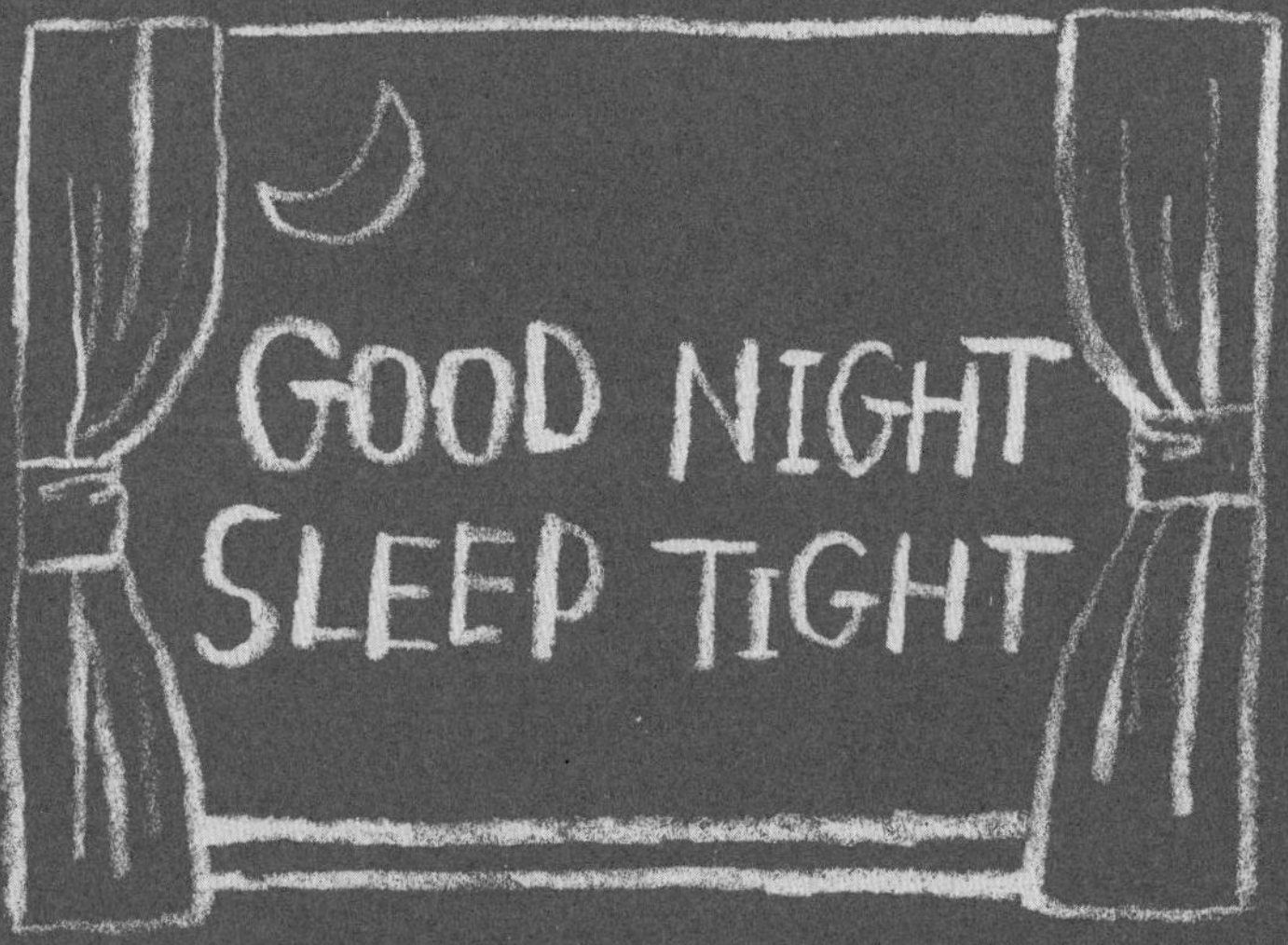
GOOD NIGHT
SLEEP TIGHT

## さくいん

この本で紹介した眠るためのコツをテーマごとに分類しました。

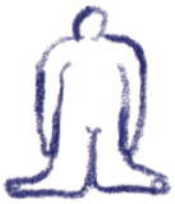

# 体


1 朝早めに出かけて、日の光を浴びる 14
8 寝起きに「耳ヨガ」をしてみる 28
10 朝起きたら水を1杯飲む 32
27 睡眠不足はランチ後に昼寝をする 62
31 多めに寝るのは土曜日にする 70
39 深部体温を意識する 88
40 パジャマは肌触りの良い天然素材にする 90
41 耳を引っ張って自律神経を整える 92
45 ストレッチで首と肩甲骨をほぐす 100
46 入浴は「ぬるめのお湯に20分」 102
48 時間が無いときは洗面所で「手湯」を 106
52 不安におそわれたときは、腹式呼吸 114
54 「セルフお灸」を試してみる 118
56 安眠のツボをあたためる 122
64 眠る前は激しい運動をしない 138
65 体のかゆみや痛みを無視しない 139
68 意識してゆっくり呼吸してみる 146
69 手をこすり合わせて目をあたためる 148
70 大の字で寝る 150
72 全身に力を入れ一気に脱力してみる 152
73 頭皮をマッサージする 154
74 ゆりかごのように体をゆらす 156
75 頭部にある「安眠のツボ」を押す 158
76 タオルを使って肩甲骨をゆるめる 160
77 手と足を上げてぶらぶらさせる 162
78 手と足でグーとパーをする 163
79 ストレッチでアゴの力を抜く 166
81 スムーズな寝返りのために股関節をゆるめる 168
82 鎖骨の下を押してほぐす 170
83 目を閉じて指先で数字を書く 172
84 いびき対策に「舌の筋トレ」をしてみる 174
85 歯ぎしりにはマウスピースを試してみる 175
89 息を8秒はき3秒とめ5秒吸う 186

# 環境


2 起きたときに枕が合っているかチェックする 16
3 ベッドや布団の位置を変えてみる 18
4 自分にあった硬さのマットレスを見つける 20
5 寝具の「素材」をチェックする 22
6 寝室に「やさしい色」を取り入れる 24
7 冬は「あたたかさ」夏は「さわやかさ」で寝具を選ぶ 26
9 カーテンは少し光を通すものに 30
11 起きたら寝室をサッと片付ける 33
34 寝室は真っ暗ではなく、薄暗い光で 78

35 眠りの質を上げるアロマを選ぶ 80
36 寝るときはパジャマに着替える 82
37 「布団の温度」を意識する 84
42 騒音も無音もNG。図書室の静けさで 94
44 熱帯夜はエアコンの除湿で環境を整える 98
53 ゆったりとした音楽や自然音を聞く 116
55 「1/fゆらぎ」を暮らしに取り入れる 120
57 ストーリーが気になる本や映画は避ける 124
66 安眠グッズは手軽なハンドメイドで試す 140

71 1つのベッドに1人で寝る 151
91 難解な本を読む 190
92 単調な音楽を流す 191
93 夜空を見上げる 192
94 ベッドではスマホを触らない 194
98 寝付けないときは1回ベッドを出る 202
99 裸で寝てみる 204
104 入眠して90分間を大切にする 214
105 夜中に目がさめてしまったら寝室を出る 216

## 心


24 嫌なことは先に片付ける 57
26 入眠困難・中途覚醒タイプは気分転換を 60
28 自分のことを丸ごと認める 64
38 「ゆらぐ光」を眺める 86
43 3行日記を習慣にする 96
47 笑顔になれる方法を見つける 104
58 「良いことノート」をつける 126
67 嫌なことをすべて紙に書き出す 142
80 眠りの儀式を決める 167
86 耳に指を入れてハミングする 176
87 頭の中で「あ・い・う・え・お」を叫ぶ 178
88 100から数をカウントダウンする 182
90 頭の中で連想ゲームをする 188

95 1人でできるリラックス法を試してみる 196
106 眠れないことを気にしすぎない 218
107 真夜中には考えごとをしない 220
113 夢見が悪いときは自分の状況を見直してみる 232
114 夢をノートに書き出してみる 234
115 夢の意味を連想してみる① 落ちる・追われる・逃げる 236
116 夢の意味を連想してみる② 空を飛ぶ・裸になる 237
117 夢の意味を連想してみる③ 動物 240
118 夢の意味を連想してみる④ 自然 241
119 夢の意味を連想してみる⑤ 人物 244
120 夢の意味を連想してみる⑥ 乗り物 245


## 食


12 朝食のバナナで「腸活」する 34
13 安眠に関わる3つの栄養素「GABA」「グリシン」「トリプトファン」 36
14 エビやイカなどの魚介類を食べる 38
15 発芽玄米や発酵食品を食べる 40
16 朝食に乳製品や大豆製品を食べる 42
17 食事を良く噛む 44
18 食材は「新鮮なもの」「旬のもの」を選ぶ 46
19 朝、生姜はちみつ紅茶を飲む 48
20 インスタント食品やスナック菓子をやめてみる 50

21 カタカナ食をひらがなメニューに変える 52
22 プチ断食を試してみる 53
23 セロリや三つ葉、パセリを常備菜に 56
49 理想は「寝る3時間前までに夕食」 108
51 空腹で眠れないならミルクやキウイを 112
59 安眠サポートサプリを試してみる 128
60 ゆっくり時間をかけてハーブティや白湯を飲む 130
61 お酒はリラックスできるくらいの量で 131
62 眠る前のカフェインに注意する 134
63 ビールの代わりに炭酸水を飲む 135


## 知識


25 自分の不眠タイプを知る 58
29 早朝覚醒タイプと熟睡障害タイプは昼間の充実を 66
30 「マイクロスリープ」は危険信号 すぐに休息を 68
32 自分にあった睡眠時間を知る 72
33 自分の「体内時計のタイプ」を知る 74
50 自律神経と安眠の関係って？ 110
96 著名人の眠り方をチェック 198
97 アプリで睡眠日記をつける 200
100 どうしてもの夜間作業は90分仮眠してからやる 206

101 子どもの寝かしつけ① 赤ちゃんは背中を丸める 208
102 子どもの寝かしつけ② 眠りの儀式を決める 209
103 ノンレム睡眠とレム睡眠について知っておく 212
108 病院に行く目安を知る 222
109 加齢による睡眠力低下を受け入れる 224
110 不眠につながる病気を知っておく 226
111 薬について知っておく 228
112 市販薬、漢方薬、サプリメントを使い分ける 230

監修
芦《あし》澤《ざわ》裕《ゆう》子《こ》
市川メンタルクリニック院長。精神保健指定医、日本精神神経学会専門医・指導医、日本睡眠学会認定医。『心やすらぐ、ぐっすり眠れる夢の絶景カレンダー　２０２０』（翔泳社）の監修を行う。

参考文献

『スタンフォード式 最高の睡眠』西野精治著／サンマーク出版
『スタンフォード式 疲れない体』山田知生著／サンマーク出版
『驚くほど眠りの質がよくなる 睡眠メソッド１００』三橋美穂著／かんき出版
『聞くだけで自律神経が整うＣＤブック』小林弘幸著／アスコム
『あせらない練習』斎藤茂太著／アスコム
『誰でも簡単にぐっすり眠れるようになる方法』白濱龍太郎著／アスコム
『見るだけでぐっすり眠れる 深睡眠ブック』白濱龍太郎著／宝島社
『ねこ先生クゥとカイに教わる ぐっすり睡眠法』
宮咲ひろ美著／友野なお監修／ＫＡＤＯＫＡＷＡ
『やすみかたの教科書』友野なお著／主婦の友社
『ゆるすいみん』おのころ心平著／主婦の友社
『ぐっすり眠る本 海・清流・森の３Ｐ自然音ＣＤ付き』aceilux著／池田書店
『机に向かってすぐに集中する技術』森健次朗著／フォレスト出版
『カラダが変わる！ 自律神経セルフケア術』小林弘幸著／ＮＨＫ出版
『クロワッサン ９７７号 大人のからだ塾１ ぐっすり眠りたい！』マガジンハウス
『心やすらぐ、ぐっすり眠れる 夢の絶景カレンダー』芦澤裕子監修／翔泳社

イラスト

## 土《つち》屋《や》未《み》久《く》

画家、イラストレーター。1991年愛知県生まれ。京都精華大学芸術学部を卒業し、ユトレヒト芸術大学の交換留学生として留学。展示を行いながら、イラストの仕事にも取り組む。

https://mi9neruneru.jimdo.com/

Instagram　@mi9neru

## お問い合わせについて

このたびは翔泳社の書籍をお買い上げいただき、誠にありがとうございます。弊社では、読者の皆様からのお問い合わせに適切に対応させていただくため、以下のガイドラインへのご協力をお願い致しております。下記項目をお読みいただき、手順に従ってお問い合わせください。

**ご質問される前に**

弊社ウェブサイトの「正誤表」をご参照ください。これまでに判明した正誤や追加情報を掲載しています。https://www.shoeisha.co.jp/book/errata/

**ご質問方法**

弊社ウェブサイトの「刊行物Q＆A」をご利用ください。https://www.shoeisha.co.jp/book/qa/

＊インターネットをご利用でない場合は、FAXまたは郵便にて、左の〝翔泳社 愛読者サービスセンター〟までお問い合わせください。＊電話でのご質問は、お受けしておりません。

**回答について**

回答は、ご質問いただいた手段によってご返事申し上げます。ご質問の内容によっては、回答に数日ないしはそれ以上の期間を要する場合があります。

**ご質問に際してのご注意**

本書の対象を越えるもの、記述個所を特定されないもの、また読者固有の環境に起因するご質問等にはお答えできませんので、予めご了承ください。

**郵便物送付先およびFAX番号**

送付先住所　〒160-0006 東京都新宿区舟町5

FAX番号　03-5362-3818

宛先　（株）翔泳社愛読者サービスセンター

＊本書に記載されたURL等は予告なく変更される場合があります。＊本書の出版にあたっては正確な記述につとめましたが、著者や出版社などのいずれも、本書の内容に対してなんらかの保証をするものではなく、内容やサンプルに基づくいかなる運用結果に関してもいっさいの責任を負いません。＊本書に記載されている会社名、製品名はそれぞれ各社の商標および登録商標です。

GOOD《グッド》 SLEEP《スリープ》 BOOK《ブック》
365日ぐっすり快適な
眠りのむかえ方

2019年12月11日 初版第1刷発行

監修 芦澤裕子《あしざわゆうこ》
イラスト 土屋未久《つちやみく》
発行人 佐々木幹夫
発行所 株式会社 翔泳社
https://www.shoeisha.co.jp
印刷・製本 株式会社 廣済堂

ISBN978-4-7981-6168-6 Printed in Japan

デザイン 芝 晶子（文京図案室）
スキャン 株式会社アズワン
執筆 大竹香織
編集 古賀あかね